最新版

春夏秋冬
おいしいクスリ
旬の野菜の栄養事典

監修 吉田企世子
女子栄養大学名誉教授

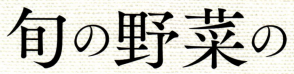
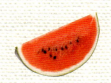
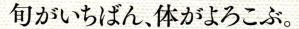

旬がいちばん、体がよろこぶ。

毎日、店頭に並ぶ色とりどりの野菜。
おいしく、健やかな日々を送るあなたのために、
野菜を楽しむ、いくつもの知恵をお贈りします。

INDEX

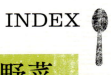

春の野菜

アーティチョーク	006
赤たまねぎ	007
あさつき	008
アスパラガス	009
いちご	010
うど	011
おかひじき	012
からしな	013
キャベツ	014
ぎょうじゃにんにく	015
グリンピース	016
クレソン	017
ケール	018
香菜	019
ごぼう	020
こまつな	021
さやえんどう	022
じゅうろくささげ	023
スナップえんどう	024
せり	025
ぜんまい	026
たけのこ	027
たまねぎ	028
たらのめ	029
つくし	030
つまみな	031
つわぶき	032
トウミョウ	033
なずな	034
にんじん	035
のざわな	036
のびる	037
葉たまねぎ	038
ふき	039
マッシュルーム	040
ミニキャロット	041
やまうど	042
よもぎ	043
ルッコラ	044
レッドキャベツ	045
わらび	046

夏の野菜

アセロラ	048
アロエ	049
いんげん豆	050
うめ	051
エシャロット	052
えだ豆	053
エリンギ	054
えんどう豆	055
オクラ	056
かいわれだいこん	057
かぼちゃ	058
きゅうり	059
キンサイ	060
くうしんさい	061
コスレタス	062
サニーレタス	063
さやいんげん	064
サラダな	065
サンチュ	066
ししとうがらし	067
しそ	068
じゃがいも	069
じゅんさい	070
しょうが	071
しろうり	072
すいか	073
ずいき	074
ズッキーニ	075
すもも	076
そら豆	077
つるな	078
つるむらさき	079
とうがらし	080
とうがん	081
とうもろこし	082
トマト	083
なす	084
夏みかん	085
にがうり	086
にんにく	087
パイナップル	088
パクチョイ	089
バジル	090
はつかだいこん	091
パッションフルーツ	092
パパイア	093
パプリカ	094
ピーマン	095
びわ	096
ふじまめ	097
ふだんそう	098
ブルーベリー	099
べいなす	100
へちま	101
まくわうり	102
マンゴー	103
みつば	104
ミニトマト	105
みょうが	106
メロン	107
もも	108
モロヘイヤ	109
ラズベリー	110
らっきょう	111
リーフレタス	112
ルバーブ	113
レタス	114

002

周年の野菜

あずき	194
アボカド	195
アーモンド	196
アルファ化米	197
アルファルファ	198
イタリアンパセリ	199
インディカ米	200
ウーロン茶	201
オリーブ	202
オレガノ	203
かんぴょう	204
切干し大根	205
くるみ	206
紅茶	207
コーヒー	208
ごま	209
こんにゃく	210
ザーサイ	211
さんしょう	212
セージ	213
大豆	214
タイム	215
たで	216
ターメリック	217
タラゴン	218
チャービル	219
ディル	220
パセリ	221
発芽玄米	222
バナナ	223
ピスタチオ	224
ひよこ豆	225
フェンネル	226
ホースラディッシュ	227
マカダミアナッツ	228
マジョラム	229
ミント	230
もやし	231
緑茶	232
レモングラス	233
レモンバーム	234
レンズ豆	235
ローズマリー	236
ローリエ	237
わさび	238

冬の野菜

あしたば	154
エンダイブ	155
かぶ	156
カリフラワー	157
寒締めほうれんそう	158
キウイフルーツ	159
きくいも	160
きんかん	161
コールラビ	162
さんとうさい	163
じねんじょ	164
しゅんぎく	165
すぐきな	166
セレベス	167
セロリー	168
タアサイ	169
だいこん	170
たかな	171
チコリー	172
チンゲンサイ	173
トレビス	174
なばな	175
にら	176
ねぎ	177
はくさい	178
ひのな	179
ふきのとう	180
ブロッコリー	181
ブロッコリースプラウト	182
ほうれんそう	183
みかん	184
みずな	185
みぶな	186
めキャベツ	187
ヤーコン	188
やまごぼう	189
ゆりね	190
れんこん	191
わけぎ	192

秋の野菜

あけび	116
いちじく	117
えのきたけ	118
かき	119
かぼす	120
きく	121
きくらげ	122
ぎんなん	123
くり	124
くわい	125
五穀	126
さつまいも	127
さといも	128
しいたけ	129
しめじ	130
すだち	131
たけのこいも	132
とんぶり	133
ながいも	134
なし	135
なめこ	136
ビート	137
ひらたけ	138
ぶどう	139
ぶなしめじ	140
まいたけ	141
まつたけ	142
むかご	143
むらさきいも	144
もち米	145
やまといも	146
ゆず	147
ライム	148
らっかせい	149
リーキ	150
りんご	151
レモン	152

INDEX

野菜の基本栄養素

野菜の栄養素の種類と働き	240
たんぱく質	241
脂質（コラム：脂肪酸について）	242
飽和脂肪酸・不飽和脂肪酸、コレステロール	243
炭水化物	244
ビタミンの種類と働き、ビタミンB_1	245
ビタミンB_2、ナイアシン、ビタミンB_6	246
ビタミンB_{12}、葉酸、ビオチン	247
パントテン酸、ビタミンC、ビタミンA	248
ビタミンD、ビタミンE、ビタミンK	249
ミネラルの種類と働き、ナトリウム、カリウム	250
カルシウム、マグネシウム、リン、鉄	251
亜鉛、銅、マンガン、クロム	252
コバルト、セレン、モリブデン、ヨウ素	253
機能性成分の種類と働き	254
食物繊維、ビタミン様作用物質	255
ポリフェノール類、カロテノイド	256
野菜と果物の味・色の成分	257
保存や調理法で変わる栄養成分	259
野菜の抗酸化作用	263

野菜別名インデックス	265
野菜特有の機能性成分インデックス	266

STAFF

編集協力：佐藤紀子
装幀・本文デザイン：細山田デザイン事務所
デザイン：ドライブグラフィックス
写真撮影：尾木司、中川朋和（ミノワスタジオ）、佐藤日登美
写真提供：アマナイメージズ、タキイ種苗、フォトリア、ピクスタ
本文イラスト：フジマツミキ

本書をお読みになる前に

特別な表記がない限り、本書に掲載されている「旬の季節」は、自然に栽培された時の収穫時期です。
糖質についての記載は、あくまで摂取時の目安としてお楽しみいただくためのもので、過度な摂取制限を推奨するものではありません。栄養値はすべて『日本食品標準成分表2015年版（七訂）』に基づく調査によるものです。糖質量は、同書に掲載されている炭水化物の数値から食物繊維総量の数値を引いたものを目安として示しました。
また本書では穀類・嗜好性飲料・ハーブ類も野菜として掲載しています。
あらかじめご了承ください。

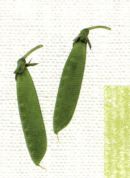

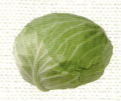
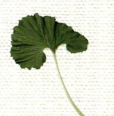

春の野菜

冷たい空気がゆるむころ、
地面から新しい芽がまっすぐ
空に向かって伸びてゆきます。

つくしやわらびなどの山菜類、
その後に続く、たけのこやアスパラガス。
暖かさが増すと、えんどう豆などの
豆類がツルを伸ばし、
柔らかな緑の実をつけます。

春の旬は新しく生まれ育つ、
大地の栄養をいただくのです。

アーティチョーク

春の野菜

でんぷんを多く含み、ホクホクした食感

アーティチョークは「朝鮮あざみ」とも呼ばれ、食材となるつぼみの部分以外にも、葉や根の部分が古くから薬草として利用されてきました。

野菜としては珍しくでんぷんが含まれ、水溶性食物繊維やミネラルが多く含まれます。水溶性食物繊維は、水分を吸収して膨張し、摂取した食品を長く胃で滞留させます。そのため、糖分が小腸でゆっくり吸収され、また糖分が消化酵素と接しにくくなるので、吸収に伴う血糖値の急激な上昇や、コレステロールの上昇が抑制されます。

また、ミネラルのうち特に多く含むカリウムは、過剰なナトリウムを排出して血圧を安定させる効用があるので、塩分を摂り過ぎて高血圧になるのを予防してくれます。生活習慣病全般の予防に有効な成分を多く含むので、日常の料理に広く活用したい野菜です。

主な効用

カリウムは体内の水分・ナトリウムのバランスを整え、血圧を正常に保つうえで有効。食物繊維も血中のコレステロールの上昇を抑える。

- ●高血圧の予防・改善
- ●コレステロールの上昇抑制
- ●循環器障害の予防
- ●骨粗しょう症の予防

主な栄養成分

ビタミンは少なめだが、カリウム、カルシウム、マグネシウムなどの不足しがちなミネラル分、食物繊維を豊富に含む。

栄養素	含有量
ビタミンC	15mg (100mg)
カリウム	430mg (2,000mg)
カルシウム	52mg (650mg)
マグネシウム	50mg (290mg)
食物繊維	8.7g (18g)
糖質	2.6g

※可食部100g当たりの栄養素の量。カッコ内は成人女性の1日の推奨量または目安量で各年齢層別の最大値

調理と組み合わせのコツ

つぼみの部分をゆで、がくを1枚ずつはがして、バターソースやマヨネーズにつけながら歯でしごくように食べるのが一般的な食べ方。温かいうちに味わいたい。ただし、カリウムは水溶性なので、ゆでるよりも蒸す、または電子レンジで加熱するほうが栄養素を摂取するうえでより効果的。また、スープやシチューなど、煮汁をそのまま使う料理法もおすすめだ。芯のやわらかい部分は、薄味での調理を心がけると、よりおいしく食べられる。

食べ方のヒント

ゆでると…（100g中）
- ビタミンC————11mg
- カリウム————380mg
- カルシウム————47mg
- マグネシウム————46mg
- 食物繊維————8.6g
- 糖質————2.2g

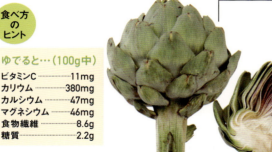

ふっくらと肉厚で、つぼみのしまりがよいものが◎

がくや茎の部分に張りがあるものが新鮮

保存方法

鮮度が落ちるにつれて紫に変色していくので、つぼみの付け根が緑色の状態で食べきりたい。日持ちがしないので、残ったらオリーブオイルなどに漬けて保存を。

春の野菜｜夏の野菜｜秋の野菜｜冬の野菜｜周年の野菜

赤たまねぎ【赤玉葱】

鮮やかな色合いがサラダに最適

たまねぎは辛味品種と甘味品種に分けられ、「紫たまねぎ」「レッドオニオン」とも呼ばれる赤たまねぎは甘味品種に属します。皮の赤色は、優れた抗酸化作用をもつ**アントシアニン系色素**によるもの。水分が多く、ツンとした辛味や刺激臭が少ないため、生食に向きます。代表品種は、「湘南レッド」「アーリーレッド」など。彩りが美しいので、サラダや和え物などで楽しむ機会が増えました。

皮が黄色い一般的なたまねぎと同様に、香り成分の**硫化アリル**を含み、これが体の免疫力を高めたり、ビタミンB_1の吸収率を高めるうえで有効に作用します。ビタミンB_1が不足すると起こりがちな食欲不振、イライラ、不眠症の改善にも効果的。血液をサラサラにして血栓を防止する作用や、善玉コレステロールを増やして悪玉コレステロールを抑える働きもあります。

主な効用

刺激的な催涙成分の硫化アリル（アリシン）は、胃の消化液の分泌を促すほか、ビタミンB_1の吸収を助け、代謝をよくする働きをもつ。

- ●疲労回復
- ●食欲の増進
- ●コレステロールの上昇抑制
- ●動脈硬化の予防

調理と組み合わせのコツ

赤たまねぎ特有の美しい色合いを生かすには、薄切りやみじん切りにして、生で味わうのがベスト。皮の赤味はアントシアニン系色素によるもの。アントシアニン系の色素は、酸と合わせると色がより鮮やかに引き立つため、ドレッシングやレモン汁で和えてサラダ仕立てに。ビタミンB_1の吸収力を高める硫化アリルの性質を生かして、ビタミンB_1が豊富な豚肉を具材として加えたり、ごまをトッピングにあしらったりする方法もおすすめだ。

主な栄養成分

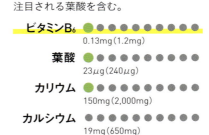

栄養成分は一般的なたまねぎと大きな違いはないが、貧血を予防する物質として注目される葉酸を含む。

ビタミンB_6	0.13mg (1.2mg)
葉酸	23μg (240μg)
カリウム	150mg (2,000mg)
カルシウム	19mg (650mg)
糖質	7.3g

※可食部100g当たりの栄養素の量。カッコ内は成人女性の1日の推奨量または目安量で各年齢層別の最大値

食べ方のヒント

生で食べよう
サラダに仕立ててたっぷりと。

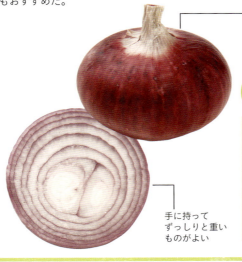

- 上の部分が茶色に変色していないものを選ぶ
- 手に持ってずっしりと重いものがよい

保存方法

湿気や蒸れに弱く、傷みやすいので、風通しがよく、日の当たらない場所に吊るして保存するとよいだろう。冷蔵庫で保存をするときには、なるべく早く食べきりたい。

春の野菜

あさつき 【浅葱】

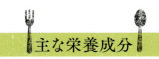

主な効用

脂溶性のβ-カロテンには強い抗酸化作用があり、必要な量だけビタミンAに変わり、皮膚や粘膜を健康に保って老化を抑制するほか、がん予防も期待される。

- がん予防
- 脳梗塞の予防
- 疲労回復
- 貧血の予防・改善

主な栄養成分

体内でビタミンAに変わるβ-カロテンを多く含む。認知症予防に効果のある葉酸の含有量は、ほうれんそうに匹敵。

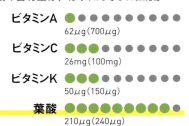

栄養素	含有量
ビタミンA	62μg (700μg)
ビタミンC	26mg (100mg)
ビタミンK	50μg (150μg)
葉酸	210μg (240μg)
カリウム	330mg (2,000mg)
糖質	2.3g

※可食部100g当たりの栄養素の量。カッコ内は成人女性の1日の推奨量または目安量で各年齢層別の最大値。ビタミンAはカロテンのレチノール活性当量

調理と組み合わせのコツ

ビタミンB_1の吸収率を高めるアリシンは、あさつきの細胞内に含まれるアリインから酵素の働きで生成される。この酵素を十分に機能させるためには、生の状態で細かく刻むなどして細胞をこわすと効果的。さらに効率よく栄養素を摂取するには、ビタミンB_1が豊富な肉や魚と組み合わせること。土佐名物「カツオのたたき」には、あさつきをたっぷり添えるが、ビタミンB_1が比較的多いカツオとあさつきの組み合わせは、栄養面でも理にかなっている。

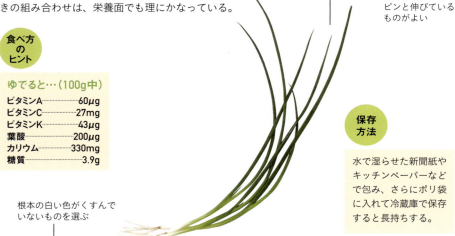

食べ方のヒント

ゆでると…(100g中)

ビタミンA	60μg
ビタミンC	27mg
ビタミンK	43μg
葉酸	200μg
カリウム	330mg
糖質	3.9g

根本の白い色がくすんでいないものを選ぶ

葉がまっすぐにピンと伸びているものがよい

保存方法

水で湿らせた新聞紙やキッチンペーパーなどで包み、さらにポリ袋に入れて冷蔵庫で保存すると長持ちする。

薬味向きでも立派な緑黄色野菜

薬味やトッピングに少量で使われることが多い野菜ですが、ビタミンAの量ではアスパラガスをしのぐ、緑黄色野菜です。「浅葱」「糸ねぎ」「草らっきょう」などの別名があり、にんにくと共通するイオウ化合物のアリシン（アリイン）を辛味成分として含んでいます。この成分を加熱すると生じるアジョエンは、血液をサラサラにして脳梗塞を防いだり、血圧の上昇を抑えるなどの効果があります。アリシンはビタミンB_1と結合して、その吸収を高める役割も果たします。ビタミンB_1の吸収がよくなれば、エネルギー代謝が活発になるので、疲労回復に役立ちます。ねぎ類としては際立って葉酸を多く含むことも特徴のひとつ。葉酸は貧血予防効果があるビタミンで、赤血球の形成に欠かせない栄養素です。動脈硬化の危険因子とされる血清ホモシステインの増加を抑えます。

春の野菜 | 夏の野菜 | 秋の野菜 | 冬の野菜 | 周年の野菜

アスパラガス

神経や身体の疲労回復に効果絶大

緑色の「グリーンアスパラガス」と淡色の「ホワイトアスパラガス」がありますが、栄養成分が多いのはグリーンアスパラのほうで、**アスパラギン酸**というアミノ酸を多く含むのが特徴です。体が疲れたときはカリウムやマグネシウムを補給することが必要ですが、アスパラギン酸にはこれら2つの栄養素を、細胞内に効率よく取り込む働きがあるとされています。疲労物質である乳酸を早く燃焼させ、エネルギーに変える力をもつともいわれ、こうした作用が神経や筋肉の疲労回復に効果を発揮します。

アスパラギン酸には排泄を促す働きもあり、古代エジプト時代には利尿薬として利用されていました。抗酸化作用に優れるビタミンA、貧血防止に効果的な葉酸、骨の健康に不可欠なビタミンKなどを多く含むので、アンチエイジングを目指す女性にもうってつけです。

主な効用

アスパラガスに多く含まれ、ドリンク剤の栄養成分としてもおなじみのアスパラギン酸は、疲労回復やスタミナ強化に効果あり。

- ●疲労回復
- ●貧血の予防・改善
- ●がん予防
- ●骨粗しょう症の予防

調理と組み合わせのコツ

ゆでておひたしや和え物に、また炒め物や揚げ物にしても風味が生きる。ビタミンA・Kは、ともに脂溶性の栄養素なので、油炒めにしたり、油を使ったドレッシングで和えたりすることで吸収率が高まる。水溶性のビタミンB1などの損失を防ぐためには、あまりゆですぎないことが肝心。焼く、揚げるといった調理法が、よりおすすめだ。カリウムも塩でもんだり、煮たりすると水に溶け出してしまうが、汁も一緒に飲めば流れ出たカリウムを摂取できる。

主な栄養成分

A、B1、B2、C、葉酸、Kといったビタミンをバランスよく含み、カリウムなどのミネラルも多く、栄養価値が高い。

栄養素	含有量
ビタミンA	31μg(700μg)
ビタミンB2	0.15mg(1.2mg)
ビタミンK	43μg(150μg)
葉酸	190μg(240μg)
カリウム	270mg(2,000mg)
糖質	2.1g

※可食部100g当たりの栄養素の量。カッコ内は成人女性の1日の推奨量または目安量で各年齢層別の最大値。ビタミンAはカロテンのレチノール活性当量

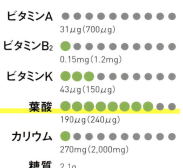

食べ方のヒント

ゆでると…(100g中)
- ビタミンA ─── 30μg
- ビタミンB2 ─── 0.14mg
- ビタミンK ─── 46μg
- 葉酸 ─── 180μg
- カリウム ─── 260mg
- 糖質 ─── 2.5g

しなびやすいので、冷蔵庫にしまうときはラップに包もう

水平に寝かせるよりも、立てて保存するほうが風味が長持ちする

保存方法

2〜3日中に食べきる予定がなければ、早めにゆでて冷蔵庫へ。また、固めにゆでて保存容器や袋に入れ、冷凍庫で保管すれば2〜3カ月は大丈夫。

春の野菜

いちご【苺】

主な効用

免疫を高める働きのあるビタミンCの作用で、風邪や肌のトラブル防止に効果が。葉酸とのダブル効果で貧血予防にも有効。

- ●風邪や感染症の予防
- ●貧血の予防・改善
- ●コレステロールの上昇抑制
- ●動脈硬化の予防

主な栄養成分

代表的な栄養素はビタミンC。粒の大きいものなら約4個で1日の推奨量が摂れる。食物繊維のペクチンも豊富。

成分	含有量
ビタミンC	62mg（100mg）
パントテン酸	0.33mg（5mg）
葉酸	90μg（240μg）
カリウム	170mg（2,000mg）
食物繊維	1.4g（18g）
糖質	7.1g

※可食部100g当たりの栄養素の量。カッコ内は成人女性の1日の推奨量または目安量で各年齢層別の最大値

調理と組み合わせのコツ

食後のデザートとして生のまま味わうほか、つぶしてピューレ状にしたり、煮込んでジャムやコンポートとして楽しむこともできる。生で食べるのが簡単で、ビタミンCの効力を損なわない。赤く熟して甘いいちごはビタミンCも多いとされる。それ以外のビタミンやカリウム以外のミネラルは少ないので、β-クリプトキサンチンが豊富なみかんと合わせたり、ミルクやヨーグルトと一緒に食べてカルシウムを補う方法もおすすめだ。

食べ方のヒント

いちごジャムにすると……（100g中）

ビタミンC	10mg
パントテン酸	0.06mg
葉酸	27μg
カリウム	79mg
食物繊維	1.1g
糖質	47.3g

※低糖度の場合の目安です

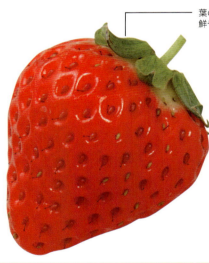

葉の緑色が鮮やかなものを

表面に張りと艶があるものを選ぶ

保存方法

水に濡れると傷みやすく、ビタミンも損なわれるので、洗わずにパックの上からラップやポリ袋で覆い、冷蔵庫の野菜室へ。洗って水気を切った後に砂糖をまぶし、冷凍保存することも可能。

ビタミンCや食物繊維が豊富でダイエットにもよい

春を告げるフルーツとして人気がありますが、栄養価の面でも注目したい効果がいろいろ。最もよく知られているのがビタミンCの豊富さです。しかも、食物繊維も豊富なので、ダイエット向きの食材としても人気で、美肌効果もあります。カロリーは低めなので、ダイエット向きの食材としても人気で、美肌効果もあります。ビタミンB群の一種である葉酸も多く含まれています。葉酸は血液循環系のリスク低減に役立つほか、最近では、認知症予防の働きもあるとされています。中サイズのいちごを10個くらい食べれば、1日の推奨量を軽くクリアしてしまう計算になります。

栄養素以外では、**フラボノイド**や赤い色素で抗酸化作用をもつ**アントシアニン**、**フェノール酸**などの有効成分を含み、その優れた抗酸化作用が、さまざまな慢性疾患の予防に効果的であるとされています。

うど【独活】

特有の香りと歯ざわりを楽しむ

本来は日本全国に自生する野草ですが、現在はほとんどが光を当てずに軟化栽培したもの。若い茎や穂先の部分を食用にするもので、独特の香りと歯ざわりのよさが魅力です。カリウムを除けば栄養素は全体的に低めですが、わずかに含まれる**アスパラギン酸**は、新陳代謝を高めることで、疲労回復を助ける効果が知られています。

カリウムの作用で血圧の上昇を抑えたり、筋力アップなどの効果も期待できますが、低カロリーで、食物繊維も含むことから、むろダイエットや美容のための食材として人気が高まっているようです。

特有の香りは、**ジテルペン**と呼ばれる有効成分によるもの。ジテルペンには自律神経を調整する機能があるといわれ、精神の安定に寄与するほか、漢方では発汗、鎮痛、利尿、消炎などの作用もあります。

主な効用

たんぱく質に、疲労回復に効果があるとされるアスパラギン酸を含む。漢方では解熱や鎮痛の作用をもつとされる。
- ●疲労回復
- ●便秘の予防・改善
- ●血行促進
- ●神経機能の維持

調理と組み合わせのコツ

皮の周りに強いアクがあるため、皮は厚めにむくのがポイント。切った直後に酢水（酢を少量たらした水）にさらせば、切り口が茶色く変色するのを防ぐことができる。淡白な味を生かして酢の物、ぬたなどで味わうほか、ドレッシングと合わせてサラダに仕立てるのもオツなもの。皮はきんぴらに、穂先は天ぷらにするとアクも気にならず、おいしくいただける。吸い物やみそ汁の具にしても、特有の香りと歯ざわりが楽しめる。

主な栄養成分

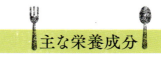

成分のほとんどが水分で占められ、栄養成分としては、カリウムを除けばビタミン、ミネラルとも少量にとどまる。

葉酸	●●●●●●●●●●
	19μg（240μg）
カリウム	**●●●●●●●●●●**
	220mg（2,000mg）
カルシウム	●●●●●●●●●●
	7mg（650mg）
リン	●●●●●●●●●●
	25mg（800mg）
食物繊維	●●●●●●●●●●
	1.4g（18g）
糖質	2.9g

※可食部100g当たりの栄養素の量。カッコ内は成人女性の1日の推奨量または目安量で各年齢層別の最大値

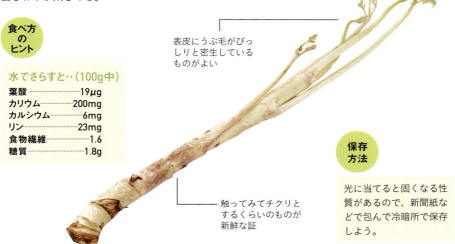

- 表皮にうぶ毛がびっしりと密生しているものがよい
- 触ってみてチクリとするくらいのものが新鮮な証

食べ方のヒント

水でさらすと‥（100g中）

葉酸	19μg
カリウム	200mg
カルシウム	6mg
リン	23mg
食物繊維	1.6
糖質	1.8g

保存方法

光に当てると固くなる性質があるので、新聞紙などで包んで冷暗所で保存しよう。

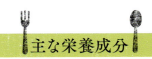

春の野菜

おかひじき【陸鹿尾菜】

主な効用

抗酸化物質のβ-カロテンには、活性酸素を撃退し、細胞のがん化を防ぐ働きが。カルシウムとビタミンKは健康な骨の形成に不可欠。

- ●がん予防
- ●高血圧の予防・改善
- ●骨粗しょう症の予防
- ●貧血の予防・改善

調理と組み合わせのコツ

根元の固い部分は切り落とし、柔らかい茎や葉の部分を、さっとゆでておひたしや和え物、汁の実に。β-カロテンは吸収されにくい性質をもつが、油脂とともに摂ると吸収がよくなるので、炒めたり、カリッと歯ざわりのよい精進揚げで味わうのもおすすめ。ビタミンCやカリウムなど水溶性の栄養素も多く含まれるので、栄養分の流出を防ぐためにも、短時間で手早く加熱するのがポイント。加熱しすぎると、カリッとした歯ざわりが失われるので注意。

主な栄養成分

西洋かぼちゃやこまつなに匹敵するβ-カロテンの含有量。カリウム、カルシウム、マンガンなどのミネラルも豊富に含む。

ビタミンA	280μg (700μg)
ビタミンC	21mg (100mg)
ビタミンK	310μg (150μg)
カリウム	680mg (2,000mg)
カルシウム	150mg (650mg)
糖質	0.9g

※可食部100g当たりの栄養素の量。カッコ内は成人女性の1日の推奨量または目安量で各年齢層別の最大値。ビタミンAはカロテンのレチノール当量

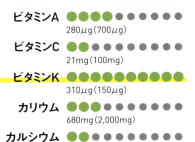

食べ方のヒント

ゆでると…（100g中）
- ビタミンA　　260μg
- ビタミンC　　15mg
- ビタミンK　　360μg
- カリウム　　510mg
- カルシウム　150mg
- 糖質　　　　1.1g

株が小さめで育ちすぎていないもののほうが、軽快な歯ざわりを楽しめる

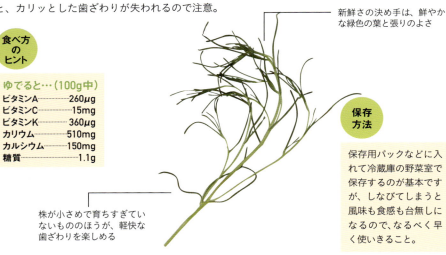

新鮮さの決め手は、鮮やかな緑色の葉と張りのよさ

保存方法

保存用パックなどに入れて冷蔵庫の野菜室で保存するのが基本ですが、しなびてしまうと風味も食感も台無しになるので、なるべく早く使いきること。

良質なビタミン、ミネラルの宝庫

海岸の砂地に自生する一年草の植物。海藻のひじきに似ていることからついた名ですが、ビタミンやミネラルの豊富さでも海藻と同レベル。特に、体内でビタミンAとなるβ-カロテンの含有量は目立って高く、強い抗酸化作用をもつことから、がんや動脈硬化、老化が気になる方にとっては、心強い野菜といえるでしょう。

ミネラルも野菜のなかでは豊富に含まれます。カリウムとカルシウムが多いのが特徴で、なかでも、1パック分（約100g）で1日の目安量の約5倍を摂取できるビタミンKは、吸収したカルシウムを骨に取り込む働きがあり、骨粗しょう症の予防に役立ちます。カリウムは高血圧や貧血の予防、カルシウムは骨や歯の形成に貢献します。更年期前後の女性にうれしい栄養素を複数含んでいること。

春の野菜｜夏の野菜｜秋の野菜｜冬の野菜｜周年の野菜

012

からしな【芥子菜】

抗がんに有効な成分がぎっしり

舌先にピリッとくる辛味と、刺激的な香気をもつアブラナ科の野菜。辛味の成分は、含硫化合物のシニグリン。料理の味にアクセントを与えて食欲を増進させるだけでなく、免疫力の向上効果、がん予防の効果も期待される抗酸化成分です。

主要栄養素で見ても、からしなをはじめとするアブラナ科の植物には、ビタミンAを筆頭に複数の抗酸化ビタミンが多く含まれているのが特徴で、がんや動脈硬化などの生活習慣病を防ぐ因子がたくさん詰まっています。さらには、赤血球の生成を助ける葉酸、造血に必要な鉄分、鉄の吸収を高めるビタミンCも極めて豊富。骨の健康と深いかかわりをもつビタミンK、カルシウムもたっぷり含まれているので、普段から貧血がちな方や、骨粗しょう症が心配される年配の女性にとっても強い味方になってくれそうです。

主な効用

抗酸化ビタミンであるビタミンA・C・Eはいずれも生活習慣病の予防に効果的。造血に必要な葉酸と鉄の含有量も多い。

- ●がん予防
- ●動脈硬化の予防
- ●免疫力の増強
- ●貧血の予防・改善

調理と組み合わせのコツ

塩漬けで食べるのが一般的だが、市販のものは塩分が多い傾向があるので、他の野菜と一緒に炒めて、塩味をコントロールするとよい。たくさん食べられるようにするためには、さっとゆでておひたしにしたり、炒め物にするのも一案だ。調理する際に長く加熱しすぎると、せっかくの辛味やツンとした香りが逃げてしまうので、注意が必要だ。
ビタミンCや葉酸など水溶性のビタミンも多く含むので、水にさらしすぎないよう気をつけたい。

主な栄養成分

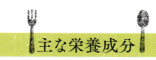

抗酸化作用に優れるビタミンA・C・Eを豊富に含む緑黄色野菜。カリウム、カルシウム、鉄などのミネラルも多い。

ビタミンA	230μg（700μg）
ビタミンC	64mg（100mg）
ビタミンE	3mg（6.0mg）
ビタミンK	260μg（150μg）
葉酸	310μg（240μg）
糖質	1.0g

※可食部100g当たりの栄養素の量。カッコ内は成人女性の1日の推奨量または目安量で各年齢層別の最大値。ビタミンAはカロテンのレチノール活性当量、Eはα-トコフェロールの含有量

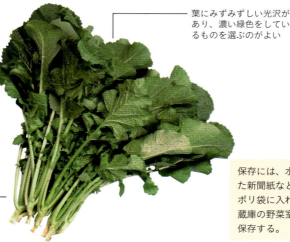

葉にみずみずしい光沢があり、濃い緑色をしているものを選ぶのがよい

食べ方のヒント

塩漬けにすると…（100g中）

ビタミンA	250μg
ビタミンC	80mg
ビタミンE	3.1mg
ビタミンK	270μg
葉酸	210μg
糖質	2.2g

茎が太すぎると葉がゴワゴワと固い場合があるので、茎は細めでやわらかいものを

保存方法

保存には、水で濡らした新聞紙などで包み、ポリ袋に入れてから冷蔵庫の野菜室に立てて保存する。

春の野菜 キャベツ

主な効用

ビタミンUは胃酸の分泌を抑え、粘膜のただれを防止し、胃潰瘍や十二指腸潰瘍をブロック。葉の部分には右の成分のほか、β-カロテンを多く含む。

- 抗潰瘍性作用
- 風邪や感染症の予防
- がん予防
- 便秘の予防・改善

調理と組み合わせのコツ

ビタミンUの作用を有効に利用するには、生食がベスト。ただし、生野菜はあまりたくさん食べられないので、煮るか、さっと炒めるのが適切な調理法といえる。生キャベツを千切りにして食べる場合は、ビタミンCが徐々に失われないように注意が必要だ。水に漬けすぎたり、切ってから長時間空気に触れさせないように気をつけよう。
加熱調理なら、ビタミンが溶け出した汁も一緒に味わえる、スープや煮込み料理がおすすめだ。

主な栄養成分

ビタミン群ではビタミンC・Kや葉酸を多く含んでいる。他の野菜でとりづらい、胃粘膜を修復するはたらきをもつビタミンUも含まれる。

ビタミンC	41mg(100mg)
ビタミンK	78μg(150μg)
葉酸	78μg(240μg)
食物繊維	1.8g(18g)
糖質	3.4g

※可食部100g当たりの栄養素の量。カッコ内は成人女性の1日の推奨量または目安量で各年齢層別の最大値

食べ方のヒント

ゆでると…（100g中）
- ビタミンC ……… 17mg
- ビタミンK ……… 76μg
- 葉酸 …………… 48μg
- 食物繊維 ……… 2g
- 糖質 …………… 2.6g

半分にカットしてあるキャベツなら、巻きのしっかりしているものがよい

保存方法

芯をくり抜いて濡らしたキッチンペーパーを詰め、ポリ袋に包んで冷蔵庫で保存すると鮮度が長持ちする。

1個まるごとなら、緑の色が濃く、大きさのわりにずっしりと重みのあるものを選びたい

胃潰瘍や十二指腸潰瘍を防ぐ

原産種は古代ケルト人が栽培していた野生種のケール。葉が発達して結球するようになったものが、現在のキャベツです。

ビタミンCが豊富なことで知られ、大きめの葉っぱ2枚分で1日の必要摂取量に達するほど。ビタミンCには、体内のコラーゲンをつくる、体の酸化を防いで感染症をブロックするなどの作用があり、発がん物質や老化物質を抑えるうえでも有効とされています。

一方、キャベツならではの重要な成分として、ビタミンUが挙げられます。たんぱく質を合成する作用をもつアミノ酸類の一種で、胃潰瘍や十二指腸潰瘍の予防、さらには傷ついた粘膜や肝臓の機能回復にも効果があるとされ、市販の胃腸薬の主成分にも使用されています。食物繊維を多く含むため、さまざまな調理法で量もたっぷり摂れ、便秘の改善や肥満予防などの効果も期待できます。

春の野菜　夏の野菜　秋の野菜　冬の野菜　周年の野菜

014

ぎょうじゃにんにく【行者葫】

抗がん作用で注目される香味成分がどっさり

主な効用

ねぎ類に特有の臭い成分、硫化アリルが代謝を促進。抗酸化作用をもつβ-カロテンと併せて、がん予防作用も期待できる。
- 疲労回復
- 血行促進
- 高血圧の予防・改善
- がん予防

調理と組み合わせのコツ

さまざまな効用が注目をあびているぎょうじゃにんにくは、脂溶性ビタミンであるβ-カロテンが豊富なので、油炒めや天ぷらなどの調理法が最適。刻んでオムレツに混ぜるのもおすすめ。さっとゆでて酢みそ和えにしても、さっぱりとおいしくいただける。ビタミンB₁を多く含む肉や魚と一緒に食べると、ビタミンB₁の吸収率がぐんとアップし、より効果的。北海道では、薄切りのラム肉と合わせてジンギスカン鍋に加えるのがポピュラーな食べ方だ。

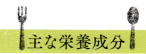

主な栄養成分

β-カロテン、ビタミンC・K、葉酸、カリウムなどのビタミン、ミネラル類に加え、代謝を高める香味成分を多く含む。

ビタミンA	170μg (700μg)
ビタミンC	59mg (100mg)
ビタミンK	320μg (150μg)
葉酸	85μg (240μg)
カリウム	340mg (2,000mg)
糖質	3.3g

※可食部100g当たりの栄養素の量。カッコ内は成人女性の1日の推奨量または目安量で各年齢層別の最大値。ビタミンAはカロテンのレチノール活性当量

食べ方のヒント

炒め物や天ぷらで
脂溶性ビタミンのβ-カロテンが豊富。

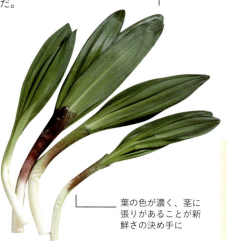

― 葉が十分に開ききっていないものほど、香りが強め

― 葉の色が濃く、茎に張りがあることが新鮮さの決め手に

保存方法

冷蔵庫での保存は1週間程度を目安に。生のまま冷凍保存した場合、保存期間は3カ月前後。細かく刻んでたっぷりの醤油に漬け、冷蔵保存する方法もおすすめ。

北海道および東北地方に多く分布。ユニークな名前は、昔、山で修行をしていた修業僧（行者）が好んで口にしたことに由来するといわれます。「アイヌネギ」の別名があり、アイヌ民族の間では古くから薬効が知られ、万能薬として重用されてきました。抗酸化作用の強いβ-カロテンを多く含むことから、がん予防効果が期待されます。ねぎ類に共通する刺激臭の香味成分、**硫化アリル**も、やはりがんを予防する成分のひとつ。血圧を下げる効力のあるカリウムが豊富なので、生活習慣病全般の予防に役立ちます。硫化アリルには、ビタミンB₁の吸収を助けて新陳代謝を高める効力もあり、豚ヒレ肉などビタミンB₁が豊富な食材と組み合わせると効力が持続します。また、葉酸は認知症予防にも働くとされます。

グリンピース

春の野菜

主な効用

食物繊維は、腸の蠕動運動を活発にし、便秘を改善。大腸がんの予防にも有効に作用する。
- 整腸作用
- 疲労回復
- 神経機能の維持
- 食欲の増進

調理と組み合わせのコツ

栄養効果が高い野菜なので、彩りに使うだけでなく、主役として料理に活用したいもの。冷凍ものであれば通年で手に入るが、風味は生のものに劣るため、旬の時期には積極的に食事に取り入れたい。ビタミンB群やビタミンCなど水溶性のビタミンを多く含むので、豆ごはんやスープなど、煮汁も一緒に摂取できる料理法が向いている。
生のグリンピースとコーン、じゃこなどと一緒にかき揚げにするのも、おいしい調理法だ。

主な栄養成分

野菜には少ないたんぱく質や糖質が主成分。ビタミン、ミネラルをバランスよく含み、食物繊維の豊富さも抜群。

成分	量
たんぱく質	6.9g (50g)
ビタミンA	35μg (700μg)
ビタミンB1	0.39mg (1.1mg)
カリウム	340mg (2,000mg)
食物繊維	7.7g (18g)
糖質	7.6g

※可食部100g当たりの栄養素の量。カッコ内は成人女性の1日の推奨量または目安量で各年齢層別の最大値。ビタミンAはカロテンのレチノール活性当量

食べ方のヒント

ゆでると…（100g中）
- たんぱく質　8.3g
- ビタミンA　36μg
- ビタミンB1　0.29mg
- カリウム　340mg
- 食物繊維　8.6g
- 糖質　9.9g

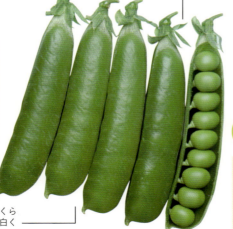

さやから出すと鮮度が急速に落ちるので、さや付きを手に入れるのが理想的

保存方法
さやから出したら、なるべく早く調理し、使いきれない分は塩少々を加えた熱湯で固めにゆでて冷凍保存を。

実がよく入り、さやがふっくら盛り上がっていて、表面が白く乾いていないものを選ぼう

食物繊維の豊富さはトップクラス

グリンピースは栄養価値の高いマメ科の食物とあって、野菜には珍しく良質なたんぱく質や糖質を多く含んでいます。たんぱく質を効果的に働かせるには必須アミノ酸が必要なので、そのうちのひとつであるリジンを含む米と組み合わせることによって、栄養効果をより高めることが可能です。

栄養素のなかで突出しているのは、野菜としてはトップクラスの量を誇る食物繊維。特に、腸の蠕動運動を促進する不溶性食物繊維の割合が多いため、便秘の症状を改善したり、有害物質を体外に排出して大腸がんのリスクを軽減する効果も期待できます。

ほかの食品から摂取しにくいビタミンB1が多く含まれるのも特徴です。ビタミンB1は炭水化物をエネルギーに変えるときの補酵素として働き、疲労回復や神経機能維持などに効果があります。

春の野菜　夏の野菜　秋の野菜　冬の野菜　周年の野菜

016

クレソン

特有の辛味とほろ苦さで消化促進

原産地はヨーロッパ。山地の清流がある場所に多く自生することから、英語では「ウォータークレス」と呼ばれます。色どりがよく、肉料理の付け合わせによく使われますが、クレソンに含まれる辛味成分シニグリンに特有のほろ苦さと、ツンとくる辛味が薬味となって、口の中をさっぱりとさせてくれます。さらに、消化を促進し、食欲を高め、食べた後の胃もたれを防ぐ働きもあります。

ビタミンやカロテンなども多く、特に抗酸化ビタミンのβ-カロテンやビタミンCがたっぷり。ビタミンCは、抗ストレス作用やコラーゲンの生成作用があるほか、やはりクレソンに多く含まれる鉄の吸収を促進する働きもあり、摂取しにくいとされる鉄を効率的に取り込むことができます。骨粗しょう症予防ビタミンとして知られるビタミンKも、豊富に含んでいます。

主な効用

辛味成分シニグリンが消化を促し、食欲を高めてくれる。ビタミンCには皮膚や血管を健康に保つ。ストレスを軽減する作用も。

- ●消化の促進
- ●食欲の増進
- ●動脈硬化の予防
- ●抗ストレス作用

調理と組み合わせのコツ

肉料理の付け合わせやサラダには、主に葉の部分のみを切り取って使うことが多いが、茎の部分にも葉と同様に多くの栄養素が詰まっている。茎の部分は加熱すると特有のほっくりとした甘味も出てくるので、葉の部分を生食に使ったら、残りの茎は捨てずにスープやソテーなどの加熱料理に使ったり、おひたしにして食べよう。

水にも熱にも弱いビタミンCの流出を防ぐためには、水洗いも加熱調理も短時間で行う必要がある。

主な栄養成分

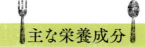

β-カロテン、ビタミンKの含有量が多い。ミネラルでは下の2種類や鉄分も多く、鉄の吸収を助けるビタミンCも豊富。

栄養素	含有量
ビタミンA	230μg (700μg)
ビタミンC	26mg (100mg)
ビタミンK	190μg (150μg)
カリウム	330mg (2,000mg)
カルシウム	110mg (650mg)
糖質	0g

※可食部100g当たりの栄養素の量。カッコ内は成人女性の1日の推奨量または目安量で各年齢層別の最大値。ビタミンAはカロテンのレチノール活性当量

食べ方のヒント

生で食べよう
シニグリンの辛味が食欲をアップ。茎も栄養成分が豊富なので一緒に食べたい。

大きな葉がこんもりと密生し、濃い緑色をしているものがよい

茎の部分が太くしっかりしているものを選ぶ

保存方法

茎の節からひげが生えているものは、歯ざわりがゴリゴリする場合が多いので、避けるのが賢明。水を張ったコップに挿し、早いうちに食べきりたい。

春の野菜

ケール

主な効用

ほぼすべての栄養素をたっぷりと含むため、さまざまな病気、特に生活習慣病の予防効果が期待される。

- 便秘の予防・改善
- 血糖値の抑制
- コレステロールの上昇抑制
- がん予防

調理と組み合わせのコツ

健康野菜として注目されているが、独特の香りとクセをもつことから、料理用の食材というよりは青汁の材料として使われるほうが多い。これは、ビタミンCなど水溶性の成分を多く含むことを考えると、理にかなっている摂取方法だといえる。
サラダに仕立てても、ヨーロッパで使われているようにロールキャベツやスープの具材として利用しても、含有するビタミン群全般を摂ることができ、また違った味わいも楽しめる。

主な栄養成分

β-カロテンの含有量は、こまつなに匹敵。B₁・B₂・C・E・Kなどのビタミン類やミネラル類全般も幅広くカバーする。

栄養素	含有量
ビタミンA	240μg（700μg）
ビタミンC	81mg（100mg）
ビタミンK	210μg（150μg）
カリウム	420mg（2,000mg）
カルシウム	220mg（650mg）
糖質	1.9g

※可食部100g当たりの栄養素の量。成人女性の1日の推奨量または目安量で各年齢層別の最大値。カッコ内はビタミンAはカロテンのレチノール活性当量

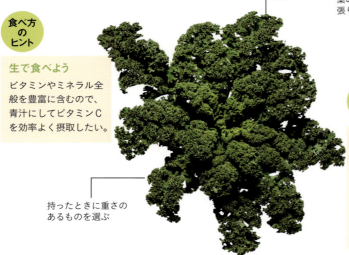

- 葉の緑色が濃く、張りがあるものがよい
- 持ったときに重さのあるものを選ぶ

食べ方のヒント

生で食べよう
ビタミンやミネラル全般を豊富に含むので、青汁にしてビタミンCを効率よく摂取したい。

保存方法

鮮度が落ちてくると葉に斑点が出てくるので、表面のチェックも忘れずに。保存は冷蔵庫の野菜室で。葉がしおれやすいので、新聞紙などで包み、ポリ袋に入れて保存しよう。

青汁の材料として知られる緑黄色野菜の王様

地中海沿岸を原産とするアブラナ科の野菜。キャベツの原種といわれていますが、キャベツのように結球せず、葉の表面に縮緬状のシワがあるのが特徴です。
栄養素の面でキャベツと大きく違う点は、β-カロテンを主体とするビタミンAを豊富に含むこと。ほかにもB群、C、E、Kといったビタミンの豊富さは群を抜いており、カリウム、カルシウム、マグネシウムなどのミネラルも多く含んでいることから「緑黄色野菜の王様」といわれるほど。青汁の材料としてもよく知られています。食物繊維も非常に多く含むため、便秘の悩みもすっきり解消。ほかにも、血糖値の上昇を抑えたり、コレステロール値を改善する効果が。活性酸素の働きを抑える効果もあるといわれ、生活習慣病全般を予防する食材として注目されています。

春の野菜｜夏の野菜｜秋の野菜｜冬の野菜｜周年の野菜

香菜（こうさい）

独特な香りが料理のアクセントに

主な効用

整腸、胃での消化を促進する作用のほかに、ストレスの緩和や血液の浄化などの働きもある。

- ●整腸作用
- ●食欲の増進
- ●消化の促進
- ●抗ストレス作用

主な栄養成分

精油成分にリナロール、ゲラニオール、ボルネオールなど。そのほかビタミンCや鉄なども含有する。

ビタミンA	ビタミンC
カルシウム	鉄

調理と組み合わせのコツ

中華料理では、生の葉を肉料理や魚料理に添えたり、炒め物や和え物として、あるいはスープに入れるなど彩りをかねた薬味としてよく使われる。

独特の強い香りがあるので、エスニック料理にも使われやすい。タイ料理のトムヤムクンやベトナム料理の生春巻き、フォーなどには欠かせない香草だ。

また、すっきりした味わいが辛い料理を引き立てるため、インドではカレーのスパイスとしてよく使われるなど、日常的に利用されている。

主な使い方

[生]サラダ、スープなど、料理の香りづけや飾りに
[ドライ]ひき肉料理、ソーセージ、シチュー、ピクルス、オーブン料理など

食べ方のヒント

薬味として使おう

肉・魚料理、スープなどに彩りもかねて入れたり、カレーのスパイスとして味を引き立たせるのもよい。

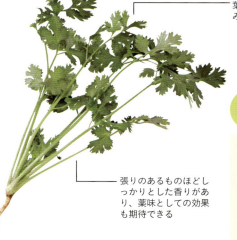

葉の色が鮮やかでみずみずしい

張りのあるものほどしっかりとした香りがあり、薬味としての効果も期待できる

保存方法

保存は、葉茎（ようけい）を水に浸した後、湿らせたキッチンペーパーで包み、ポリ袋に入れて冷蔵庫の野菜室に入れておこう。葉は刻んで冷凍してもよい。

地中海沿岸が原産で、日本へは中国から導入された香味野菜。中国ではシャンツァイ、タイではパクチーと呼ばれ、英語ではコリアンダーといいます。

主に若い葉を利用します。生の葉には独特の強い香りがあり、リナロールやゲラニオールなどの精油成分も含めて、整腸や胃を健康にする作用があります。また、食欲の増進や消化の促進、体内の毒素が蓄積するのを防いだり、神経の緊張をほぐしてストレスを和らげたりする効果もあります。

古代ギリシアでは種子を医薬として用いていたといわれ、古くから薬効が知られてきました。炭水化物と合わせるとその効果はさらに高まるとされ、パンやケーキなどに焼きこまれていたともいわれます。また、種子を使った湯冷ましは、強壮剤（きょうそうざい）としても飲用されていたとの記録もあります。

ごぼう【牛蒡】

春の野菜

主な効用

水溶性食物繊維の働きにより、コレステロールの吸収を妨げて体外に排出し、血糖値の上昇を抑制。糖尿病の予防に効果がある。

- ●コレステロールの上昇抑制
- ●糖尿病の予防
- ●整腸作用
- ●がん予防

主な栄養成分

食物繊維を多く含む野菜の代名詞。水溶性と不溶性、2種類の食物繊維をバランスよく含むことも特徴。

- 葉酸 68μg（240μg）
- カリウム 320mg（2,000mg）
- カルシウム 46mg（650mg）
- マグネシウム 54mg（290mg）
- 食物繊維 5.7g（18g）
- 糖質 9.7g

※可食部100g当たりの栄養素の量。カッコ内は成人女性の1日の推奨量または目安量で各年齢層別の最大値

調理と組み合わせのコツ

ビタミン類全般など、ごぼうに不足している栄養素を豊富にもつ食材を組み合わせた調理法を工夫したい。定番の惣菜でもある「きんぴらごぼう」や「たたきごぼう」は、β-カロテンが豊富なにんじんや、カルシウムに富むごまを合わせることで栄養バランスを高めた理想的な料理。ビタミンB1をたっぷり含む豚肉や、ビタミンAの多いうなぎとのコンビも、栄養効果が高まる。ごぼうの香りは魚や肉の風味を引き立てるので、豚汁などにも合う。

食べ方のヒント

ゆでると…（100g中）
- 葉酸 61μg
- カリウム 210mg
- カルシウム 48mg
- マグネシウム 40mg
- 食物繊維 6.1g
- 糖質 7.6g

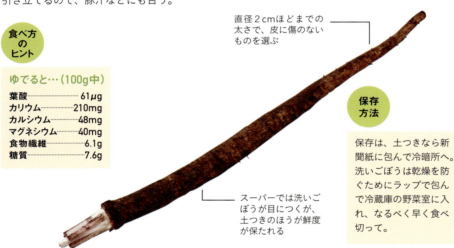

直径2cmほどまでの太さで、皮に傷のないものを選ぶ

スーパーでは洗いごぼうが目につくが、土つきのほうが鮮度が保たれる

保存方法

保存は、土つきなら新聞紙に包んで冷暗所へ。洗いごぼうは乾燥を防ぐためにラップで包んで冷蔵庫の野菜室に入れ、なるべく早く食べ切って。

水溶性食物繊維の働きで生活習慣病を防いでくれる

ごぼうの栄養効果といえば、まずは食物繊維です。野菜に含まれる食物繊維は、その多くが水に溶けない不溶性に偏っていますが、ごぼうの場合は不溶性（リグニン）と水溶性（イヌリン）の食物繊維をともに多く含んでいる点に大きな特徴があります。

水溶性食物繊維の働きとして知られるのは、血糖値の上昇を抑えたり、コレステロールを吸着して体外に排出する作用です。この食物繊維の働きにより、糖尿病をはじめとする生活習慣病全般の予防に効果が期待されます。

また、不溶性食物繊維は、腸の働きを整え、腸の蠕動運動を活発にするため、腸の働きを整え、大腸がんを防ぐ効果があるとされます。さらに、ごぼうのアクの主成分であるポリフェノールは、強い抗酸化力をもち、がん細胞の発生や老化を抑制する力が注目されています。

春の野菜 / 夏の野菜 / 秋の野菜 / 冬の野菜 / 周年の野菜

020

こまつな【小松菜】

主な効用

ビタミンAの効力が、目や皮膚の健康をサポート。カルシウムや鉄が豊富なので、骨粗しょう症や貧血など、婦人病全般の強力な助っ人に。

- 骨粗しょう症の予防
- 貧血の予防・改善
- がん予防
- 皮膚・粘膜の保護

主な栄養成分

β-カロテン、ビタミンCに加え、ミネラルも豊富な栄養価の高い緑黄色野菜。特にカルシウムに富み、鉄も多く含む。

栄養素	含有量
ビタミンA	260μg（700μg）
ビタミンC	39mg（100mg）
カリウム	500mg（2,000mg）
カルシウム	170mg（650mg）
鉄	2.8mg（10.5mg）
糖質	0.5g

※可食部100g当たりの栄養素の量。成人女性の1日の推奨量または目安量で各年齢層別の最大値。カッコ内はビタミンAはカロテンのレチノール活性当量

調理と組み合わせのコツ

β-カロテンは油と一緒に摂ると吸収率が高まる。ほうれんそうと違い、こまつな自体のアクが少なくクセもないので、下ゆでせずにそのままごま油などで炒めても、おいしく食べられるだろう。
おひたしにする場合は、ビタミンCが失われないよう、ゆでる時間を極力短くしたい。こまつなに油揚げを加えた煮浸し※（にびた）は味もよく、より効率的にビタミンやミネラルを摂取できる。
そのほか、みそ汁や雑煮などの具として使うのもよいだろう。

食べ方のヒント

ゆでると…（100g中）

栄養素	含有量
ビタミンA	260μg
ビタミンC	21mg
カリウム	140mg
カルシウム	150mg
鉄	2.1mg
糖質	0.6g

保存方法

水で湿らせた新聞紙で包み、ポリ袋に入れて冷蔵庫の野菜室で保存を。鮮度が落ちやすいので、早めに食べることを心がけたい。

- 丈は短めで葉肉が厚く、濃い緑色の葉っぱを目印に
- 葉脈が発達しすぎていると歯ざわりが悪いので、やわらかそうなものを選ぼう

カルシウムはほうれんそうの4倍 女性にうれしい野菜

江戸時代以降に東京の小松川地区で栽培され、その地名から「小松菜」の名前がついたといわれています。寒さに強い緑黄色野菜のひとつで、体内に吸収されるとビタミンAに変わるβ-カロテンを豊富に含むほか、ミネラル類も多く、とりわけカルシウムの豊富なことがよく知られています。鉄分についても同様で、一般に鉄分が多いことで知られるほうれんそうとほぼ同等です。

体内で変化したビタミンAは、主に目や皮膚、粘膜全般の機能を健やかに保つほか、免疫力の低下で風邪をひいたり、皮膚が乾燥したりといった症状から守ってくれます。カルシウムや鉄分は、血液や骨の形成に欠かせない栄養素。女性に多いことから「婦人病」ともいわれる貧血や骨粗しょう症を予防するためにも、たっぷり食べたい野菜です。

※煮浸し（にびたし）：野菜や焼いた魚を薄味の煮汁で煮て、浸したまま冷まして味をつける料理。

春の野菜

さやえんどう 【莢豌豆】

主な効用

糖質が多く、それをエネルギーに代謝するビタミンB1も豊富なので、疲労をためにくい体質づくりに役立つ。

- ●がん予防
- ●疲労回復
- ●老化の抑制
- ●風邪や感染症の予防

調理と組み合わせのコツ

ビタミンCは水に溶けやすく熱に弱いため、ゆですぎなど火を通しすぎるのは禁物。煮物などの場合は、火を止めてから加えるようにすると栄養面でも味わいの面でもよいといえる。

料理の付け合わせなどにするだけではなく、卵とじや炒め物など、具材にして積極的に食べたい。塩を入れてさやえんどうをさっとゆでてから、バターや植物油で炒めるのもおすすめの調理法。筋はへたのあるほうから、2方向に分けて取ろう。

食べ方のヒント

ゆでると…（100g中）

ビタミンA	48μg
ビタミンB1	0.14mg
ビタミンB2	0.10mg
ビタミンC	44mg
糖質	3.9g

豆が大きすぎるとさやの歯ざわりも悪くなるので、さやが薄いものを選ぶとよい

主な栄養成分

豆類の特徴としてたんぱく質、糖質を多く含む。ビタミンCも豊富で、100mg中60mgの含有量は、いちごに近い数値。

ビタミンA	47μg（700μg）
ビタミンB1	0.15mg（1.1mg）
ビタミンB2	0.11mg（1.2mg）
ビタミンC	60mg（100mg）
食物繊維	3g（18g）
糖質	4.5g

※可食部100g当たりの栄養素の量。カッコ内は成人女性の1日の推奨量または目安量で各年齢層別の最大値。ビタミンAはカロテンのレチノール活性当量

さやに張りがあり、へたの色が鮮やかな緑色をしているかどうかをチェック

保存方法

生のさやえんどうは新鮮なうちにさっとゆで、余るようなら保存袋に入れて冷凍保存をするのがおすすめだ。

小さなさやのなかにビタミンがぎっしり

えんどうの若いさやと豆を食用にするもので、さやが小さい品種を「絹さや」、大きい品種を「オランダさや」と呼びます。翡翠色の爽やかな色合いで、シャキシャキとした歯ざわりのよさが特徴。栄養的には豆類に特徴的なたんぱく質と糖質を多く含んでいます。

ビタミンCが豊富で、その含有量はいちごと同じくらいあります。ビタミンCは抗酸化ビタミンのひとつで、細胞の酸化を防ぐ作用によって、がん予防や老化を抑制する働きがあります。また、コラーゲンを合成して、血管や皮膚を健康に保ちます。

また、ビタミンB1、B2はただ含有しているだけでなく、炭水化物を多く含むさやえんどうの場合、糖質をエネルギーに代謝する際の補酵素として作用します。そのため、疲労回復や食欲の増進に効果があります。

022

じゅうろくささげ【十六大角豆】

ビタミンを多く含み、優れた作用をもつ

原産国はアフリカですが、日本で野菜として食べられるのは、「十六ささげ」と呼ばれる細長いさやの菜豆（さいとう）が中心。名前のとおり16〜18粒程度の実をもち、さやえんどうやさやいんげんと同様に、若いさやと未熟な豆を一緒に食べます。

β-カロテンの含有量が非常に多く、ビタミンCも含まれています。

β-カロテンは優れた抗酸化作用で、がんや老化を防ぐ役割を果たすほか、体内に吸収されたときにビタミンAに変わり、皮膚や粘膜を健全に保つという働きもあります。

「金時（きんとき）ささげ」「小豆（あずき）ささげ」などは乾燥させたものを水で戻して小豆と同じように使います。乾燥したささげは生のささげに比べ、たんぱく質や糖質、カリウムやマグネシウムなどミネラル分を多く含むのが特徴です。

主な効用

β-カロテンには、がん予防や、老化を抑制する働きが。造血作用をもつ葉酸が多く、貧血にも効果的。

- がん予防
- 老化の抑制
- 整腸作用
- 貧血の予防・改善

主な栄養成分

「十六ささげ」と呼ばれる細長いさやの品種のもの。β-カロテン（ビタミンA）が含まれ、葉酸、食物繊維も豊富。

栄養素	含有量
ビタミンA	96μg（700μg）
ビタミンC	25mg（100mg）
葉酸	150μg（240μg）
カリウム	250mg（2,000mg）
食物繊維	4.2g（17g）
糖質	0.6mg

※可食部100g当たりの栄養素の量。カッコ内は成人女性の1日の推奨量または目安量で各年齢層別の最大値。ビタミンAはカロテンのレチノール活性当量

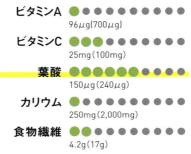

調理と組み合わせのコツ

ゆでた豆をサラダにしたり、和え物にしたりと、他の豆類と同様の調理方法で楽しめる。シンプルに塩、コショウ、バターで味付けするだけでも、肉料理や魚料理の付け合せとして活躍。また、油との相性もよく、特に植物油にはビタミンEが豊富なので、ドレッシングなどをふりかけたり、天ぷらや炒め物にするなど、油を有効に取り入れる調理法がおすすめだ。

食べ方のヒント

ゆでると…（100g中）

ビタミンA	93μg
ビタミンC	16mg
葉酸	150μg
カリウム	270mg
食物繊維	4.5g
糖質	1.7g

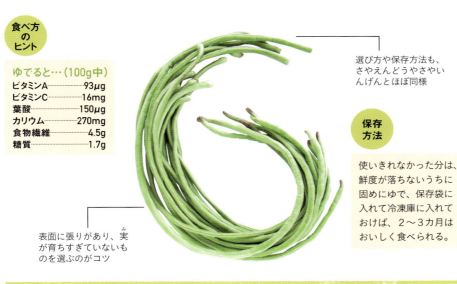

表面に張りがあり、実（み）が育ちすぎていないものを選ぶのがコツ

選び方や保存方法も、さやえんどうやさやいんげんとほぼ同様

保存方法

使いきれなかった分は、鮮度が落ちないうちに固めにゆで、保存袋に入れて冷凍庫に入れておけば、2〜3カ月はおいしく食べられる。

春の野菜

スナップえんどう

甘みがあり食感も◎　さやごと食べられる

主な効用

β-カロテンは体内でビタミンAに変わり、皮膚や粘膜の健康を保ち、老化を抑制。がん予防も期待される。ビタミンB₁は疲れを溜めにくい身体づくりに貢献。

- 皮膚・粘膜の保護
- がん予防
- 疲労回復
- 老化の抑制

調理と組み合わせのコツ

β-カロテンは油と一緒に摂るとよいので、さっと植物油などで炒めるか、サラダにする場合は植物油を加えたドレッシングやオリーブ油をかけるなどの工夫を。またビタミンCは熱に弱いので、食感を生かすためにも加熱しすぎないように注意。ビタミンCは水溶性なので、スープの最後に加えてさっと煮立て、汁ごと食べるのもよい。

主な栄養成分

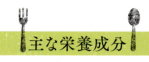

β-カロテンが豊富で、ビタミンCも比較的多い。ミネラルも多くはないもののバランス良く含まれている。

栄養素	含有量
ビタミンA	34μg（700μg）
ビタミンB₁	0.13mg（1.1mg）
ビタミンC	43mg（100mg）
カリウム	160mg（2000mg）
カルシウム	32mg（650mg）
糖質	7.4g

※可食部100g当たりの栄養素の量。カッコ内は成人女性の1日の推奨量または目安量で各年齢層別の最大値。ビタミンAはカロテンのレチノール活性当量

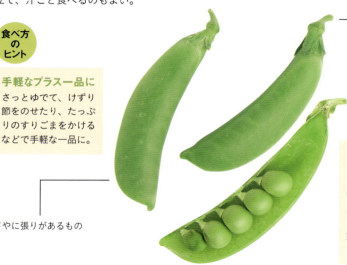

- へたの色が鮮やかな緑であるもの
- さやに張りがあるもの

食べ方のヒント

手軽なプラス一品に
さっとゆでて、けずり節をのせたり、たっぷりのすりごまをかけるなどで手軽な一品に。

保存方法
ポリ袋に入れて冷蔵保存するか、新鮮なうちにさっとゆで、水気を切って保存袋に入れて冷凍を。いずれも早めに使い切ること。再調理の際は、冷凍のままスープなどに入れても。

スナップえんどうは、実がある程度大きくなってもさやが堅くならないさやえんどうで、さやごと食べられます。シャキシャキとした食感で甘みもあることから、スナックえんどうとも呼ばれることもあります。

抗酸化作用の高いビタミンCが比較的多く、がん予防や老化の抑制などに効果を発揮します。青ピーマンと同じくらいのβ-カロテンが含まれており、食べやすさを考えるとよりβ-カロテンが摂取しやすい野菜といえます。β-カロテンは体内でビタミンAとなり、皮膚や粘膜を守るので、美肌効果、抗酸化作用が期待できます。また、それほど多くはありませんが、疲労回復に役立つビタミンB₁やカリウムなどのミネラルも含まれています。ミネラルの含有量は多くありませんが、料理の付け合わせにすると栄養バランスのよい食事づくりになるでしょう。

春の野菜｜夏の野菜｜秋の野菜｜冬の野菜｜周年の野菜

せり【芹】

不足しがちなビタミンを補う春の七草のひとつ

主な効用

β-カロテンの抗酸化作用でがんや老化抑制などの効果が期待できるほか、特有の香りが脳を刺激し、胃腸の働きを活発に。

- がん予防
- 老化の抑制
- 食欲の増進
- 貧血の予防・改善

調理と組み合わせのコツ

せりはおひたしや鍋物の具、汁の実などに使うのが一般的だが、油脂と組み合わせると吸収率がアップするβ-カロテンを豊富に含むので、炒めてもよい。ビタミンAの効力を高めるには、良質のたんぱく質と組み合わせることもポイントだ。たとえば、油揚げや鶏肉、さらには食物繊維が豊富なごぼうに、たっぷりのせりを加える秋田名物の「きりたんぽ」は、ビタミンAの効力を生かすだけでなく栄養面でも理想的な料理といえる。

主な栄養成分

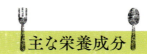

ビタミンではβ-カロテン、葉酸、ビタミンKが特に豊富。カリウム、鉄、銅などのミネラルも比較的多い。

栄養素	含有量
ビタミンA	160μg (700μg)
ビタミンC	20mg (100mg)
ビタミンK	160μg (150μg)
カリウム	410mg (2,000mg)
鉄	1.6mg (10.5mg)
糖質	0.8g

※可食部100g当たりの栄養素の量。カッコ内は成人女性の1日の推奨量または目安量で各年齢層別の最大値。ビタミンAはカロテンのレチノール活性当量

食べ方のヒント

ゆでると…(100g中)

ビタミンA	150μg
ビタミンC	10mg
ビタミンK	160μg
カリウム	190mg
鉄	1.3mg
糖質	0.6g

- 歯ごたえが身上の野菜なので、葉や茎が真っ直ぐに伸びていて、くたっとしていないことが大切
- 茎が太いものより、細いほうが軽快な歯ごたえを楽しめる

保存方法

水で濡らしたキッチンペーパーや新聞紙で根元の部分を包み、ポリ袋に入れて冷蔵庫で立てて保存。

水辺や湿地で生育する、日本原産の代表的な山菜。独特の香りとシャキシャキした歯ごたえが特徴で、食欲増進や胃もたれの解消に役立つとされ、春の七草として、栽培もされています。民間療法では、葉に含まれる精油のテルペン類に薬効があるとされ、リウマチの症状緩和に利用されてきました。

β-カロテンを非常に多く含み、優れた抗酸化作用で抗がん、老化抑制が期待できます。火を通すと、かさがぐっと減るため、たっぷり食べてビタミンAを補給しましょう。カリウム、鉄分を中心にミネラルも多く、認知症予防に有効な葉酸の含有量も豊富。カルシウムの吸収を高め、骨の健康を維持するうえで有効に働くビタミンKが豊富なので、骨粗しょう症対策としても、積極的に食べたい野菜です。

春の野菜

ぜんまい【紫茸・薇】

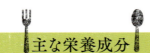

主な効用

効能は主にβ-カロテンと食物繊維によるもの。ほかの栄養素は、アク抜きや加熱調理の過程で失われやすい。

- ●整腸作用
- ●がん予防
- ●皮膚・粘膜の保護
- ●老化の抑制

調理と組み合わせのコツ

山菜のなかでもアクが強いほうなので、新芽の綿毛を取り除いたり、灰や重曹をまぶして熱湯をかけたりするなど、アクを抜く処置が必要となる。冷めたら水にとって一晩置き、翌日によく洗えば下ごしらえは完了だ。

処理をしたぜんまいは和風の煮物や和え物に最適だが、β-カロテンの働きを効果的に生かすには、たんぱく質と油脂を含む厚揚げと煮る、くるみなどの木の実をすったものと和える、などといった食べ方もおすすめだ。

主な栄養成分

ビタミンではβ-カロテン、葉酸のほかにナイアシンを多く含む。食物繊維の豊富さも山菜ならでは。

栄養素	含有量
ビタミンA	44μg (700μg)
葉酸	210μg (240μg)
カリウム	340mg (2,000mg)
銅	0.15mg (0.8mg)
食物繊維	3.8g (18g)
糖質	2.8g

※可食部100g当たりの栄養素の量。カッコ内は成人女性の1日の推奨量または目安量で各年齢層別の最大値。ビタミンAはカロテンのレチノール活性当量

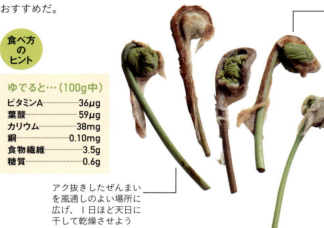

食べ方のヒント

ゆでると…(100g中)
- ビタミンA　　36μg
- 葉酸　　　　59μg
- カリウム　　38mg
- 銅　　　　　0.10mg
- 食物繊維　　3.5g
- 糖質　　　　0.6g

アク抜きしたぜんまいを風通しのよい場所に広げ、1日ほど天日に干して乾燥させよう

アク抜き済みのぜんまいは、乾燥させて保存することもできる

保存方法

手で軽くもむようにしながら葉を落とし、完全に乾いたら常温で保存を。食べる分量だけを水で戻し、調理に使うとよい。

山菜ならではの食物繊維がたっぷり

シダ類の山菜で、円形に巻いた新芽を食用にします。胞子を出すための葉と、自身の栄養を生成するための葉の2種類をもち、食用に使用するのは後者の栄養葉。乾燥させたものを煮物などに使うのが一般的ですが、旬の春先には生のぜんまいも出回ります。

栄養成分としてはβ-カロテンや食物繊維が含まれ、β-カロテンには抗酸化作用や免疫の機能を整える作用、食物繊維には腸内の有害物質を有効に吸着させる働きがあり、ともに発がんの抑制に有効であると考えられます。カリウムや銅、葉酸、ナイアシンなどの栄養素も豊富ですが、これらはアク抜きや、ゆでたり水にさらしたりする過程でかなり減少します。ビタミンB₁を分解するアノイリナーゼという酵素が含まれますが、加熱で活性を失うので、特に問題はありません。

たけのこ【筍】

食物繊維が豊富な旬野菜の代表格

旬を感じる代表的な春の野菜。生のたけのこが出回るのは、3月末頃から5月初旬にかけての、ごく限られた時期。主に孟宗竹の地下茎から伸びた幼い茎の部分を食用とするもので、「朝掘り」と呼ばれる新鮮で掘りたてのたけのこは生食もできます。

ビタミン類は少なめですが、カリウムやマンガンなどのミネラル、食物繊維の供給源となります。さらに、アスパラガスと同様に旨味成分のアスパラギン酸を多く含んでおり、これが体の代謝を高め、疲労回復やスタミナ増強に効果をもっといわれています。

独特のえぐみはシュウ酸、ホモゲンチジン酸と呼ばれる成分によるもので、掘ったあとは増加していきます。これらはカルシウムの吸収を悪くさせて、結石の原因となることもあるため、アク抜きをしてから調理する必要があります。

主な効用

栄養価値は全体に低めだが、腸の機能を改善する食物繊維が豊富。低カロリーで食べごたえもあるので、ダイエットに活用しても。

- ●高血圧の予防・改善
- ●丈夫な骨の形成
- ●便秘の予防・改善
- ●疲労回復

調理と組み合わせのコツ

掘りたてはえぐみが少ないが、アク抜きは次のように行おう。穂先の部分を斜めに切り、皮に縦の切れ目を入れて、米ぬかと赤唐辛子、または重曹を溶かした湯で皮ごとゆでる。部位によってやわらかさに差があるので、料理法に応じて使い分けたい。穂先や姫皮は和え物や薄味の「若竹煮」、吸い物に。中間は最も調理法が多い部分で、炊き込みご飯や天ぷらにできる。根元の固い部分は細切りにすると、煮物や中華風の炒め物に向く。

主な栄養成分

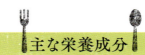

カリウム、マンガンなどのミネラルが豊富。1食当たりの摂取量が多いので、含まれる栄養素を効率よく体に採取できる。

栄養素	含有量
ビタミンB6	0.13mg (1.2mg)
ビタミンE	0.7mg (6.0mg)
カリウム	520mg (2,000mg)
マンガン	0.68mg (3.5mg)
食物繊維	2.8g (18g)
糖質	1.5g

※可食部100g当たりの栄養素の量。カッコ内は成人女性の1日の推奨量または目安量で各年齢層別の最大値。ビタミンEはα-トコフェロールの含有量

食べ方のヒント

ゆでると…(100g中)
- ビタミンB6　　0.06mg
- ビタミンE　　　1.0mg
- カリウム　　　470mg
- マンガン　　　0.55mg
- 食物繊維　　　3.3g
- 糖質　　　　　2.2g

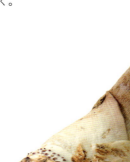

穂先が緑色のものは、えぐみが強いので、避けたほうが賢明

切り口の断面が白く、頭の部分が黄色がかってしまっているものが新鮮

保存方法

手に入れたら、すぐにゆでてアク抜きを。水に浸けて冷蔵庫に入れれば1週間はもつが、なるべく早く使いきりたい。

春の野菜

たまねぎ【玉葱】

硫化アリルの作用で、さまざまな症状を改善

たまねぎは、予防医学の観点から特に注目を浴びている野菜です。有効成分としてよく知られているのは、鼻や目にツンとした刺激を与える香味成分の**硫化アリル**。その一種の**アリシン**が体内でビタミンB_1と結合し**アリチアミン**になると、吸収が高まります。

ビタミンB_1は代謝や神経機能の働きを正常に保つ役割をもつので、不足すると疲労が溜まり、食欲不振やイライラの原因に。また、硫化アリルそのものには胃の働きを活発にする作用が、含有する**ポリフェノール**には血液をサラサラにして悪玉コレステロールの上昇を抑える、血液凝固を遅らせるといった作用があり、動脈硬化の予防や抗がん作用でも注目されています。民間療法では、古くから抗菌・消炎・鎮静作用をもつ薬草として、広く利用されてきた歴史があります。

主な効用

香味成分の硫化アリルによる、さまざまな効能が確認されている。ストレスや冷え性、不眠などの症状にも効果があるとされる。
- ●動脈硬化の予防
- ●コレステロールの上昇抑制
- ●糖尿病の症状改善
- ●疲労回復

調理と組み合わせのコツ

たまねぎの有効成分である硫化アリルは、水に溶けやすい性質をもつ。サラダなどで生のまま食べるときに、香りや辛味が強すぎるときは、水にさらすことで刺激を弱めることができるが、逆にさらし過ぎると、硫化アリルが失われてしまうので注意。
また、切ったり刻んだりした後、空気に触れさせるにつれて薬効成分が増加するので、加熱調理の場合は切ってからすぐではなく、しばらく時間を置いてから使うようにするとよい。

主な栄養成分

たまねぎ自体の栄養素は多くはないが、ビタミンB_1の吸収を助ける成分が多く、ポリフェノールの血液サラサラ効果も。

成分	量
ビタミンB_6	0.16mg (1.2mg)
ビタミンC	8mg (100mg)
カリウム	150mg (2,000mg)
リン	33mg (800mg)
食物繊維	1.6g (18g)
糖質	7.2g

※可食部100g当たりの栄養素の量。カッコ内は成人女性の1日の推奨量または目安量で各年齢層別の最大値

食べ方のヒント

水にさらすと…（100g中）
- ビタミンB_6 0.09mg
- ビタミンC 5mg
- カリウム 88mg
- リン 20mg
- 食物繊維 1.5g
- 糖質 4.6g

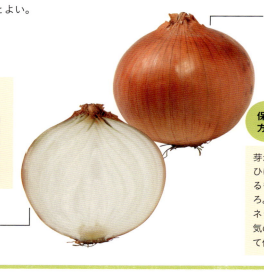

春先に出回る新たまねぎを除けば、皮が固くしまったものがよい

表面がやわらかく浮いたようになっていないものを選ぼう

保存方法

芽が出ているものや、ひげ根が長く伸びているものは避けたいところ。蒸れに弱いので、ネットなどに入れて湿気のない場所に吊るして保管しよう。

春の野菜 | 夏の野菜 | 秋の野菜 | 冬の野菜 | 周年の野菜

たらのめ【楤の芽】

主な効用

ビタミンEが抗酸化パワーを発揮。フリーラジカルを抑え、老化抑制をはじめ、がんを予防する効果がある。

- 老化の抑制
- 動脈硬化の予防
- 血行促進
- 整腸作用

調理と組み合わせのコツ

おなじみの料理法といえば天ぷらや和え物。ビタミンEは油との併用で吸収率が高まるので、揚げ物にすることで栄養を効率よく活用できる。老化抑制によいとされるビタミンEは、たらのめ自体にも多く含まれるが、植物油にも豊富に含まれる栄養素だ。ビタミンEはアルコール性脂肪肝（しぼうかん）の抑制にも効果があるため、酒の肴（さかな）としても好適。さっとゆでて、ごまやくるみなどの木の実で和えたり、おひたしにしてもおいしく食べられる。

主な栄養成分

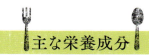

ビタミン、ミネラル、食物繊維のほか、たんぱく質も野菜としては高め。抗酸化パワーの強いビタミンEの多さにも注目。

栄養素	含有量
ビタミンA	48μg (700μg)
ビタミンE	2.4mg (6.0mg)
葉酸	160μg (240μg)
カリウム	460mg (2,000mg)
食物繊維	4.2g (18g)
糖質	0.1g

※可食部100g当たりの栄養素の量。カッコ内は成人女性の1日の推奨量または目安量で各年齢層別の最大値。ビタミンAはカロテンのレチノール活性当量、Eはα-トコフェロールの含有量

食べ方のヒント

ゆでると…（100g中）

ビタミンA	50μg
ビタミンE	2.0mg
葉酸	83μg
カリウム	260mg
食物繊維	3.6g
糖質	0.5g

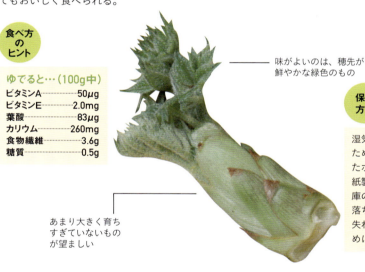

- 味がよいのは、穂先が鮮やかな緑色のもの
- あまり大きく育ちすぎていないものが望ましい

保存方法

湿気にも乾燥にも弱いため、小さく穴をあけたポリ袋か、新聞紙や紙製の袋に包んで冷蔵庫の野菜室へ。鮮度が落ちるにつれて風味も失われていくので、早めに食べきりたい。

「山菜の王様」は、生活習慣病予防、美容にも効果絶大

たらの木の新芽を食用にするもので、独特の風味とほろ苦さがあり、「山菜（さんさい）の王様」とも呼ばれます。ビタミンB群では、葉酸（ようさん）を多く含むのが大きな特徴です。葉酸はビタミンB₁₂と協働（きょうどう）して赤血球の造血を助け、血行の改善や動脈硬化の予防に働くほか、認知症の予防にも効果があるとされます。

ミネラルの中で多く含まれるカリウムは、ナトリウムとバランスを取りながら細胞中の水分や浸透圧を調整し、生理機能をサポートします。また、リンはカルシウムと結合して骨や歯を形成。細胞内のエネルギー代謝を高めるうえでも一定量の摂取が求められます。

さらに、「老化抑制ビタミン」と呼ばれる食品からは摂取しにくいビタミンEを豊富に含むことも、アンチエイジングを心がける女性にとってうれしい要素といえます。

春の野菜

つくし【土筆】

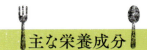

主な効用

抗酸化性で免疫の機能を整える作用があるβ-カロテン、酸化を抑えるビタミンEの働きで、老化抑制や生活習慣病全般を予防する。
- 老化の抑制
- 動脈硬化の予防
- 血行促進
- 整腸作用

調理と組み合わせのコツ

まずは茎は「はかま」と呼ばれる固い部分を落として、頭をつけたままさっとゆでて水にさらし、アクを抜く。
つくしは体内でビタミンAに変わるβ-カロテンと、ビタミンEの両方を含むので、抗酸化作用の効果を高めるためにもおひたしや卵とじなど、シンプルな料理に向いている。水溶性の栄養素も多く含まれるので、火を通しすぎないことがポイントだ。
ご飯に入れる場合は、ゆでて下味をつけてから、炊き上がったご飯と混ぜ合わせるとよい。

主な栄養成分

食材としては決してポピュラーとはいえないが、栄養成分は多い。カリウム、鉄の量はほうれんそうに匹敵。

- ビタミンA　88μg（700μg）
- ビタミンC　33mg（100mg）
- ビタミンE　4.9mg（6.0mg）
- カリウム　640mg（2,000mg）
- 食物繊維　8.1g（18g）
- 糖質　0g

※可食部100g当たりの栄養素の量。カッコ内は成人女性の1日の推奨量または目安量で各年齢層別の最大値。ビタミンAはカロテンのレチノール活性当量、Eはα-トコフェロールの含有量

食べ方のヒント

ゆでると…（100g中）
- ビタミンA　96μg
- ビタミンC　15mg
- ビタミンE　3.6mg
- カリウム　340mg
- 食物繊維　6.7g
- 糖質　0g

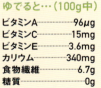

摘んだその日のうちに調理したいところ

摘み取ると、すぐに繊維が固くなってしまうので注意したい

保存方法

長さ10cmくらいまでのサイズで、かさがしっかりと閉じており、胞子が付いていないものを選びたい。基本的に日もちはしないが、佃煮であれば冷凍保存も可能だ。

ビタミンE、食物繊維 ほうれんそうの2倍

古くから親しまれてきた春の摘み草で、正しくは「スギナ」の胞子茎。山野に行けばよく見かける野菜で、頭部と茎の部分を食用にします。手に入りにくい食材ですが、独特の風味が季節を楽しませてくれ、見た目からは想像もつかないほど多種類の栄養素を含みます。ビタミンEも豊富で、ビタミンAの効力と併せて、老化抑制や生活習慣病予防に高い効果を期待できます。また、パントテン酸、食物繊維は、食品標準成分表上は、ほうれんそうの2倍以上を含みます。
通常はアク抜きをしてから調理します。かなりのビタミンCやカリウムなどがアク抜きで流出することに留意しましょう。
最近は花粉症に対する有効性でも注目され、日本大学産官学連携知財センターが行ったモニター調査では、つくしの料理で6割の症状が改善されたと報告されています。

030

つまみな【摘み菜】

葉先の濃い部分に、β-カロテンがぎっしり

野菜の新芽を食べる「スプラウト」の一種。「大阪四十日大根（おおさかしじゅうにちだいこん）」や「雪白体菜（せっぱくたいさい）」などのごく若い苗を摘み取ったもので、現在では、ほぼ年間を通して出荷されています。辛味はほとんどなく、クセのない味わい。芽の状態から育ったものを摘み取っており、ふんわりとやわらかく、一般的なスプラウトのようなシャキシャキした食感とは違う食べやすさが魅力です。葉先の濃い緑色の部分には、β-カロテンがたっぷり。カロテンは体内に取り込まれた後に必要な量だけビタミンAに変化しますが、ビタミンAとしての効用以外にも、カロテンそのものに強い抗酸化作用があるため、がん予防にふさわしい食材としても注目されています。高血圧を予防する働きのあるカリウム、骨の強化に欠かせないビタミンK、酸化を防ぐビタミンCなども豊富で、健康美を目指す女性にはうってつけの野菜です。

主な効用

β-カロテンの抗酸化作用により、有害な活性酸素の働きを抑制。ビタミンKは骨の健康とかかわりが深く、骨粗しょう症予防に効果大。

- がん予防
- 高血圧の予防・改善
- 美肌効果
- 骨粗しょう症の予防

調理と組み合わせのコツ

ビタミンが損なわれるのを防ぐには、生で食べるのがいちばん。サラダで食べるときは、植物油を用いたドレッシングなどを添えると、脂溶性のβ-カロテンの吸収率がぐんと高まる。あっさりとしたクセのない味わいを生かし、肉料理などの付け合わせにも最適だ。汁物の実や鍋の材料などにも使えるが、すぐにくたりとしてしまうので、火の通しすぎに注意して食べよう。

主な栄養成分

見た目は細くて頼りなさそうだが、健康維持と美容に欠かせないビタミンA・C・K、カルシウムなどは、そろって含有量が多い。

- ビタミンA　160μg（700μg）
- ビタミンC　47mg（100mg）
- ビタミンK　270μg（150μg）
- カリウム　450mg（2,000mg）
- カルシウム　210g（650mg）
- 糖質　1.3g

※可食部100g当たりの栄養素の量。カッコ内は成人女性の1日の推奨量または目安量で各年齢層別の最大値。ビタミンAはカロテンのレチノール活性当量

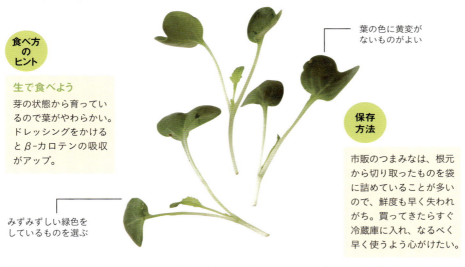

食べ方のヒント

生で食べよう
芽の状態から育っているので葉がやわらかい。ドレッシングをかけるとβ-カロテンの吸収がアップ。

みずみずしい緑色をしているものを選ぶ

葉の色に黄変がないものがよい

保存方法
市販のつまみなは、根元から切り取ったものを袋に詰めていることが多いので、鮮度も早く失われがち。買ってきたらすぐ冷蔵庫に入れ、なるべく早く使うよう心がけたい。

春の野菜

つわぶき 【橐吾・石蕗】

主な効用

カリウムを摂取することにより、体内でナトリウムの濃度が上昇するのを防ぎ、血圧の安定や夏バテ、疲労の解消に役立つ。

- ●高血圧の予防・改善
- ●疲労回復
- ●不整脈の予防
- ●抗菌・解毒作用

調理と組み合わせのコツ

栄養素を摂取するより、風味を楽しむ野菜といえる。煮物やおひたし、佃煮、和え物、天ぷらなど、シンプルな料理法で特有の香りと歯ざわりを楽しもう。独特のえぐみがあるため、調理の前にアク抜きの処理が必要だ。

アク抜きは、まず、茎と葉の部分を塩少々で板ずりし、灰か重曹をまんべんなくふりかけた後、熱湯をかけてしばらく置く。アクが十分に出たら水を取り替え、色が出なくなるまで水にさらしてから、皮をむいて調理するとよい。

主な栄養成分

ふきと同様に、カリウム以外の栄養素はあまり多くはない。野生的な風味と軽やかな食感を楽しむ野菜。

カリウム 410mg (2,000mg)

ナトリウム 100mg (600mg)

マンガン 0.23mg (3.5mg)

食物繊維 2.5g (18g)

糖質 3.1g

※可食部100g当たりの栄養素の量。カッコ内は成人女性の1日の推奨量または目安量で各年齢層別の最大値。ナトリウムは推定平均必要量

葉、茎ともに張りがあり、葉の黄変や黒ずみがないものを選ぼう

食べ方のヒント

ゆでると…（100g中）

カリウム	160mg
ナトリウム	42mg
マンガン	0.23mg
食物繊維	2.3g
糖質	2.1g

スーパーなどでは、よく茎の部分だけが束ねられた状態で売られている

保存方法

生の状態ではしおれるのが早いので、アク抜きまでを済ませ、適量の水と一緒に容器に入れ、冷蔵庫で保存を。

殺菌・解熱作用をもつ民間薬としてもおなじみ

キク科の多年草で、ふきとよく似た円形の葉と長い茎をもっていますが、まったく別属の植物です。葉の表面に艶やかな光沢があり、「艶のあるふき（のような植物）」が転じて「つわぶき」の名前がついたとする説もあります。

ふきと同様に、葉と50cmほどの柄の部分を食用にします。アクが強く、独特の香りがある点も共通しています。栄養面では、カリウムと食物繊維が多く含まれています。

また、つわぶきの葉にはヘキサナールという成分が含まれており、この成分は非常に強い殺菌作用をもつことで知られています。このため、昔から肉や魚が原因となった食あたりや中毒への対処としてつわぶきの葉の搾り汁を服用したり、また打撲や切り傷の外用薬として青汁を塗ったりするなど、民間療法で多用されてきました。

春の野菜
夏の野菜
秋の野菜
冬の野菜
周年の野菜

トウミョウ【豆苗】

ビタミン群がたっぷり 栄養価値の高さはピカイチ

トウミョウは、えんどうの若芽とつるを摘み取ったもので、特に中国料理でおなじみの野菜です。グリンピースのような風味と、シャキッとした軽い歯ざわりが特徴。日本のスーパーマーケットなどでは、水耕栽培による根付きのタイプが多く売られています。

線が細くてひ弱な外見に似合わず、栄養素は軒並み高レベル。ビタミン群では、葉酸を除くすべてがほうれんそうを上回ります。特に、抗酸化力の強いβ-カロテンの多さは、すべての野菜のなかでも群を抜く存在で、加熱調理によってかさを減らしてたっぷり摂取することも可能なことから、そのがん予防の働きが注目されています。

高血圧予防に欠かせないカリウム、不足しがちなカルシウムなどのミネラルも幅広く含む、栄養の面からは優等生の野菜といえます。

主な効用

β-カロテンが体内で必要な量だけビタミンAに変化し、粘膜や皮膚を守る作用がある。β-カロテン自体の抗酸化性によるがん予防の働きも。

- ●皮膚・粘膜の保護
- ●がん予防
- ●動脈硬化の予防
- ●骨粗しょう症の予防

調理と組み合わせのコツ

中国料理では油炒めにすることが多いようだが、脂溶性のビタミンAの豊富さから見ても、とても理にかなった調理法だといえる。えんどう特有の香りはあるが、味わい自体はクセがなく、肉や魚介類と炒め合わせても、おいしく仕上がるだろう。

生のままだと100gでもかなりの量に見えるが、炒めたりゆでたりするとかさが減るので、食べやすくなる。栄養素を一度に効率よく摂ることができるので、野菜炒めなどで食べよう。

主な栄養成分

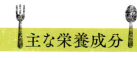

ビタミン群ほぼすべての含有量が、ほうれんそうを上回る。特にβ-カロテンに富むほか、たんぱく質も豊富。

- ビタミンA ●●●●●○○○○○ 340μg(700μg)
- ビタミンB₁ ●●○○○○○○○○ 0.24mg(1.1mg)
- ビタミンB₂ ●●○○○○○○○○ 0.27mg(1.2mg)
- ビタミンC ●●●●●●●●○○ 79mg(100mg)
- ビタミンK ●●●●●●●●●● 280μg(150μg)
- 糖質 0.7g

※可食部100g当たりの栄養素の量。カッコ内は成人女性の1日の推奨量または目安量で各年齢層別の最大値。ビタミンAはカロテンのレチノール活性当量

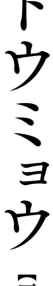

茎の部分が真っすぐに伸び、葉が青々としているものを選ぼう

食べ方のヒント

油で炒めて食べよう
ひ弱な外見に似合わず栄養価値が高く、β-カロテンをはじめ、ビタミン群が豊富。

根付きでないタイプは、茎の切り口が変色していないものがよい

保存方法

水耕栽培による根付きのタイプは、種から上の部分を切り落とした後、スポンジをトレイに移して水で湿らせておけば、再び発芽する。

春の野菜

なずな【薺】

万病の特効薬として知られる春の七草

せり、すずな、などとともに春の七草のひとつに数えられ、「ぺんぺん草」の別名でも知られます。食用にするのは若葉と根の部分で、野草にしては、あっさりとクセのない味わいです。「七草粥」に入れて食べる習慣は、平安時代から始まったといわれますが、胃の粘膜や肝臓の機能を整えるための民間薬としても古くから重用されてきました。そのほかにも、目の充血や痛みの緩和、下痢、腹痛、高熱、生理不順、便秘の症状を抑える万病の特効薬として、生の葉を黒焼きにしたり煮詰めたりしたものを服用していたようです。
目や胃の粘膜に効くとされてきたのは、主にβ-カロテンから体内で変化するビタミンAの働きによるもの。別名「美容ビタミン」ともいわれるビタミンB₂が多く含まれ、肌荒れや髪のパサつき、にきび、口角炎など、美容上のトラブルを抑える働きがあります。

主な効用

体内でβ-カロテンから変化するビタミンAが粘膜や肝臓の健康を維持するほか、目の充血や痛みを緩和させる。

- ●皮膚・粘膜の保護
- ●目の健康維持
- ●肥満の防止
- ●利尿作用

調理と組み合わせのコツ

根と葉を細かく刻んで入れる七草粥のほか、天ぷら、おひたし、和え物など、クセのない味わいを生かして、さまざまな調理法が可能だ。
脂溶性のβ-カロテンの効力を適切に生かすには、天ぷらや炒め物など、油を使った料理がおすすめ。植物油にはビタミンEが豊富なので、ビタミンB₂との相乗効果で抗酸化パワーをさらにアップさせる。

主な栄養成分

ビタミンAに変わるβ-カロテンのほか、カリウムやカルシウムが豊富。春の七草のひとつにふさわしい栄養価値に富む。

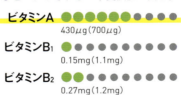

成分	含有量
ビタミンA	430μg (700μg)
ビタミンB₁	0.15mg (1.1mg)
ビタミンB₂	0.27mg (1.2mg)
カリウム	440mg (2,000mg)
カルシウム	290mg (650mg)
糖質	1.6g

※可食部100g当たりの栄養素の量。カッコ内は成人女性の1日の推奨量または目安量で各年齢層別の最大値。ビタミンAはカロテンのレチノール活性当量

食べ方のヒント

七草粥で食べよう
若葉と根が食用可能。お正月以外にもお粥にして。

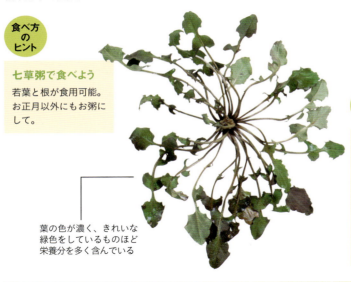

葉の色が濃く、きれいな緑色をしているものほど栄養分を多く含んでいる

保存方法

根付きのものは、根の部分を水で湿らせたティッシュペーパーなどで包み、ポリ袋に入れて冷蔵庫で保存しよう。風味と栄養価は落ちてしまうが、固めにゆでたものを、刻んで冷凍保存してもOK。

春の野菜｜夏の野菜｜秋の野菜｜冬の野菜｜周年の野菜

にんじん【人参】

β-カロテンやリコピンの抗酸化作用ががんのリスクを低下

主な効用

西洋にんじんのβ-カロテンや東洋系にんじんの赤色色素リコピンの強力な抗酸化作用が、がん細胞の発生や進行をブロック。

- がん予防
- 風邪や感染症の予防
- 整腸作用
- 高血圧の予防・改善

調理と組み合わせのコツ

にんじんのβ-カロテンは、皮の下に最も多く含まれている。最近は無農薬のにんじんも多く出回っているので、たわしなどで表面の汚れを落とし、皮はむかずにそのまま調理に使うことをおすすめしたい。生食するときは、すりおろしたり、千切りやスティック状にしてサラダにしてみよう。煮物や天ぷら、和え物、スープ、炒め物など、さまざまな料理に使え、葉の部分も炒め物や和え物にして食べられる。

主な栄養成分

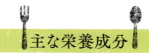

β-カロテンの含有量が多い代表格。金時人参など東洋系のにんじんには強い抗酸化作用をもつリコピンが多い。

栄養素	含有量
ビタミンA	720μg (700μg)
ビタミンB₆	0.1mg (1.2mg)
葉酸	21μg (240μg)
カリウム	300mg (2,000mg)
食物繊維	2.8g (18g)
糖質	6.5g

※可食部100g当たりの栄養素の量。カッコ内は成人女性の1日の推奨量または目安量で各年齢層別の最大値。ビタミンAはカロテンのレチノール活性当量

食べ方のヒント

皮付きでゆでると…（100g中）

- ビタミンA ──── 710μg
- ビタミンB₆ ──── 0.09mg
- 葉酸 ──── 17μg
- カリウム ──── 270mg
- 食物繊維 ──── 3.0g
- 糖質 ──── 5.4g

西洋にんじんはオレンジ色が濃いものほど、β-カロテンの含有量が多いことがわかる

茎の切り口が太いものは、固い芯の部分が多いので避けよう

保存方法

保存は冷暗所か冷蔵庫で行う。湿気も乾燥も嫌うので、水分をよく拭き取ってから、ポリ袋などに入れて保存しよう。

カロテノイドはにんじんから発見されただけに、屈指のβ-カロテン含有量を誇り、中サイズのにんじん2分の1本で、1日の摂取量が軽くまかなえます。西洋にんじん特有の鮮やかなオレンジ色はβ-カロテン、京にんじんなど東洋系ニンジンの赤色はリコピンによるもの。リコピンにビタミンAの効力はありませんが、強い抗酸化作用をもち、がんや心臓病、動脈硬化などの予防に有効とされています。

にんじんに含まれる因子が白血球を増やして免疫力を高めることや、がんのリスクを低下させることが実証されており、いまや医学の世界でも「にんじんはがん予防に効果あり」が共通の認識です。ミネラル群では、カリウムに血圧を安定させる働きがあり、血栓や動脈硬化の予防効果も期待できます。

春の野菜

のざわな【野沢菜】

主な効用

体内でビタミンAに変化するβ-カロテンはがんのリスクを軽減。ビタミンCによる風邪の予防を期待できる。

- がん予防
- 風邪や感染症の予防
- 高血圧の予防・改善
- 丈夫な骨の形成

調理と組み合わせのコツ

のざわなの本場である信州では、お茶受けとしても、のざわ漬けが登場する。実はお茶とのコンビは、がん予防などに効果をもつとして、最近注目されている組み合わせ。緑茶には、抗がん・血圧上昇抑制・血中コレステロール低下・血糖低下・抗酸化・抗菌作用をもつカテキンが含まれている。抗酸化ビタミンの豊富なのざわなとのダブルの効果で、活性酸素を撃退しよう。

主な栄養成分

ビタミンA・Cの抗酸化ビタミンを多く含むほか、現代の食生活に不足しがちなカルシウム、食物繊維も豊富。

栄養素	含有量
ビタミンA	100μg (700μg)
ビタミンC	41mg (100mg)
ビタミンK	100μg (150μg)
カリウム	390mg (2,000mg)
カルシウム	130mg (650mg)
糖質	1.5g

※可食部100g当たりの栄養素の量。カッコ内は成人女性の1日の推奨量または目安量で各年齢層別の最大値。ビタミンAはカロテンのレチノール活性当量

食べ方のヒント

塩漬けにすると…（100g中）

ビタミンA	130μg
ビタミンC	27mg
ビタミンK	110μg
カリウム	300mg
カルシウム	130mg
糖質	1.6g

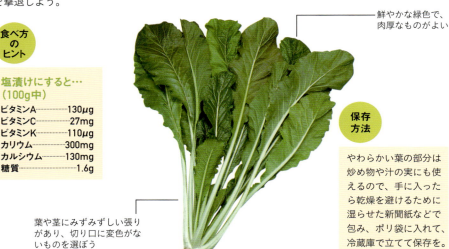

- 鮮やかな緑色で、肉厚なものがよい
- 葉や茎にみずみずしい張りがあり、切り口に変色がないものを選ぼう

保存方法

やわらかい葉の部分は炒め物や汁の実にも使えるので、手に入ったら乾燥を避けるために湿らせた新聞紙などで包み、ポリ袋に入れて、冷蔵庫で立てて保存を。

多く食べられる漬物で健康的な栄養補給を

長野県産のアブラナ科の野菜。江戸時代に長野県野沢温泉村の寺の住職が京都に遊学し、「天王寺蕪」の種子を持ち帰って境内で栽培を始めたのが「のざわな（野沢菜）」のルーツとされています。抗酸化効果の高いβ-カロテン、ビタミンCをともに豊富に含みます。

β-カロテンは体内で約50％がビタミンAの働きをもつレチノールに変換され、風邪の予防や皮膚・粘膜の健康に特に役立つほか、がんのリスクを軽減する働きも期待できます。ビタミンCには、抗ウイルス作用をもつインターフェロンの生成を促進する作用があるといわれ、やはり風邪予防に効果抜群とされます。発がん物質の生成を防止し、がん細胞の増殖を抑制する効用もあるとされています。また、のざわな漬けに含まれる酵母や乳酸菌などの微生物が、がん予防に果たす有用性も注目されています。

036

のびる【野蒜】

ねぎ特有の辛味成分が免疫力をアップ

「のびる＝野蒜」の「蒜」は、ねぎの総称で、その名のとおり野生のねぎと呼ぶにふさわしい形状と特徴を備えています。日本では古くから民間薬や薬味として使用され、ねぎ、にんにく、にら、らっきょうと合わせて「五辛」と呼ばれていました。

白い球形の根の部分には、にんにくやたまねぎと同様の**硫化アリル**が臭い成分として含まれ、殺菌作用や抗酸化作用によって、がんの予防や免疫力の向上に役立つと考えられています。ビタミンAのもととなるβ-カロテンは、主に葉の部分に含まれます。Aの効力を高めるビタミンC、骨を強化する働きがあるビタミンK、造血に不可欠で、認知症の予防にも効果的といわれる葉酸などのビタミン群に加えて、食物繊維は水溶性も不溶性もバランスよく含まれてます。血糖値や血圧の正常化にも、大きな効果が期待できるでしょう。

主な効用

ビタミンCやA、Eの相乗効果により、中性脂肪の低下に効果的。また、CとEの相乗効果により、老化抑制や動脈硬化を予防する。

- ●老化の抑制
- ●コレステロールの上昇抑制
- ●高血圧の予防・改善
- ●整腸作用

調理と組み合わせのコツ

香味成分のもつ殺菌力や抗酸化作用は、切ったり刻んだりした状態で空気に触れたときに強まる。この作用を活用するなら、球根の部分を生のままでかじったり、おろしたりする食べ方が最適。ピリッとした辛味と野草特有の土臭さは、みそと相性がよいので、軽くゆでて酢みそ和えにしてもよい。葉の部分も一緒にカラリと揚げる天ぷらも、野趣あふれる春の味覚が満喫できる。

主な栄養成分

ビタミンCが特に豊富。これと一緒に働いて血栓防止、血行改善効果を高めるビタミンAも多く含む。

栄養素	含有量
ビタミンA	67μg（700μg）
ビタミンC	60mg（100mg）
ビタミンE	1.3mg（6.0mg）
カルシウム	100mg（650mg）
食物繊維	6.9g（18g）
糖質	8.6g

※可食部100g当たりの栄養素の量。カッコ内は成人女性の1日の推奨量または目安量で各年齢層別の最大値。ビタミンAはカロテンのレチノール活性当量、Eはα-トコフェロールの含有量

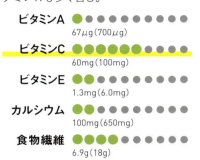

食べ方のヒント

生で食べよう
β-カロテンは、主に葉に含有。生なら油を使ったたれをつけて。根の部分には硫化アリルが含まれるので球根の部分も生のままか、おろして。

反対に、葉の部分は緑の色合いが濃いものが甘い

保存方法

ねぎと同じように、薄皮を残した状態で新聞紙などに包み、冷暗所で保存する。時間とともに辛味が抜けていくので、なるべく早く食べること。

茎の部分は真っ白で、太さのあるもののほうが甘味がある

春の野菜

葉たまねぎ

主な効用

硫化アリルはビタミンB₁の吸収を助ける働きをするほか、胃の消化液の分泌を促す働きもある。また、ストレスや不眠などに効果があるともいわれる。

- ●疲労回復
- ●動脈硬化の予防
- ●コレステロールの上昇抑制
- ●食欲の増進

調理と組み合わせのコツ

玉の部分は辛みが少ないので生で食べる場合は水にさらさず、そのまま薄切りにして。半分に切って焼いたり、カレーなどに入れても。硫化アリルの効果を生かすなら、玉の部分と葉の部分をともにビタミンB₁が豊富な豚肉とさっと炒めるなどすると、疲労回復の効果が期待できる。切った後空気に触れさせると薬効成分が増加するので、加熱調理するときは、少し時間をおいてから使うとよい。玉の部分の薄切りにビタミンB₁が豊富なごまをたっぷりふれば手軽な一品に。

主な栄養成分

葉たまねぎは葉の部分が緑黄色野菜に相当。玉の部分は栄養素の吸収を助ける成分が多く、補酵素としての役割をもつ。

ビタミンA ●●● ● ● ● ● ● ● ●
120μg（700μg）

ビタミンC ●●● ● ● ● ● ● ● ●
32mg（100mg）

ビタミンB₆ ● ● ● ● ● ● ● ● ●
0.16mg（1.2mg）

カリウム ● ● ● ● ● ● ● ● ●
290mg（2000mg）

葉酸 ●●●●● ● ● ● ●
120μg（240μg）

糖質 4.6g

※可食部100g当たりの栄養素の量。カッコ内は成人女性の1日の推奨量または目安量で各年齢層別の最大値。ビタミンAはカロテンのレチノール活性当量

食べ方のヒント

葉の部分は和え物などにも香りが強すぎないので、さっとゆでて酢みそあえやごまあえなどにしても。

葉の部分の緑が鮮やかで瑞々しいもの

玉の部分が大きくなりすぎていないもの

保存方法

すぐに食べきれないときは、玉の少し上で葉を切り離し、葉の部分はポリ袋などに入れて冷蔵庫へ。葉もの野菜と同様に早めに使い切ること。

春の野菜
夏の野菜
秋の野菜
冬の野菜
周年の野菜

葉も玉も生かしおいしく食べたい

葉たまねぎは、たまねぎの玉の部分が膨らみ始めた時期に葉付きのまま収穫したもの。

玉の部分は新たまねぎと同じように、辛みが少ないため食べやすく、葉の部分は青ねぎと同じように薬味などとしても使えます。

香味成分の硫化アリルはビタミンB₁の吸収を高める働きがあります。ビタミンB₁が不足すると食欲不振やイライラがおこりやすくなりますが、これを抑制するのに役立ちます。

葉の部分はβ-カロテンが多く含まれており、老化の抑制などに効果が期待できます。また、認知症予防の効果が期待できることで注目されている葉酸も多く含まれており、健康寿命を延ばすためには欠かせない栄養成分が豊富といえるでしょう。またビタミン類ではビタミンCも比較的豊富に含まれているので、葉の部分も無駄にせず、上手に調理するよう心がけましょう。

038

ふき 【蕗】

さわやかな香りと歯ざわり、ほろ苦さがもち味

数少ない日本原産の野菜で、全国の山野に自生するほか、現在は愛知県で栽培される早生ふきが食用の主流になっています。葉の直径が1m、茎の高さは2mと大きく、葉と茎は煮物などの具材として、つぼみは「ふきのとう」として食用にされます。

古い民間療法では、葉や根の部分を煎じて風邪薬として服用したり、生の葉を切り傷や虫さされの外用薬として用いたりしたといわれますが、栄養成分は全体的に少なく、カリウムやマンガン、食物繊維が比較的多めです。カリウムには余分なナトリウムの一部を体外に排出する働きがあり、高血圧予防に欠かせない栄養素のひとつ。減塩調味料と併せて摂取すれば、より効果的でしょう。ふきはアクを強く感じますが、このアクの成分は主にポリフェノールです。

主な効用

カリウムが有効に働き、ナトリウムの摂りすぎが原因で起こりやすい血圧の上昇を抑制。食物繊維には腸の病気予防にも効果が。

- ●高血圧の予防・改善
- ●便秘の予防・改善
- ●筋肉の収縮・弛緩作用
- ●丈夫な骨の形成

調理と組み合わせのコツ

ふきに含まれるカリウムは、ナトリウムと密接なかかわりがあり、両者が適切なバランスが保たれると細胞機能が正常に維持されることになる。このため、調理はなるべく塩分を控えめに抑えるよう心がける。カリウムは水に溶けやすいので、アク抜きした後は成分が溶け出した煮汁も一緒に摂取できるレシピが理想的。その点でも、だしを主体とした薄味の煮物が最適だ。

主な栄養成分

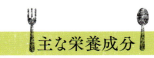

カリウム、マンガン、食物繊維をやや多めに含む以外は、栄養価値は全体的に低め。香りや歯ざわりを楽しむ旬野菜だ。

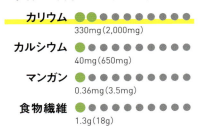

カリウム	330mg (2,000mg)
カルシウム	40mg (650mg)
マンガン	0.36mg (3.5mg)
食物繊維	1.3g (18g)
糖質	1.7g

※可食部100g当たりの栄養素の量。カッコ内は成人女性の1日の推奨量または目安量で各年齢層別の最大値

食べ方のヒント

ゆでると…(100g中)

カリウム	230mg
カルシウム	34mg
マンガン	0.37mg
食物繊維	1.1g
糖質	0.8g

- 緑色が濃く、黒ずみのない葉がよい
- 茎は、あまり太いと筋ばっていて固いことが多いので、ほどよい太さで、赤味の多いものを選ぼう

保存方法

変色が早いので、すぐに使わない場合は下ゆでまでを済ませ、保存容器に入れて冷蔵庫へ。風味は落ちるが、冷凍保存もできる。

春の野菜

マッシュルーム

主な効用

パントテン酸には善玉コレステロールを増やしたり、ストレスに強い免疫抗体をつくる働きがある。皮膚や粘膜の健康維持にも有効。
- ●抗ストレス作用
- ●免疫力の増強
- ●高血圧の予防・改善
- ●皮膚・粘膜の保護

主な栄養成分

きのこ類に多いパントテン酸を特に多く含む。旨味の成分として、珍しいグルタミン酸が比較的多い。

パントテン酸	1.54mg (5mg)
カリウム	350mg (2,000mg)
銅	0.32mg (0.8mg)
食物繊維	2g (18g)
糖質	0.1g

※可食部100g当たりの栄養素の量。カッコ内は成人女性の1日の推奨量または目安量で各年齢層別の最大値

調理と組み合わせのコツ

パントテン酸は熱に弱く、加熱調理で約半分が破壊されてしまうので、おすすめなのは生のままスライスしてサラダなどで食べるか、まるごとのソテーやオーブン焼きなど。旨味が出るので、だしにも利用しやすいだろう。
切ったり傷がついたりすると、すぐに変色が始まるため、スライスしたらレモン汁をふりかけておこう。水で洗うと香りが飛びやすいので、土や汚れは乾いた布でぬぐい取っておくとよい。

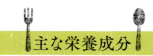

ホワイト種、ブラウン種ともに肉厚で、軸が太く、かさが開きすぎていないものを選びたい

食べ方のヒント

ゆでると…(100g中)
- パントテン酸 1.43mg
- カリウム 310mg
- 銅 0.36mg
- 食物繊維 3.3g
- 糖質 0.4g

ホワイト種は、裏側や軸の部分も変色していないものを

保存方法

ラップに包んで冷蔵庫に保存するほか、薄切りにしてレモン汁をかけ、冷凍保存してもよい。

ストレスを軽減し、肌や粘膜を健康に

ヨーロッパ原産の肉厚のきのこで、「シャンピニオン」というフランス名でも知られています。ホワイト種とブラウン種があり、ブラウンマッシュルームは淡白なホワイト種に比べ、より濃厚な風味と旨味があります。

きのこ類は全般的に、パントテン酸というビタミンを多く含みますが、マッシュルームは特にその含有量が多いのが特徴です。パントテン酸はたんぱく質、脂質、炭水化物の三大栄養素の代謝にかかわる酵素の補酵素として作用したり、免疫力を高めたり、皮膚や粘膜の健康を維持したり、単体でも皮膚や粘膜の健康を維持したり、抗ストレス、善玉コレステロールの増加促進など、さまざまな働きをもつとされています。
また、パントテン酸は副腎皮質ホルモンなど、ホルモンの合成にも欠かせない栄養素なのです。

春の野菜 | 夏の野菜 | 秋の野菜 | 冬の野菜 | 周年の野菜

040

ミニキャロット

小さいサイズでもカロテンの豊富さはピカイチ

にんじんの小型品種で、長さ10cmほどのミニサイズですが、甘味が強く、栄養も一般種にひけをとりません。ベランダでも簡単に育ち、短期間で収穫できるので、新鮮なミニキャロットを食卓で楽しむ人も増えています。

栄養成分はにんじんとよく似ていて、体内でビタミンAに変わるβ-カロテンの量は、ほかの緑黄色野菜と比べても多く含まれます。免疫力を高め、がんや心臓病を予防する効果があるβ-カロテンの威力については、すでによく知られているところです。最も多く含むのは皮の下の部分とされていますが、表皮がやわらかく、ひと口サイズのミニキャロットなら、無駄なく効率的にカロテンを摂取できます。加熱調理でも短時間で火が通せるので、熱による栄養の損失を、より少なく抑えることができるでしょう。

主な効用

β-カロテンの抗酸化作用、皮膚・角膜・消化器・呼吸器などの粘膜を正常に保つビタミンAの働きに注目したい。

- ●皮膚・粘膜の保護
- ●高血圧の予防・改善
- ●がん予防
- ●整腸作用

調理と組み合わせのコツ

ミニキャロットは、グラッセなどによく使われる。β-カロテンは脂溶性なので、バターを使うグラッセは、とても理にかなった調理法といえる。作り方は、皮をむかずにバター、砂糖、塩、コショウ、水と一緒にやわらかくなるまで煮るだけ。かたちも彩りもよいので、付け合わせに最適だ。和風にするなら、だしで含め煮にするとよい。ほかの食材ともよく合うので、ポトフやカレー、シチューなどに入れるのもよいし、スティックサラダもおすすめ。

食べ方のヒント

グラッセにして食べよう
バターを使うとβ-カロテンの効力がアップ。

主な栄養成分

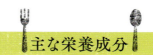

ビタミンAのもととなるβ-カロテンを豊富に含む。カリウムやカルシウムの量は、にんじんより多い。

ビタミンA	●●●●●●●●●● 500μg(700μg)
ビタミンB₆	●●●●●●●●●● 0.1mg(1.2mg)
ビタミンK	●●●●●●●●●● 13μg(150μg)
カリウム	●●●●●●●●●● 340mg(2,000mg)
食物繊維	●●●●●●●●●● 2.7g(18g)
糖質	4.8g

※可食部100g当たりの栄養素の量。カッコ内は成人女性の1日の推奨量または目安量で各年齢層別の最大値。ビタミンAはカロテンのレチノール活性当量

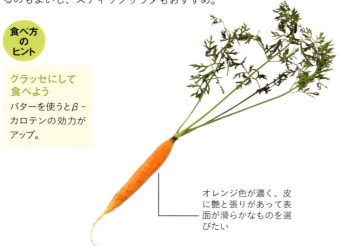

オレンジ色が濃く、皮に艶と張りがあって表面が滑らかなものを選びたい

保存方法

湿気と蒸れに弱いので、水気はよく拭き取り、新聞紙に包んで冷暗所で保存しよう。夏場は冷蔵庫の野菜室に。固ゆでして、よく水気を切った後に、ラップに包んで冷凍保存することも可能。

※含め煮（ふくめに）：たっぷりの煮汁でゆっくりと煮て、味をよくしみこませること。

041

春の野菜

やまうど【山独活】

野趣あふれる春の香りと、ほのかな苦みを味わう

主な効用

ポリフェノールの一種、クロロゲン酸の量は、軟化栽培の「うど」よりも多い。適量の食物繊維で、腸の機能も活発に。
- ●疲労回復
- ●便秘の予防・改善
- ●血行促進
- ●神経機能の維持

主な栄養成分

大半が水分で、カリウム以外には目立つ栄養素は含まれないが、緑の葉に抗酸化作用をもつクロロゲン酸が多く含まれる。

パントテン酸 ●●●●●●●●●●
0.13mg（5mg）

カリウム ●●●●●●●●●●
270mg（2,000mg）

食物繊維 ●●●●●●●●●●
1.8g（18g）

糖質 2.5g

※可食部100g当たりの栄養素の量。カッコ内は成人女性の1日の推奨量または目安量で各年齢層別の最大値

調理と組み合わせのコツ

やまうどに含まれるクロロゲン酸は、強いアクをもつほか、空気に触れると変色しやすい性質がある。このため、皮をむいたらすぐに酢水につけて、必ずアク抜きをしよう。ゆでるときにも酢少々を加えると、より白くきれいに仕上がる。皮や葉の部分には軟化栽培されたうどより多くのアクが含まれているが、天ぷらなどの揚げ物にすれば、独特の甘味が加わって、風味豊かな野菜として味わえる。

食べ方のヒント

揚げ物で食べよう
皮をむいたらすぐ酢水につけてアク抜きをしたら水気をよくふいて衣をつけて揚げる。

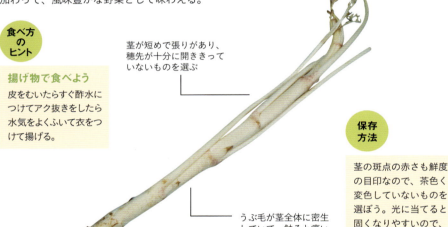

茎が短めで張りがあり、穂先が十分に開ききっていないものを選ぶ

うぶ毛が茎全体に密生していて、触ると痛いくらいのものが新鮮

保存方法

茎の斑点の赤さも鮮度の目印なので、茶色く変色していないものを選ぼう。光に当てると固くなりやすいので、冷暗所で保存を。

春が旬の代表的な山菜。光を当てずに軟化栽培したものを「うど」と呼ぶのに対し、山野で自生した野草を「やまうど」と呼びます。ただし、軟化栽培したうどに後から光を当て、色をつけてから「山うど」として出荷するケースも多く見られます。

いずれにしても、軟化栽培の真っ白なうどと比べ、野性的な香りと風味にまさり、アクやえぐみも強いのが特徴。そのぶん、アクの成分である抗酸化物質**クロロゲン酸**の含有量も、軟化栽培品のうどを上回ります。

クロロゲン酸は**ポリフェノール**の一種で、体内で発がん物質の生成を抑えるとされ、さらにすでに発生したがん細胞の活動を弱める働きでも注目されています。また、漢方では発汗・鎮痛などの作用があるとされ、リウマチや関節炎の治療に使われます。

春の野菜｜夏の野菜｜秋の野菜｜冬の野菜｜周年の野菜

よもぎ【蓬】

ビタミン、ミネラル、食物繊維の宝箱

主な効用

ほとんどの栄養素が豊富にそろっているため、がんや高血圧予防などのほか、婦人科系の疾患でも広く効果があるとされている。

- がん予防
- 血行促進
- 貧血の予防・改善
- 骨粗しょう症の予防

調理と組み合わせのコツ

草だんごや草もちの材料以外では、天ぷら、和え物、おひたし、よもぎご飯などに使うのが一般的。春に摘み取った新芽はアクが少ないので、そのまま使える。それ以外のものや、摘み取ってから時間がたったものはアクがあるので、下ゆでするときに重曹をひとつまみ加えて。食物繊維も非常に豊富なので、便秘予防に、炒め物などの具材に加えてもよい。

主な栄養成分

ビタミンAに変わるβ-カロテンを筆頭に、ほぼすべてのビタミン群、ミネラル、食物繊維が多く含まれる。

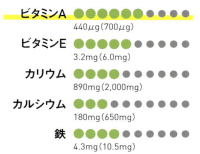

ビタミンA	440μg (700μg)
ビタミンE	3.2mg (6.0mg)
カリウム	890mg (2,000mg)
カルシウム	180mg (650mg)
鉄	4.3mg (10.5mg)
糖質	0.9g

※可食部100g当たりの栄養素の量。カッコ内は成人女性の1日の推奨量または目安量で各年齢層別の最大値。ビタミンAはカロテンのレチノール活性当量、Eはα-トコフェロールの含有量

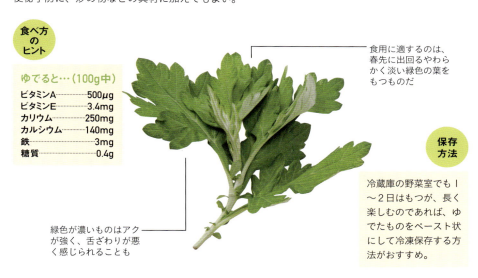

食べ方のヒント

ゆでると…（100g中）
- ビタミンA　500μg
- ビタミンE　3.4mg
- カリウム　250mg
- カルシウム　140mg
- 鉄　3mg
- 糖質　0.4g

緑色が濃いものはアクが強く、舌ざわりが悪く感じられることも

食用に適するのは、春先に出回るやわらかく淡い緑色の葉をもつものだ

保存方法

冷蔵庫の野菜室でも1〜2日はもつが、長く楽しむのであれば、ゆでたものをペースト状にして冷凍保存する方法がおすすめ。

日本人には草もちの材料としてなじみ深く、「モチグサ」という別名もあります。沖縄では「フーチバー」と呼ばれる近似種があり、ハーブの一種として雑炊などの薬味に使うほか、肉や魚の臭い消しにも利用されています。

ビタミン類をはじめ、カリウム、カルシウム、鉄、たんぱく質、食物繊維などの栄養成分を含むため、世界中で古くから薬用として珍重されてきました。

血行不良、生理痛、生理不順、冷え性などの婦人病全般に薬効があるとされ、皮膚や粘膜の機能と大きなかかわりをもつビタミンAを特に多く含むことから、肌荒れや湿疹など皮膚疾患の改善にも外用薬として利用されています。また、よもぎに含まれる葉緑素や**カフェタンニン**、精油成分**シネオール**などの有効成分は、最近ではアレルギー疾患に効果があるといわれ、関心を呼んでいます。

春の野菜 ルッコラ

主な効用

ビタミン、ミネラルの効用のほか、アブラナ科の植物に含まれる辛味成分アリルイソチオシアネートのがん予防効果も期待。

- 皮膚・粘膜の保護
- がん予防
- 免疫力の増強
- 骨粗しょう症の予防

調理と組み合わせのコツ

美肌づくりに効果のあるβ-カロテンは、脂溶性（しようせい）なので油脂と一緒に調理すると吸収率がぐっと高まる。牛肉のサーロインステーキや炭火焼きの付け合わせとして食べれば、効力がアップ。カリカリに焼いたベーコンや、フライにした鶏レバーなどにのせるのもよく合う。

辛味が苦手でなければ、生ハムなどと合わせてサラダにして生で食べるのもよいだろう。独特の辛味が、ひと味違う一品に仕立ててくれる。熱に弱いビタミンCもたっぷりと摂（と）れる。

主な栄養成分

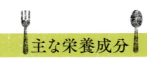

ビタミンA・C・Eを多く含み、鉄の含有量でも申し分ない。骨の代謝に必要なカルシウム、リン、マンガンも多い。

ビタミンA	●●●●○	300μg（700μg）
ビタミンC	●●●●●○	66mg（100mg）
ビタミンK	●●●●●●	210μg（150μg）
カリウム	●●○○○	480mg（2,000mg）
カルシウム	●●●○○	170mg（650mg）
糖質	0.5g	

※可食部100g当たりの栄養素の量。カッコ内は成人女性の1日の推奨量または目安量で各年齢層別の最大値。ビタミンAはカロテンのレチノール活性当量

食べ方のヒント

生で食べよう
辛味がさわやか。サラダや付け合わせで美肌効果にも期待できる。

茎がしっかりして葉の付きと張りがよいものを

保存方法

鮮度が良好なものほど香りも鮮烈なので、ポリ袋などに入れて冷蔵庫で保存し、遅くとも2日以内を目安に食べきっておきたい。

最近出回っている水耕栽培のルッコラは、やわらかく食べやすい反面、風味はやや弱めだ

優れた抗酸化作用で美肌対策にも効果てきめん

「ロケットサラダ」の名称でも知られるアブラナ科のハーブ。舌先にピリッとくる辛味と、ごまの香ばしい香りが口に心地よく、サラダや付け合わせ材料として人気があります。

抗酸化作用に優れるとされるビタミンA（カロテン）・C・Eがともに豊富なうえ、カルシウムも、高カルシウムで知られるこまつなと肩を並べるほどです。一回の使用量は少なめですが、よく摂ることを心がけて。

心地よい辛味の正体は、わさび、からし、大根などにも含まれる刺激成分の**アリルイソチオシアネート**。この成分には抗菌・抗がんの働きがあるとされています。さわやかな香りと辛味は料理の風味をアップさせるため、食欲不振や胃もたれの解消にも一役買ってくれます。また、解毒効果があるとされる**グルコシノレート**なども含まれています。

春の野菜｜夏の野菜｜秋の野菜｜冬の野菜｜周年の野菜

044

レッドキャベツ

主な効用

ビタミンCが免疫活動を活発にし、風邪をブロック。肌荒れの改善やストレスの軽減にもCパワーを発揮。

- 風邪や感染症の予防
- 貧血の予防・改善
- 疲労回復
- コレステロールの上昇抑制

調理と組み合わせのコツ

加熱料理にはあまり向かないので、生のまま調理するのが基本。酢と組み合わせると、紫色がより鮮やかになってきれいに映える。ピクルスなどにすれば彩りもより楽しめる。最近は、レッドキャベツのスプラウト（植物の新芽のこと）も多く出回っており、胃にやさしいビタミンUをより多く含む、彩りのある野菜の新顔として、人気を集めている。

主な栄養成分

ビタミンCの含有量は淡色キャベツより高い。カリウム、銅などミネラルも豊富。赤紫の色味はアントシアニン系色素。

ビタミンB₆	●●●●●●●●●● 0.19mg (1.2mg)
ビタミンC	●●●●●●●●●● 68mg (100mg)
ビタミンK	●●●●●●●●●● 29μg (150μg)
カリウム	●●●●●●●●●● 310mg (2,000mg)
食物繊維	●●●●●●●●●● 2.8g (18g)
糖質	3.9g

※可食部100g当たりの栄養素の量。カッコ内は成人女性の1日の推奨量または目安量で各年齢層別の最大値

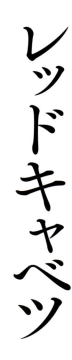

食べ方のヒント

生で食べよう
食欲をそそる鮮やかな色を生かすなら千切りにしてサラダなどでシャキシャキと。

葉の紫色が濃く、表面に艶と張りのあるものが新鮮な証

カットした状態のものは、ラップできっちり包んで冷蔵庫で保存し、早めに使い切ること

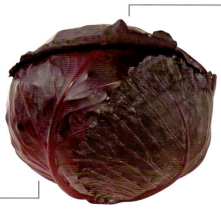

保存方法

丸ごと買った場合は、芯をくり抜いてから水に濡らしたキッチンペーパーや新聞紙を詰め、ポリ袋に入れて野菜室で保存しておこう。

紫系の色素アントシアニンの、優れた抗酸化作用

葉の表面が鮮やかな紫色をしたキャベツで、「赤キャベツ」「紫キャベツ」などとも呼ばれます。普通のキャベツよりもサイズが小ぶりで、葉が固く巻き込んでいるのが特徴。赤味の強い葉とは対照的に葉肉は白く、切り口の美しさが見るからに食欲をそそります。

葉の表面の色は**アントシアニン**系色素によるもの。アントシアニンは抗酸化作用をもつ**ポリフェノール**の一種で、がんや心臓病などの生活習慣病や老化抑制に役立ちます。

また、レッドキャベツには、淡色キャベツを上回る**ビタミンC**が含まれ、キャベツに特有な栄養素である**ビタミンU**の効力と併せて、免疫力の強化や胃潰瘍の修復、肝臓の機能改善といった多くの好ましい働きが期待できます。カリウムなどのミネラルも、平均して淡色キャベツより多めです。

春の野菜

わらび 【蕨】

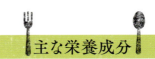

主な効用

ビタミンB₂には脂肪の代謝や過酸化脂質の分解を促し、若々しい皮膚や毛髪をつくるほか、肥満防止、がんの予防、血中コレステロールの上昇抑制効用も。

- ●老化の抑制
- ●動脈硬化の予防
- ●貧血の予防・改善
- ●便秘の予防・改善

主な栄養成分

美容ビタミンといわれるB₂を特に多く含むことが特徴。ビタミンE、葉酸のほか、食物繊維にも富む。

栄養素	含有量
ビタミンB₂	1.09mg (1.2mg)
ビタミンE	1.6mg (6.0mg)
葉酸	130μg (240μg)
カリウム	370mg (2,000mg)
食物繊維	3.6g (18g)
糖質	0.4g

※可食部100g当たりの栄養素の量。カッコ内は成人女性の1日の推奨量または目安量で各年齢層別の最大値。ビタミンEはα-トコフェロールの含有量

調理と組み合わせのコツ

生のわらびは、念入りにアク抜きをするようにしよう。わらび全体に灰か重曹をふりかけ、穂先の部分はうぶ毛をこそげ落としながら、特にていねいにまぶしつけよう。たっぷりの熱湯を注ぎ、一晩置いて灰を洗い落とした後、きれいな水にさらせば完了だ。おひたしや和え物、煮物のほか、手軽にできる「わらびたたき」も美味。アク抜きしてからゆでたわらびをたたきにし、みそ、酒、さんしょうで味を付けるだけ。しょうゆやみりんともよく合う。

食べ方のヒント

ゆでると…（100g中）

ビタミンB₂	0.05mg
ビタミンE	1.3mg
葉酸	33μg
カリウム	10mg
食物繊維	3g
糖質	0g

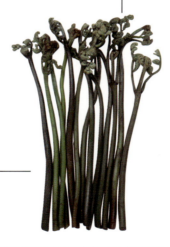

芽が開いて葉っぱ状のものは、筋が多く、アクもよく抜けない

茎が太く、ピンと真っすぐに伸びていて、芽の部分がよく巻いているものを選ぼう

保存方法

アク抜きの済んだわらびは、水を張った保存容器に入れて冷蔵庫へ。暑い季節でなければ、1週間ほど日もちする。

アク抜きをしっかり行うことが肝心

日本に広く分布する風味を楽しむ山菜で、4～5月に出る若芽の部分を摘んで食用にするほか、保存用の乾燥タイプもあります。エネルギーの代謝や、皮膚や粘膜の保護に役立つビタミンB₂を多く含み、動脈硬化やがんを防いだり、血中コレステロールを低下させるなどの効果も期待できます。

そのほかにも、葉酸や食物繊維なども多く含んでいます。

生の状態から調理するには、アク抜きが欠かせませんが、アクの成分が溶け出すようにするには、アルカリ性の重曹や灰を使うことが原則です。じつはこの過程でビタミンB₂のほとんどが破壊されてしまうため、実際にはその薬効はほとんど期待できないようです。乾燥タイプはエキスがぐっと凝縮されたため、カリウムやマグネシウム、鉄などのミネラルが格段に豊富になります。

春の野菜　夏の野菜　秋の野菜　冬の野菜　周年の野菜

046

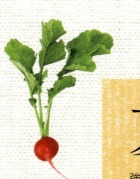

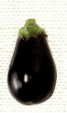
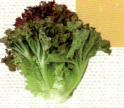

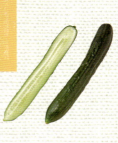

夏の野菜

強い日差しを受ける夏の野菜たちは、
水分をたくさん含んでいます。

トマト、きゅうり、なすなどの
実をつける野菜たち。
夏野菜はたっぷりとうるおいを
含んだ実のなかに、次の世代のタネを
大事にしまっているのです。

夏の旬の野菜から栄養成分を含む
水分をいただいて、
元気を出しましょう。

夏の野菜 アセロラ

主な効用

抗酸化作用のあるビタミンCのほかにクエン酸も含まれているので、疲労回復やストレス解消などに役立つ。

- ●疲労回復
- ●坑ストレス作用
- ●免疫力の増強
- ●高血圧の予防・改善

調理と組み合わせのコツ

ジュースなどの加工品で摂取することが多いが、いろいろな果物を食べやすく刻んで、アセロラジュースでフルーツパンチ風にすると、ほかの果物の栄養素も一緒に摂ることができる。カロリー摂取量を気にしている場合は、加工品の場合は糖分をチェックすること。ただし、あまり神経質にならないほうがよい。

主な栄養成分

ビタミンCの含有量は群を抜いて豊富だが、そのほかはそれほど多いとはいえない。加工品の場合は糖分に注意したい。

ビタミンA	甘・酸31μg（700μg）
ビタミンC	甘800mg、酸1700mg（100mg）
葉酸	甘・酸45μg（240μg）
カリウム	甘・酸130mg（2000mg）
銅	甘・酸0.31mg（0.8mg）
糖質	甘・酸7.1g

※可食部100g当たりの栄養素の量。カッコ内は成人女性の1日の推奨量または目安量で各年齢層別の最大値。ビタミンAはカロテンのレチノール活性当量

食べ方のヒント

ジュースにすると…
（10%果汁入り飲料の場合／100g中）

ビタミンA	3μg
ビタミンC	120mg
葉酸	5μg
カリウム	13mg
銅	0.04mg
糖質	10.3g

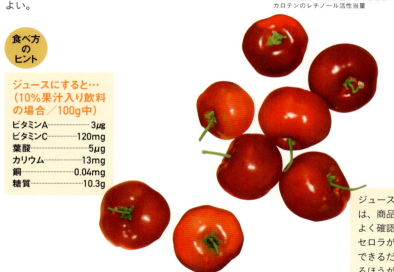

保存方法

ジュースなどの加工品は、商品の賞味期限をよく確認して。生のアセロラが手に入ったらできるだけ早く使い切るほうがよい。

ビタミンCたっぷり 美肌のためにはこれ

アセロラは直径2〜3センチくらいで、熟すると果皮が紅色になる果実。甘味種と酸味種があり、おもに加工品として活用されます。なんといっても特徴的なのは、豊富なビタミンC。甘味種で100g当たり800mg、酸味種で1700mgと、レモンの50mgと比べても桁違いの多さです。加工品として利用することが多いのですが、10%果汁入り飲料でも120mgも含まれているのです。

ビタミンCは、コラーゲンの合成にかかわり、血管や皮膚、粘膜を強化する働きがあることから美容に欠かせないビタミンといわれます。ストレスによりビタミンCが消費されるので、心身の健康のために上手に取り入れるとよいでしょう。

また、ビタミンCには強い抗酸化作用があるので、発がん予防や風邪をひきやすい時期などにも効果を発揮してくれそうです。

春の野菜　夏の野菜　秋の野菜　冬の野菜　周年の野菜

048

アロエ

主な効用

アロエに含まれるアロインには炎症を抑えたり胃腸を丈夫にする効果があるといわれる。またアロエマンナンには、肌の新陳代謝を促したり、保水効果があるとされている。

- 胃腸の働きを整える
- 美肌効果

調理と組み合わせのコツ

葉の両側のとげを除き、表皮の部分をはがして食べる。そのままでも食べられるが、表面のぬめりが気になるならさっと水洗いするか、食べやすい大きさに刻み、お湯で数分ゆでてもよい。ゆでたら冷やすと食感がよくなる。

主な栄養成分

99％が水分でたんぱく質は0、炭水化物、ビタミン類も少なく、ミネラルも少なめ。アロエ特有の抗酸化作用のある成分が摂れる。

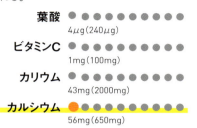

栄養素	含有量（推奨量）
葉酸	4μg（240μg）
ビタミンC	1mg（100mg）
カリウム	43mg（2000mg）
カルシウム	56mg（650mg）
糖質	0.3g

※可食部100g当たりの栄養素の量。カッコ内は成人女性の1日の推奨量または目安量で各年齢層別の最大値

食べ方のヒント

ジュースなどにも
ヨーグルトなどと混ぜてスムージーにしたり、ほかの野菜と一緒にジューサーにかけても。

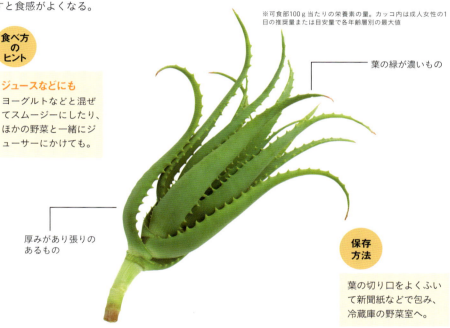

- 葉の緑が濃いもの
- 厚みがあり張りのあるもの

保存方法

葉の切り口をよくふいて新聞紙などで包み、冷蔵庫の野菜室へ。

体の内側からきれいになれそう

アロエは南アフリカなどの砂漠や高地に自生する植物。日本では、キダチアロエやアロエベラなどが栽培されています。

古くから民間療法などに使用されてきたのは主にキダチアロエです。ちょっとした傷ややけどなどに効果があるとされるのは、アロエに含まれるアロエライドなどの成分に収れん作用や消炎作用、抗菌作用などがあるためといわれています。

食用にされるのは、主にアロエベラ。成長すると70～80センチほどになり、肉厚で濃い緑色の表皮の内側にあるゼリー状の部分を食べます。味わいにクセがなく歯ごたえがあるので、あまり好き嫌いなく食べられているようです。食べやすく刻んでヨーグルトなどに混ぜるとよいでしょう。ただ、摂りすぎるとおなかが緩くなることなどもあるので、注意が必要です。

049

夏の野菜

いんげん豆【隠元豆】

主な効用

血圧を安定させる効果の高いカリウム、疲労回復やビタミンB群の効果が期待できる。

- 高血圧の予防・改善
- 便秘の予防・改善
- 疲労回復
- 骨粗しょう症の予防

調理と組み合わせのコツ

煮豆やスープの具材に用いるのは、水溶性のビタミンB群を効率的に摂取するためには極めて理にかなった調理法といえる。ビタミンB群の不足は体力や気力の低下、食欲不振の原因ともなるため、体の調子が落ちてきたら、ビタミンB群が豊富な豚肉などと組み合わせてパワーアップを。

白いんげん豆は、水に十分浸してから沸騰状態でやわらかくなるまで煮て食べよう。固い部分が残るとレクチンによる食中毒を起こすことがあるので注意。

主な栄養成分

豆類の特徴である良質な植物性たんぱく質、ビタミンB群・E・カリウム、食物繊維をいずれも豊富に含む。

栄養素	含有量（推奨量）
たんぱく質	19.9g (50g)
ビタミンB₁	0.5mg (1.1mg)
カリウム	1,500mg (2,000mg)
カルシウム	130mg (650mg)
食物繊維	19.3g (18g)
糖質	38.5g

※可食部100g当たりの栄養素の量。カッコ内は成人女性の1日の推奨量または目安量で各年齢層別の最大値

食べ方のヒント

ゆでると…（100g中）

たんぱく質	8.5g
ビタミンB₁	0.18mg
カリウム	470mg
カルシウム	60mg
食物繊維	13.3g
糖質	11.5g

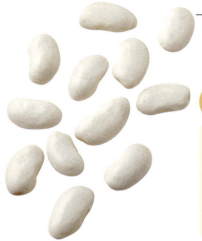

皮に亀裂がなく、艶やかなもの

手に入るようであれば、"新物"と呼ばれるその年に採れた新しい豆を

保存方法

古いものは風味が落ち、火の通りもよくない。保存は密閉容器などに入れ、高温多湿を避けて冷暗所で。水分が蒸発しやすいので、早く食べきること。

栄養満点、ダイエットにも好適

いんげん豆の種類は極めて多く、世界中に膨大な品種がありますが、日本で煮豆に使われることが多いのは、赤紫色の金時豆、白色のてぼ豆や大福豆、斑紋の入ったうずら豆やとら豆など。いずれも主成分はでんぷんです。また、共通の特徴として、ビタミンB群やミネラルではカリウム、カルシウム、リン、鉄、マグネシウム、亜鉛など、多種類の栄養素を豊富に含んでいます。

期待される効用も動脈硬化や高血圧、脂質異常症（高脂血症）の予防、骨粗しょう症をはじめとする更年期症状の改善など、多岐にわたります。さらに、豆類のなかでも豊富な食物繊維には、一般的な野菜には少ない水溶性食物繊維が多く含まれ、特にコレステロールの上昇を抑える働きがあります。また、糖尿病の食事療法にも取り入れられるなど、生活習慣病の予防にも効果があるとされます。

春の野菜 | 夏の野菜 | 秋の野菜 | 冬の野菜 | 周年の野菜

うめ【梅】

主な効用

体内の活性酸素除去に働くビタミンEが、細胞の老化やがんを防ぐ。カリウムとの協働で、血圧を低く抑える働きも。

- 疲労回復
- 老化の抑制
- 美肌効果
- 高血圧の予防・改善

主な栄養成分

下の成分表示は生果のもの。カリウム、ビタミンE、食物繊維などのほか、クエン酸など健康効果の高い有機酸を含む。

成分	含有量
ビタミンA	20μg (700μg)
ビタミンE	3.3mg (6.0mg)
カリウム	240mg (2,000mg)
鉄	0.6mg (10.5mg)
食物繊維	2.5g (18g)
糖質	5.4g

※可食部100g当たりの栄養素の量。カッコ内は成人女性の1日の推奨量または目安量で各年齢層別の最大値。ビタミンAはカロテンのレチノール活性当量、Eはα-トコフェロールの含有量

調理と組み合わせのコツ

梅の実は生では食べない。料理に使うのは、梅干しや梅酢が中心だ。クエン酸にはカルシウムなどのミネラルの吸収を高める働きがあるため、小魚や豆腐などとの食べ合わせがおすすめ。いわしの煮物に梅干しを入れれば、骨が早くやわらかくなる。ビタミンEには抗酸化力があるので、あしたばやトウミョウなどの野菜をさっとゆで、梅和えにすると、その効果が高まる。

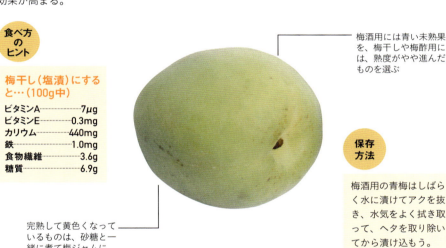

食べ方のヒント

梅干し(塩漬)にすると…(100g中)

ビタミンA	7μg
ビタミンE	0.3mg
カリウム	440mg
鉄	1.0mg
食物繊維	3.6g
糖質	6.9g

完熟して黄色くなっているものは、砂糖と一緒に煮て梅ジャムに

梅酒用には青い未熟果を、梅干しや梅酢用には、熟度がやや進んだものを選ぶ

保存方法

梅酒用の青梅はしばらく水に漬けてアクを抜き、水気をよく拭き取って、ヘタを取り除いてから漬け込もう。

「三毒を断つ」という強力な殺菌力

入梅のころになると、一斉に梅干しや梅酒用として梅の果実が店頭に並びます。カリウム、ビタミンEを豊富に含み、有機酸も多い梅は「三毒(食べ物の毒、血液の毒、水の毒)を断つ」といわれるほど殺菌力の高い果実です。未熟果はアミグダリンという有害物質を含むため、必ず加工して食べます。

健康食品とされる理由は、**クエン酸**を主成分とする多様な有機酸の作用。クエン酸は、疲れの原因物質である乳酸を蓄積させずにエネルギー代謝をスムーズにするため、疲労回復を早める作用があります。カルシウムなどのミネラルの吸収を助け、活性酸素の酸化作用を防いで動脈硬化や心筋梗塞を防ぐ働きも。

また、**カテキン酸**や**ピクリン酸**の強力な殺菌力が食べ物の腐敗を防ぎ、食あたりや食中毒の回避にも効力を発揮します。梅酢をおにぎりに入れると、保存性がよくなります。

エシャロット

夏の野菜

硫化アリルの効用で夏の疲れをリフレッシュ

らっきょうによく似た鱗茎（地中にある茎）と、緑色の茎葉（地上の茎に付く葉）からなり、独特のピリッとした辛味と刺激的な匂いが特徴です。日本で出回るエシャロットは、軟白栽培された「根らっきょう」。商品名を「エシャレット」といいます。一方、フランス料理で使うたまねぎを小ぶりにした形状のものは、同族異種の植物で、「エシャロット」、「ベルギーエシャロット」などと呼び分けます。

辛味と匂いは、イオウ化合物の**硫化アリル**によるもの。ねぎ類やにんにくなどに共通して含まれ、強い殺菌作用と抗酸化力をもちます。疲労回復効果が高く、不眠症やストレスの解消にも一役買ってくれそうです。栄養成分として注目したいのは、食物繊維の多さ。野菜には珍しい水溶性食物繊維の割合が高く、コレステロールや血圧、血糖値の上昇を抑えるうえで有効に働きます。

主な効用

硫化アリルには活性酸素を除去して新陳代謝を活発にする働きがあり、疲労回復やスタミナ強化にパワーを発揮。

- ●疲労回復
- ●免疫力の増強
- ●高血圧の予防・改善
- ●便秘の予防・改善

調理と組み合わせのコツ

硫化アリルの**アリシン**は、ビタミンB₁を含む食材と合わせることで、その効果をより高める働きをもっている。ビタミンB₁が豊富な豚肉のソテーの風味づけにエシャロットを刻んで加えたり、うなぎの蒲焼の箸休めに利用される。焼きのりにもビタミンB₁が含まれるので、生のまま、みそをつけるおなじみの食べ方でも、焼きのりを添えることで、その作用をより有効に引き出すことができる。

主な栄養成分

らっきょう類に共通し食物繊維を多く含む。ピリッとした辛味と刺激的な匂いは、ねぎ類に特有の硫化アリルによるもの。

栄養素	含有量
ビタミンB₆	0.11mg (1.2mg)
ビタミンK	6μg (150μg)
カリウム	290mg (2,000mg)
マンガン	0.37mg (3.5mg)
食物繊維	**11.4g (18g)**
糖質	6.4g

※可食部100g当たりの栄養素の量。カッコ内は成人女性の1日の推奨量または目安量で各年齢層別の最大値

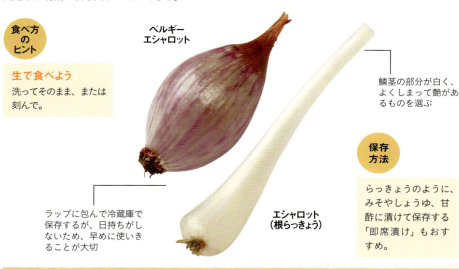

ベルギーエシャロット

エシャロット（根らっきょう）

鱗茎の部分が白く、よくしまって艶があるものを選ぶ

食べ方のヒント

生で食べよう
洗ってそのまま、または刻んで。

ラップに包んで冷蔵庫で保存するが、日持ちがしないため、早めに使いきることが大切

保存方法

らっきょうのように、みそやしょうゆ、甘酢に漬けて保存する「即席漬け」もおすすめ。

えだ豆【枝豆】

主な効用

豊富な栄養素のほかにも、イソフラボンやレシチン、サポニン、メチオニンなどの有効成分がズラリ。多彩な効果が期待できる。

- ●コレステロールの上昇抑制
- ●貧血の予防・改善
- ●更年期症状の改善
- ●肝臓疾患の予防

調理と組み合わせのコツ

えだ豆に含まれるたんぱく質には、肝臓や胃を守る働きがある。また、コレステロールを抑える働きもあり、血行を促進するなどの効果が期待できる。あまりにも有名な「ビールと枝豆」のコンビは、アルコールから肝臓を守るメチオニン、**サポニン**、ビタミンB1やCが作用し、肝臓への負担を減らすため、とても理にかなった組み合わせといえる。合わせてレバーやあさりなど、肝臓の機能向上によいとされる食品と一緒に摂るのも一案。

主な栄養成分

良質なたんぱく質、ビタミン群、ミネラルがぎっしり。大豆にはないビタミンCをも含む栄養価値の高い豆。

栄養素	含有量
たんぱく質	11.7g (50g)
ビタミンB1	0.31mg (1.1mg)
ビタミンC	27.0mg (100mg)
葉酸	320μg (240μg)
カリウム	590mg (2,000mg)
糖質	3.8g

※可食部100g当たりの栄養素の量。カッコ内は成人女性の1日の推奨量または目安量で各年齢層別の最大値

食べ方のヒント

ゆでると…(100g中)

たんぱく質	11.5g
ビタミンB1	0.24mg
ビタミンC	15.0mg
葉酸	260μg
カリウム	490mg
糖質	4.3g

どちらも緑色が鮮やかで、ほどよいふくらみのあるものを選ぶ

ネット包装と枝付きでは、枝付きのほうが鮮度を保てることができる

保存方法

実がパンパンに育ったものは、香りが薄いことがある。鮮度が落ちやすいので、買ったらすぐにゆでること。冷凍保存するときも、ゆでてからがよい。

良質なたんぱく質、ビタミン群を含む夏野菜の優等生

夏の風物詩ともいえるえだ豆は、大豆の未熟な種子を味わうもの。「畑の肉」と呼ばれる大豆と同様、良質なたんぱく質を含み、ビタミンB1や葉酸、カリウム、カルシウム、鉄、食物繊維などが豊富です。加えて、大豆には含まれないビタミンCまでも含んでおり、抜群の栄養価値を誇ります。

機能性成分としては、更年期症状の緩和に有効とされる**イソフラボン**を含有します。さらに、コレステロール値の上昇抑制に有効といわれる**レシチン**も含まれており、生活習慣病の予防にも役立つでしょう。また、必須アミノ酸の一種**メチオニン**には、ビタミンB1・Cとともに肝臓のアルコール分解を助ける働きがあるといわれており、飲みすぎが気になる人には心強い存在といえます。肝臓疾患の予防にもなります。

エリンギ

夏の野菜

主な効用
ビタミンB群による疲労回復効果に加え、カロリーが低く、三大栄養素の代謝を高めるパントテン酸を多く含むため、肥満の予防効果もばっちり。
- がん予防
- 高血圧の予防・改善
- 整腸作用
- 肥満の防止

主な栄養成分
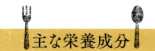
きのこのなかでもビタミンB群、特にカリウムの豊富さはトップクラス。ビタミンD、パントテン酸の含有量も多い。

- ビタミンB1　0.11mg (1.1mg)
- ビタミンB2　0.22mg (1.2mg)
- ビタミンD　1.2μg (5.5μg)
- カリウム　340mg (2,000mg)
- 食物繊維　3.4g (18g)
- 糖質　2.6g

※可食部100g当たりの栄養素の量。カッコ内は成人女性の1日の推奨量または目安量で各年齢層別の最大値

調理と組み合わせのコツ
香り、味ともにクセがなく、火を通してもしんなりしないので、さまざまな加熱調理に向く。また、歯ごたえもしっかりと残り、多くの食材との組み合わせが可能だ。にんにくの風味をきかせたオリーブ油でソテーし、パセリをふる、レモンを絞るなどの食べ方は、味もよくなり、ビタミンCをしっかりと補うことができる。
その他、煮物や炊き込みご飯にしても、ほかの食材やご飯によくなじむので、和食・洋食ともに使い勝手のよい野菜といえる。

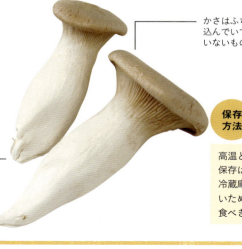

食べ方のヒント

焼いて食べよう
三大栄養素の代謝に有効なパントテン酸やナイアシンもたっぷり。

かさはふちが内側に巻き込んでいて、開きすぎていないものを選ぶ

保存方法
高温と光に弱いので、保存はラップに包んで冷蔵庫へ。日もちしないため、なるべく早く食べきるようにする。

軸・かさともに固さと張りがあり、軸は太くて白いものがよい

低カロリーで栄養価が高くダイエットに好適

きのこの中では比較的新顔で、「白あわびたけ」とも呼ばれます。あわびに似たシコシコした歯ざわりで、風味は、ほかのきのこに比べると、やや淡白です。
数あるきのこのなかでも栄養価は高いほうで、ビタミンB群、カリウム、食物繊維の含有量では、しいたけやしめじを上回ります。ビタミンB1は炭水化物の代謝を促進させ、疲労回復に効果があります。一方、ビタミンB2はたんぱく質の合成に関与し、肌・毛髪の健康維持にも有効です。カリウムの量もトップクラスで、高血圧の改善に役立ちます。
きのこ類の例外にもれず、低カロリーで、炭水化物、脂質、たんぱく質の代謝に有効なパントテン酸やナイアシンもたっぷり。加熱してもかさが減らず、しっかりした食べごたえを得られるため、特にダイエット向きの食材といえるでしょう。

春の野菜 ／ 夏の野菜 ／ 秋の野菜 ／ 冬の野菜 ／ 周年の野菜

054

えんどう豆【豌豆】

ヘルシーな和スイーツ、みつ豆の材料としておなじみ

原産地は中近東です。一般的には、未熟な豆をさやごと食べる「さやえんどう」、成熟した生の実を取り出す「グリンピース」、完熟した実を乾燥させた「えんどう」と呼び分けています。完熟した豆には、うぐいす豆などに使われる青えんどうのほか、みつ豆用の赤えんどう、落雁などの材料になる白えんどうがあります。

炭水化物が約60％以上を占めますが、良質なたんぱく質の含有量も、大豆に次ぐレベル。また、不溶性食物繊維も多く含み、腸の蠕動運動を盛んにします。それによって、便の量を増加させ、便の排泄を促進させるので、便秘や腸の病気の予防に役立ちます。また、大豆ほどではありませんが、生活習慣病予防や抗がん作用、動脈硬化の予防の働きをもつことで注目されるサポニンも含んでいます。

主な効用

糖質、脂質の代謝に欠かせないビタミンB₁・B₂が豊富で、疲労回復に効果を発揮するほか、脳や神経の働きを正常に保つ効果もある。

- ●コレステロールの上昇抑制
- ●疲労回復
- ●がん予防
- ●動脈硬化の予防

調理と組み合わせのコツ

えんどう豆が多く含むビタミンB₁は、水に溶けやすいビタミンで、さまざまな健康増進作用をもつ苦味成分のサポニンも、水分に溶けて損失する。しかしサポニンはアクの成分のため、多く含まれると味が落ちるので、アク抜きをしたほうがよい。
ミネラルではカルシウムがやや不足しているので、組み合わせる食材で補給したい。寒天と合わせる「みつ豆」やみつ豆の一種で豆と寒天のみの「豆かん」は、えんどうに合ったデザートとして好まれている。

主な栄養成分

糖質を主体とし、良質なたんぱく質をたっぷり含む。ビタミンではB群・Eを豊富に含み、ミネラルの含有量も多い。

たんぱく質	●●●●○○○○○○ 21.7g(50g)
ビタミンB₁	●●●●●●○○○○ 0.72mg(1.1mg)
ビタミンB₂	●○○○○○○○○○ 0.15mg(1.2mg)
カリウム	●●●●○○○○○○ 870mg(2,000mg)
食物繊維	●●●●●●●●●● 17.4mg(18g)
糖質	43.0g

※可食部100g当たりの栄養素の量。カッコ内は成人女性の1日の推奨量または目安量で各年齢層別の最大値

食べ方のヒント

ゆでると…（100g中）

たんぱく質	9.2g
ビタミンB₁	0.27mg
ビタミンB₂	0.06mg
カリウム	260mg
食物繊維	7.7g
糖質	17.5g

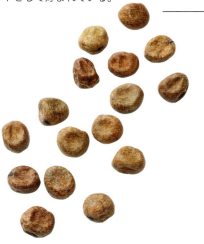

皮に傷がなく、表面に艶があり、粒の大きさが均一なものを選びぼう

保存方法

使い残しは、きっちりとふたの閉まる密閉容器に入れ、冷暗所で保存するとよい。風味が落ちないうちに食べること。

夏の野菜 オクラ

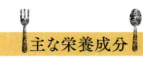

主な効用

水溶性、不溶性ともに食物繊維が豊富なため、腸の機能を整え、便秘予防にも最適。ムチンは粘膜を保護する働きをもつ。

- ●整腸作用
- ●がん予防
- ●コレステロールの上昇抑制
- ●胃腸病の予防

調理と組み合わせのコツ

同じムチンによるネバネバをもつやまいも、納豆、なめこなどの食材を組み合わせれば、胃の粘膜を保護する働きがいっそうアップ。カレーやシチュウに入れてもいいし、さっとゆでてバターで炒めるだけでも、手軽に栄養素を摂れるよい一品料理になる。うぶ毛が残っていると口当たりが悪くなるため、調理前に、塩をふってまな板の上でころがす「板ずり」を忘れずに。納豆が苦手な人などはその代用として用いるとよいだろう。

主な栄養成分

ネバネバはムチン、ペクチンなど水溶性の食物繊維。ビタミンA・Eなどの抗酸化ビタミン、カルシウムなどミネラルも豊富。

栄養素	含有量
ビタミンA	56μg (700μg)
ビタミンE	1.2mg (6.0mg)
葉酸	110μg (240μg)
カルシウム	92mg (650mg)
食物繊維	5g (18g)
糖質	1.6g

※可食部100g当たりの栄養素の量。カッコ内は成人女性の1日の推奨量または目安量で各年齢層別の最大値。ビタミンAはカロテンのレチノール活性当量、Eはα-トコフェロールの含有量

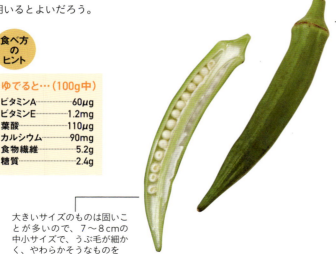

食べ方のヒント

ゆでると…（100g中）

ビタミンA	60μg
ビタミンE	1.2mg
葉酸	110μg
カルシウム	90mg
食物繊維	5.2g
糖質	2.4g

大きいサイズのものは固いことが多いので、7〜8cmの中小サイズで、うぶ毛が細かく、やわらかそうなものを

へたが黒ずんでいるものは避けよう

保存方法

ラップに包んで冷蔵庫で保存するが、すぐに食べないときは、固めに塩ゆでして冷凍保存をするのがベター。

暑い国で生まれたスタミナ野菜の代表格

原産地はアフリカ東北部です。エジプトでは2千年前に栽培していた記録もあります。以前は気温が高い地域でつくられていましたが、現在は全国的に普及しています。

切ったり刻んだりしたときに生じる独特の粘りは、**ペクチンやムチン**などの成分です。水溶性の食物繊維には、整腸効果のほか、血糖値の上昇を抑えたり、悪玉コレステロールの吸収を妨げる働きがあり、糖尿病の予防にも有効とされています。

また、糖たんぱく質のムチンは粘膜の保護作用をもつ成分で、気管や消化器全般、特に胃炎や胃潰瘍の予防に役立つといわれています。たんぱく質の消化を助ける働きも。たんぱく質の分解酵素を含んでいるため、胃腸が弱りがちな真夏には、体力アップのためにもたっぷり摂りたい野菜です。

春の野菜　夏の野菜　秋の野菜　冬の野菜　周年の野菜

かいわれだいこん【貝割れ大根】

抗酸化パワーの強い
ビタミン群がぎっしり

最近注目されている「スプラウト（野菜の新芽）」のなかでも、最も広く普及している野菜です。ピリッとしたさわやかな辛味があり、緑と白の美しいコントラストが目にも舌にも涼やかです。

栄養価値が高いことで知られるスプラウトの例にもれず、かいわれだいこんのビタミン群も驚くばかりの充実ぶり。β-カロテンやビタミンCが多く含まれ、抗酸化作用が強いとされるビタミンEも含んでいます。ビタミンC、β-カロテンとのトリオでその効力がさらに強くなるので、がんの抑制や抗ストレス、肌のトラブル改善まで、幅広い効果が期待できます。また、ツンとした辛味の成分であるシニグリンにも抗酸化作用があり、がん細胞の活動を抑制する働きにも期待も。

一度に多く食べる野菜ではありませんが、栄養成分は充実しています。

主な効用

ビタミンB₁・C・Eの協働で抗酸化パワーが一段とアップ。わさびやだいこんと同じ辛味成分シニグリンにも、がん抑制効果がある。

- ●がん予防
- ●皮膚・粘膜の保護
- ●コレステロールの上昇抑制
- ●食欲の増進

調理と組み合わせのコツ

ピリッとした辛味と軽快な歯ざわりを楽しむなら、生食がおすすめ。サラダや刺身のつまとしてアクセントになる。加熱調理なら、ほんのりとした甘味が加わるうえ、生よりも量がたっぷり食べられるメリットがある。ただし、水溶性のビタミンを多く含むため、スープや汁物に仕立てて、溶け出したビタミンも一緒に摂りこむ工夫がほしいところ。ゆでておひたしにする場合は、火を通しすぎないよう、さっとゆでる程度にとどめたい。

主な栄養成分

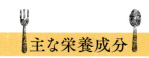

栄養価値が高いスプラウトの一種とあって、か細い外見に似合わず、強い抗酸化力をもつビタミン類がズラリとそろう。

栄養素	含有量
ビタミンA	160μg (700μg)
ビタミンB₂	0.13mg (1.2mg)
ビタミンC	47mg (100mg)
ビタミンE	2.1mg (6.0mg)
ビタミンK	200μg (150μg)
糖質	1.4g

※可食部100g当たりの栄養素の量。カッコ内は成人女性の1日の推奨量または目安量で各年齢層別の最大値。ビタミンAはカロテンのレチノール活性当量、Eはα-トコフェロールの含有量

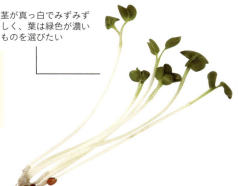

食べ方のヒント

生で食べよう
他の野菜などと組み合わせ、サラダや和え物でたっぷり摂りたい。

茎が真っ白でみずみずしく、葉は緑色が濃いものを選びたい

保存方法

根元のスポンジが乾いているようなら、水を含ませてから再びパックに戻し、ポリ袋などに入れて保存を。長く置くと辛味が抜けるので、なるべく早く食べきりたい。

夏の野菜 かぼちゃ【南瓜】

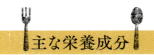

主な効用

β-カロテンの働きが、感染症の予防やがんの抑制に。ビタミンC・Eの相乗作用で、血行促進や肌荒れ防止にも効果的。

- がん予防
- 更年期症状の改善
- 貧血の予防・改善
- 美肌効果

調理と組み合わせのコツ

脂溶性のβ-カロテンを多く含むため、吸収率を高めるには油と調理するのがよいというのが定説だが、油を用いた料理と組み合わせて食べるだけでも効果はある。

西洋かぼちゃの炭水化物含量は、日本かぼちゃの約2倍と、カロリーが高め。ダイエット中の人は油の量を控えめにしよう。少量のバターを加えてホイル蒸しにしたり、油の吸収率が少なくて済むよう、電子レンジで加熱してからオイル焼きにしてもよい。

主な栄養成分

成分表示は西は西洋かぼちゃ、日は日本かぼちゃの数値。ビタミンEの含有量は、すべての野菜のなかでもトップクラス。ビタミンCでも上位につける。

ビタミンA 西330・日60μg（700μg）
ビタミンC 西43・日16mg（100mg）
ビタミンE 西4.9・日1.8mg（6.0mg）
カリウム 西450・日400mg（2,000mg）
食物繊維 西3.5・日2.8g（18g）
糖質 西17.1・日8.1g

※可食部100g当たりの栄養素の量。カッコ内は成人女性の1日の推奨量または目安量で各年齢層別の最大値。ビタミンAはカロテンのレチノール活性当量、Eはα-トコフェロールの含有量

食べ方のヒント

ゆでると…（西洋かぼちゃ／100g中）

ビタミンA	330μg
ビタミンC	32mg
ビタミンE	4.7mg
カリウム	430mg
食物繊維	4.1g
糖質	17.2g

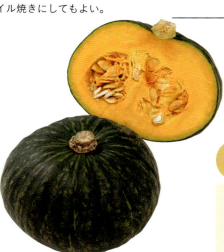

手にもったときに重みがあり、へたの切り口がコルクのように枯れているのが完熟のサイン

カットされたものを買うときは、果肉のオレンジ色が濃く、わたの部分が乾いていないものを

保存方法

カット済みのかぼちゃの保存は、わたと種を除いてからラップに包み直し、冷蔵庫へ。

体の錆びを防ぐ "抗酸化トリオ" のビタミンパワー

緑黄色野菜の代表的な存在で、「冬至に食べると風邪をひかない」ということわざも。β-カロテンやビタミンCが多く含まれていることに由来します。

かぼちゃには大きく分けて西洋かぼちゃ、日本かぼちゃ、ペポかぼちゃの3種類があり、現在出回っているのは西洋かぼちゃが主流。果肉の鮮やかなオレンジ色は、主にβ-カロテンによるものです。

このβ-カロテンには抗酸化作用があり、また、ビタミンAとして風邪などの感染症の予防やがんの抑制などの働きもあります。食物中のβ-カロテンは約30%が吸収され、その内の50%がビタミンAに変わるといわれています。β-カロテンと並んで「抗酸化トリオ」と呼ばれるビタミンC・Eの相乗作用で、血行の促進や肌荒れの防止にも効果が期待できます。

春の野菜 | 夏の野菜 | 秋の野菜 | 冬の野菜 | 周年の野菜

058

きゅうり【胡瓜・黄瓜】

主な効用

ナトリウムを排出させるカリウムの働きにより、利尿を促し、腎臓の機能をサポート。体のむくみや疲労の解消にもつながる。

- がん予防
- 高血圧の予防・改善
- 疲労回復
- 腎臓疾患予防

主な栄養成分

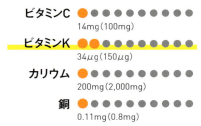

成分の多くを水分が占める。ビタミンC・K、葉酸などを微量に含む程度だが、カリウムが比較的多い。

ビタミンC	14mg (100mg)
ビタミンK	34μg (150μg)
カリウム	200mg (2,000mg)
銅	0.11mg (0.8mg)
糖質	1.9g

※可食部100g当たりの栄養素の量。カッコ内は成人女性の1日の推奨量または目安量で各年齢層別の最大値

調理と組み合わせのコツ

食べ方としておなじみのぬか漬けは、栄養面その他でのメリットもたっぷりある。まず、ぬかに含まれるビタミンB₁やB₆が、元来含まれていないきゅうりに浸透し、乳酸菌の効用も加わって疲労回復に効果を発揮。また、生野菜にはない風味が生まれ、食欲が増進される。ただし、塩分には注意。
サラダや酢の物で緑色を鮮やかにするには、塩をまぶし、まな板の上で転がしてから、沸騰した湯にくぐらせ、冷水に入れる方法もある。

食べ方のヒント

ぬか漬けにすると…（100g中）

ビタミンC	22mg
ビタミンK	110μg
カリウム	610mg
銅	0.11mg
糖質	4.7g

ビタミンB₁、B₆が増える

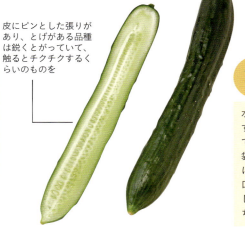

皮にピンとした張りがあり、とげがある品種は鋭くとがっていて、触るとチクチクするくらいのものを

保存方法

水気があるままで保存すると、傷みやすいので、水気を拭いてポリ袋などに入れて冷蔵庫に入れておこう。切り口を上にして、立ててしまうほうが鮮度を保ちやすいようだ。

優れた利尿作用で体のむくみを解消

夏が旬の野菜ですが、現在はハウス栽培の普及により、1年を通じて流通しています。水分が約96％と多く、余分なナトリウムの一部を排出させるカリウムを比較的多く含んでいることもあり、昔から優れた利尿作用が注目されてきました。夏は体がむくんだり、だるさが溜まったりしがちですが、そんなときにもきゅうりが利尿・解毒剤代わりに一役買います。ナトリウムの排出をコントロールする働きにより、血圧の安定にも役立ちます。夏の野菜らしい涼やかな食感で、食欲を高めてくれるのもうれしいところです。
近年の研究では、皮の部分に含まれる苦味成分の**ククルビタシン**に、腫瘍を壊す因子が含まれていることが報告されています。また、青臭い香気の成分である**ピラジン**には、血液をサラサラにする効果があるともいわれています。

夏の野菜

キンサイ

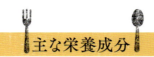

主な効用

β-カロテンは体に必要な量だけビタミンAに変わるので、皮膚や粘膜、特に目の粘膜保護などに有効に働く。

- がん予防
- 皮膚・粘膜の保護
- 高血圧の予防・改善
- 骨粗しょう症の予防

調理と組み合わせのコツ

β-カロテンは脂溶性なので、油で炒める料理や、油脂分の多い食材と組み合わせることで吸収がよくなる。茎と葉柄をチャーシューやベーコンと炒め合わせ、肉の脂と塩味を生かした塩炒めなどにするのが効果的。あるいは、鶏肉のだしで作るコンソメスープに、たっぷりと添えて味わってもよいだろう。葉の部分は特に香味が強いので、肉料理や煮込み料理、スープなどの臭み消しや、香り付けのブーケガルニとしても重宝する。

主な栄養成分

セロリのような味と香りだが、栄養価値は数段上。抗酸化力のあるβ-カロテンのほか、ビタミンE、カリウム、カルシウムも十分。

栄養素	量
ビタミンA	150μg（700μg）
ビタミンC	15mg（100mg）
ビタミンK	180μg（150μg）
カリウム	360mg（2,000mg）
カルシウム	140mg（650mg）
糖質	1.0g

※可食部100g当たりの栄養素の量。カッコ内は成人女性の1日の推奨量または目安量で各年齢層別の最大値。ビタミンAはカロテンのレチノール活性当量

食べ方のヒント

ゆでると…（100g中）

ビタミンA	130μg
ビタミンC	7mg
ビタミンK	210μg
カリウム	320mg
カルシウム	140mg
糖質	0.6g

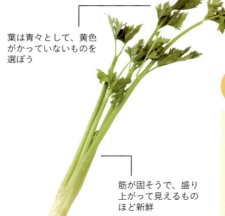

葉は青々として、黄色がかっていないものを選ぼう

筋が固そうで、盛り上がって見えるものほど新鮮

保存方法

冷蔵庫での保存が基本だが、しまう際は、茎と葉を別々に切り分けたほうが鮮度を長く保てる。それぞれを新聞紙で包み、保存袋に入れて立てて入れよう。

豊富なβ-カロテンががん予防や目の健康に効力

中国料理の炒め物や薬味によく登場するセロリと同じセリ科の仲間のひとつ。セロリを小型にしたような形状で、「スープセロリ」「中国セロリ」とも呼ばれます。香りや味もセロリに似ていますが、色に青みがあるぶん、ビタミンは比較にならないほど豊富。β-カロテンを中心に、ビタミンC・E・K、パントテン酸などのビタミン類を含み、カリウムなどのミネラル類も豊富です。

β-カロテンの抗酸化性は、細胞ががん化するのを防ぎ、動脈硬化や心臓病などの予防効果があります。体内に摂り込まれると、必要な分だけビタミンAに変わり、皮膚や粘膜を保護します。特に目には必須の栄養素といわれ、眼精疲労の緩和にも効果的です。カリウムは高血圧の予防や改善に、カルシウムは丈夫な歯や骨をつくるうえで重要な役割です。

春の野菜 / 夏の野菜 / 秋の野菜 / 冬の野菜 / 周年の野菜

060

くうしんさい【空心菜】

栄養満点の野菜で夏バテを一掃

主な効用

充実した栄養成分により、さまざまな効用をもつ。鉄が豊富なため、夏バテ対策にもうってつけ。

- がん予防
- 貧血の予防・改善
- 血行促進
- 丈夫な骨の形成

調理と組み合わせのコツ

β-カロテン、ビタミンC・Eの組み合わせは、細胞を若返らせ、老化を抑えるための「アンチエイジング」トリオ。くうしんさいには、このいずれもが含まれているが、ビタミンEの豊富なごま油を使って炒めることで、相乗効果はさらにアップする。吸収されにくい野菜の非ヘム鉄は、肉に含まれている動物性たんぱく質を一緒に摂ることで、吸収率がアップ。貧血に悩む人は、赤味肉などを上手に組み合わせよう。

主な栄養成分

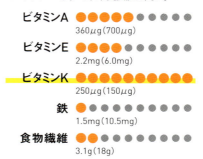

β-カロテンは4,300μg。ビタミンB_1・B_2・C・Eに加えてカリウムや鉄などのミネラルも多く、栄養価値は高い。

ビタミンA	360μg(700μg)
ビタミンE	2.2mg(6.0mg)
ビタミンK	250μg(150μg)
鉄	1.5mg(10.5mg)
食物繊維	3.1g(18g)
糖質	0g

※可食部100g当たりの栄養素の量。カッコ内は成人女性の1日の推奨量または目安量で各年齢層別の最大値。ビタミンAはカロテンのレチノール活性当量、Eはα-トコフェロールの含有量

食べ方のヒント

ゆでると…（100g中）

ビタミンA	320μg
ビタミンE	0.6mg
ビタミンK	260μg
鉄	1mg
食物繊維	3.4g
糖質	0.7g

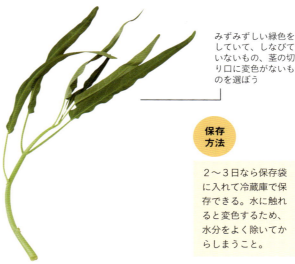

みずみずしい緑色をしていて、しなびていないもの、茎の切り口に変色がないものを選ぼう

保存方法

2〜3日なら保存袋に入れて冷蔵庫で保存できる。水に触れると変色するため、水分をよく除いてからしまうこと。

中国やタイの家庭料理でよく使われる緑黄色野菜。「えんさい」「ようさい」ともいいます。「空心菜」の名前は、茎の中が空洞になっていることからついたもので、シャキシャキとした歯ごたえが特徴です。

ビタミン、ミネラル、食物繊維とその他の栄養成分をまんべんなく含んでいますが、特にβ-カロテンの量は、ほうれんそうを超える豊富さ。抗酸化性をさらに高めるビタミンEの含有量も多く、ビタミンCとのコンビでストレス、肌のトラブル、夏バテなど、活性酸素の害から体を守ります。健康と美容の維持に必要な栄養素を一皿の料理でしっかり摂れるのがうれしいところ。

また、中国野菜全般に共通する特徴として、カリウムやマンガン、鉄などのミネラル分が多く、高血圧の改善や骨粗しょう症の予防効果も期待できます。

夏の野菜 コスレタス

主な効用
ビタミンEは老化を抑制したり、肌のトラブルの改善に有効。β-カロテンとの相乗効果でストレスの緩和などにも。
- 美肌効果
- 老化の抑制
- ストレスの緩和
- 高血圧の改善・予防

調理と組み合わせのコツ
シーザーサラダに使うのが有名だが、肉厚でしっかりしているので卵やベーコンなどとさっと炒めてもおいしく、ビタミンAを摂りやすくなる。生食する場合もドレッシングなどにオレイン酸やリノール酸を多く含む油を使うとよい。ビタミンCをプラスすると、美肌づくりやストレス緩和などの効果が高まるので、果実類と一緒にサラダに仕立てたり、レモン果汁をふるのもよい。

主な栄養成分
一般的なレタスに比べると栄養成分は多めで、葉酸が比較的多いのが特徴。ただしビタミンCは多くない。

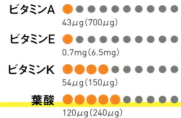

- ビタミンA　43μg（700μg）
- ビタミンE　0.7mg（6.5mg）
- ビタミンK　54μg（150μg）
- 葉酸　120μg（240μg）
- カリウム　250mg（2000mg）
- 糖質　1.5g

※可食部100g当たりの栄養素の量。カッコ内は成人女性の1日の推奨量または目安量で各年齢層別の最大値。ビタミンAはカロテンのレチノール活性当量、ビタミンEはα-トコフェロールの含有量

食べ方のヒント
クリーム煮にしても
葉がしっかりしているので牛乳などでクリーム煮にしてもおいしい。

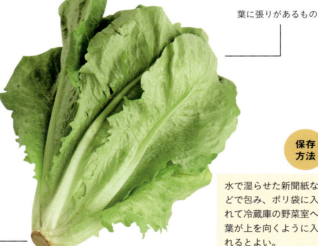

- 葉に張りがあるもの
- 芯の切り口がみずみずしいもの

保存方法
水で湿らせた新聞紙などで包み、ポリ袋に入れて冷蔵庫の野菜室へ。葉が上を向くように入れるとよい。

歯ごたえを生かしてしっかり食べたい

レタスの仲間で長だ円形で緩く結球するのがコスレタス。「ロメインレタス」とも呼ばれ、シーザーサラダなどに使用されることで広く知られるようになりました。ほのかに甘みと苦みがあるのが特徴。葉が肉厚で歯ごたえがあるので、加熱料理してもおいしく食べられます。葉が赤茶色になる「レッドロメインレタス」もあり、こちらはベビーリーフなどで食べられることが多い野菜です。

ほとんどが水分ですが、こちらは葉酸が多いのが特徴。また葉酸は認知症や脳梗塞などを抑える可能性があることで注目されている栄養成分です。

野菜には珍しくビタミンEも含まれており、一般的なレタスの倍以上の含有量があります。ビタミンEはβ-カロテンと共存すると抗酸化作用が高まりますが、こちらもレタスの倍以上あり、美肌などに有効に作用します。

春の野菜｜夏の野菜｜秋の野菜｜冬の野菜｜周年の野菜

062

サニーレタス

ビタミン豊富でサラダに必須の実力派

レタスの仲間ですが、レタスのように結球せず、波打った葉が何層にも重なる「葉レタス」のグループに属します。「あかちりめんちしゃ」の別名が示すとおり、葉先の縮れた部分に赤味があるのが特徴。レタスよりも葉質がやわらかく、食べごたえの面では少し頼りない印象がありますが、栄養成分では、優秀です。

特に100g中2千μgというβ-カロテンの含有量は、レタスの実に10倍近くあります。強い抗酸化力をもつビタミンEの量も多く、B₁・B₂・Cなどのビタミンと協働して細胞の老化を防ぎ、生活習慣病の防波堤となってくれます。丈夫な骨づくりに必要なカルシウム、ビタミンKも十分とあって、骨粗しょう症が心配される更年期以降の女性にもぴったりでしょう。クセのない食べやすさを生かして、サラダ仕立てでたくさん摂りたい野菜です。

主な効用

β-カロテンとビタミンEの相互作用で抗酸化力がアップ。生活習慣病全般の予防や美肌をつくる効果も期待できる。

- 老化の抑制
- 高血圧の予防・改善
- 動脈硬化の予防
- 美肌効果

調理と組み合わせのコツ

β-カロテン、ミネラルを含み、クセのない味わいで、脂肪分の多い食材もさっぱり食べられる。いわしを使ったオイルサーディンとの組み合わせは、いわしに含まれるDHA（ドコサヘキサエン酸）やEPA（エイコサペンタエン酸）の効能も加わって、血栓予防やコレステロール値の抑制に有効に働く。体がむくみやすい夏場には、利尿作用に優れるきゅうりとグリーンサラダに仕立てれば、ビタミン群がしっかり補給できる。

主な栄養成分

淡白であっさりしたイメージがあるが、実はビタミン、ミネラルともに充実の実力派。貧血予防に欠かせない鉄も豊富。

栄養素	含有量
ビタミンA	170μg（700μg）
ビタミンE	1.2mg（6.0mg）
ビタミンK	160μg（150μg）
カリウム	410mg（2,000mg）
鉄	1.8mg（10.5mg）
糖質	1.2g

※可食部100g当たりの栄養素の量。カッコ内は成人女性の1日の推奨量または目安量で各年齢層別の最大値。ビタミンAはカロテンのレチノール活性当量、Eはα-トコフェロールの含有量

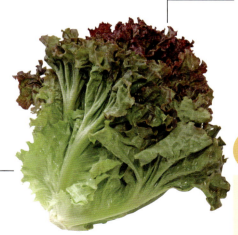

葉の緑と、縁の赤っぽい部分とのコントラストがはっきりしているものがよい

食べ方のヒント

生で食べよう
β-カロテンはレタスよりも多い。サラダ仕立てでもりもりと食べたい。

全体にふっくらとボリュームがあり、みずみずしく張りがあるものを選ぼう

保存方法

保存は、水で湿らせた新聞紙や紙袋で包み、ポリ袋に入れて冷蔵庫に立ててしまおう。

さやいんげん 【莢隠元】

夏の野菜

夏バテに効く アスパラギン酸が 元気の元に

年に3度収穫できることから関西では「三度豆」と呼ばれ、地方によって「五月ささげ」、中国では、「菜豆」「四季豆」などの呼び名があります。

豆類に特徴的なたんぱく質のほか、β-カロテンやビタミンB_1・B_2・B_6・C、ミネラル類、食物繊維を含みます。β-カロテンはがんや動脈硬化の予防などが期待できるほか、夏にダメージを受けやすい皮膚や毛髪の健康維持にも効果を発揮。たんぱく質、脂質、炭水化物の三大栄養素のエネルギー代謝を助けるビタミンB_2も比較的多いので、エネルギーの消費が増えるこの時期のスタミナ供給源として、積極的に摂りたい野菜のひとつです。

栄養素のほかには、疲労回復効果をもち、美肌づくりにも有効とされる**アスパラギン酸**や、必須アミノ酸の**リジン**を含んでいます。

主な効用

三大栄養素の代謝を高めるビタミンB_2は、疲れにくい体づくりに必須。疲労回復効果の高いアスパラギン酸、野菜に少ない必須アミノ酸のリジンも含む。

- ●疲労回復
- ●コレステロールの上昇抑制
- ●がん予防
- ●便秘の予防・改善

調理と組み合わせのコツ

β-カロテンの吸収を高める油脂類と上手に組み合わせるのがポイント。強い抗酸化パワーをもつたまねぎと合わせて、バター炒めやかき揚げにすれば、コレステロール値や血圧の上昇を抑える効果がある。そのほか、みそ汁の実、牛肉や豚肉などとの煮物やスープなどの料理にも適している。おかずの定番「ごま和え」は、ビタミンEが豊富なごまとの組み合わせで、活性酸素の酸化作用を抑える力が増加する。美肌対策にも効果を発揮してくれる組み合わせ。

主な栄養成分

たんぱく質からビタミン、ミネラル、食物繊維まで、複数の栄養素を少量ずつではあるが、幅広くカバー。

栄養素	含有量
ビタミンA	49μg (700μg)
ビタミンB_2	0.11mg (1.2mg)
カリウム	260mg (2,000mg)
マグネシウム	23mg (290mg)
食物繊維	2.4g (18g)
糖質	2.7g

※可食部100g当たりの栄養素の量。カッコ内は成人女性の1日の推奨量または目安量で各年齢層別の最大値。ビタミンAはカロテンのレチノール活性当量

食べ方のヒント

ゆでると…（100g中）

ビタミンA	48μg
ビタミンB_2	0.1mg
カリウム	270mg
マグネシウム	22mg
食物繊維	2.6g
糖質	2.9g

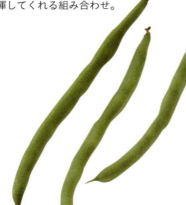

豆のかたちが凹凸に出ているものは、育ちすぎで固くなっている

さやが細くて先までピンと伸び、表面に張りがあるものがよい

保存方法

夏場は冷蔵庫で保存するが、低温に弱く、すぐにしなびてしまうので、たくさんあるときは固めにゆでて冷凍保存を。

サラダな

主な効用

ビタミンA・Eの抗酸化性ががん、動脈硬化、心臓病など、生活習慣病のリスクを軽減。豊富な鉄は夏場の貧血対策にも。

- がん予防
- 老化の抑制
- 貧血の予防・改善
- 高血圧の予防・改善

調理と組み合わせのコツ

生食が一般的だが、脂溶性のβ-カロテンを多く含むため、脂肪分の多い食材や、植物油を使ったドレッシングを合わせて摂りたい。同じく脂溶性のビタミンEも含むので、グリルした肉をサラダなでくるりと巻いたり、ローストビーフのサラダに添えるなど、肉との組み合わせでおいしく食べられる。

たんぱく質とカルシウムが豊富なじゃこ、ヨウ素などを含むわかめを合わせた和風サラダは、貧血予防や美容対策にもなる。

主な栄養成分

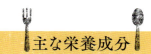

葉野菜ではビタミンEの含有量が多く、β-カロテンを含む各種ビタミンもたっぷり。ミネラルでは鉄の豊富さが目立つ。

ビタミンA	180μg (700μg)
ビタミンE	1.4mg (6.0mg)
ビタミンK	110μg (150μg)
カリウム	410mg (2,000mg)
鉄	2.4mg (10.5mg)
糖質	0.9g

※可食部100g当たりの栄養素の量。カッコ内は成人女性の1日の推奨量または目安量で各年齢層別の最大値。ビタミンAはカロテンのレチノール活性当量、Eはα-トコフェロールの含有量

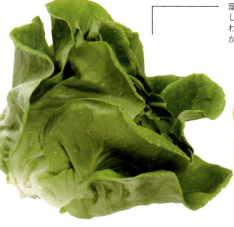

葉が鮮やかな緑色をしているか、葉のまわりに黒ずみがないかをチェック

食べ方のヒント

生で食べよう
ビタミンE、鉄がたっぷりなので生のまま肉や魚の付け合わせに。

保存方法

外側の葉からはがして使い、残りはポリ袋に入れ、封をして冷蔵庫へ入れておこう。日もちしないので、なるべく早く食べきろう。

葉の枚数が多く、全体にこんもりしているものが良品

女性にうれしいビタミンE、鉄が豊富

レタスの仲間のうち、「玉レタス」の結球のゆるいバターヘッド型に属します。ヨーロッパが原産で、主にグリーンサラダとして肉や魚の付け合わせに使われます。さらに、鉄の含有量はレタス類のなかでも特に高く、夏の暑さからくる全身疲労や貧血、肌のトラブルなどの諸症状を効果的に防いでくれます。

ビタミンでは、骨や血液の働きを助けるビタミンKや、葉酸も71μgと豊富に含まれています。葉酸は貧血予防因子として発見されたビタミンB群の一種で、造血を促して、赤血球の組成をサポート。妊娠初期の胎児の健全な発育に不可欠で、この時期の女性は通常の約1.8倍以上摂る必要があります。近年は認知症予防にも効果があると注目されています。

夏の野菜
サンチュ

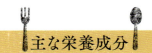

主な効用
レタスと同様の効果に加え、特に鉄、カルシウムが豊富。鉄を多く含むので貧血の予防にもなる。
- ●高血圧の予防・改善
- ●骨粗しょう症の予防
- ●貧血の予防・改善
- ●不眠症の改善

主な栄養成分
緑黄色野菜に分類され、ビタミン・ミネラルの含有量はレタスより多いとされる。

ビタミンA　　ビタミンC
ビタミンE　　カルシウム
鉄

調理と組み合わせのコツ
肉、魚、味噌などを巻いてそのまま食べるのが一般的。かつてはゆでておひたしや、みそ和えなどにして食べられていた。山口県西部（旧長州藩）では、掻きぢしゃとほぐした焼き魚、または煮干しなどを酢味噌で和えた郷土料理「ちしゃなます」が有名だ。レタス類の多くは熱に弱いが、サンチュは熱いものを包んでも、ぱりっとした歯ごたえを楽しめるのが特徴。包丁で切ると切り口が変色しやすいため、手でちぎって使う点はほかのレタス類と共通だ。

主な使い方
肉、魚、味噌などを巻いてそのまま食べるほか、酢味噌やごまなどで和えたり、肉と炒めたり、煮物、おひたしとしても。

食べ方のヒント

生で食べよう
肉や魚などを巻いてそのまま食べるのが手軽。

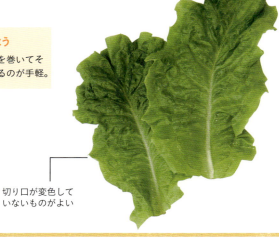

鮮やかな緑色をしていてみずみずしいもの

切り口が変色していないものがよい

保存方法
サンチュは保存には向かない野菜なので、その日のうちに食べきるのがよい。余ってしまったときは、ポリ袋に入れて、冷蔵庫の野菜室で保存しよう。

焼肉に欠かせない葉物として人気

レタスには「掻きぢしゃ」「立ちぢしゃ」「葉ぢしゃ」「玉ぢしゃ」などの品種があります。「ちしゃ（萵苣）」はレタスの和名ですが、サンチュは、成育した葉を下から順に掻きとって食べる「掻きぢしゃ」という種類に属しています。

ちしゃの歴史は古く、江戸時代にはよく食べられる野菜となり、なますや煮物に使われていました。戦後は消費量が減りましたが、近年、焼肉をサンチュに包んで食べる方法が普及し、再び広く親しまれてきています。含有するビタミンEは熱に強く、体内で脂肪の酸化を防ぐので、血液の循環をよくし、腎臓や心臓の働きを助けます。その強い抗酸化力は老化を抑制し、ビタミンAとともにがん予防に役立ちます。また、サンチュは鉄分も多いので、貧血の予防に効果的といえるでしょう。

春の野菜　夏の野菜　秋の野菜　冬の野菜　周年の野菜

ししとうがらし

ビタミンCとEが免疫機能を高める

とうがらしの仲間のうち、辛味の少ない甘味種に属する品種で、先端のくぼみが獅子の口に似ていることから「獅子唐辛子」の名前がついたといわれます。

特にビタミンB₆やC・Eを多く含有し、β-カロテンも含まれます。ミネラルでは、カリウムが比較的豊富。カリウムには塩分バランスを調整し、利尿を促す作用があり、血圧の安定、むくみ予防効果が期待できます。

また、甘味種でありながら、とうがらしと同じ**カプサイシン**を含むことも、特徴のひとつ。カプサイシンは新陳代謝を促し、脂肪やグリコーゲンを燃焼させ、体熱を上げる働きがある成分です。一方、ししとうがらしは栄養的にも味の面でも油と相性がよく、炒めると皮がやわらかくなってかさが減るため、一度に多くの量を摂りやすいというメリットがあります。

主な効用

ビタミンCはAとの協働で血栓を予防し、老化や動脈硬化に対抗。ビタミンEとのコンビでも、抗ストレスや疲労回復などの効用が。

- ●老化の抑制
- ●動脈硬化の予防
- ●コレステロールの上昇抑制
- ●便秘の予防・改善

調理と組み合わせのコツ

ビタミンCの抗酸化力によるがん予防、老化抑制などの効果は、ビタミンAやEを含む食材と組み合わせることでさらにアップするので、ステーキやレバーなど肉料理の付け合わせに適している。カロリーが気になる人は、じゃこと一緒に炒め物にしたり、くし焼きなどにしてもよいだろう。

金網などを使って素焼きで食べるときは、大根おろしと一緒に食べよう。大根おろしにもビタミンCが多く含まれ、発がんや老化の抑制に役立つ。

主な栄養成分

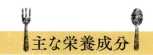

免疫機能を高めるビタミンC・Eに加えてβ-カロテンも含み、全体的に栄養価値が高い。食物繊維の含有量も多い。

ビタミンA	44μg(700μg)
ビタミンC	57mg(100mg)
ビタミンE	1.3mg(6.0mg)
ビタミンK	51μg(150μg)
食物繊維	3.6g(18g)
糖質	2.1g

※可食部100g当たりの栄養素の量。カッコ内は成人女性の1日の推奨量または目安量で各年齢層別の最大値。ビタミンAはカロテンのレチノール活性当量、Eはα-トコフェロールの含有量

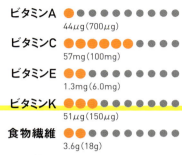

選ぶときは、へたがしっかりしていて、切り口が新鮮なものを

食べ方のヒント

油で炒めると…
（100g中）

ビタミンA	45μg
ビタミンC	49mg
ビタミンE	1.3mg
ビタミンK	52μg
食物繊維	3.6g
糖質	2.2g

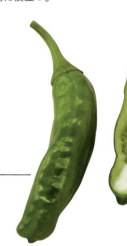

小ぶりのサイズで細長い形をしているほうが、味がよいとされている

保存方法

保存袋に入れ、空気に触れないように封をして冷蔵庫に入れると数日はもつが、風味はどんどん落ちていくため、早めに食べよう。

しそ【紫蘇】

夏の野菜

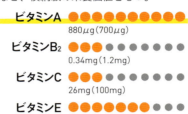

主な効用

各種ビタミン、ミネラルによる効果のほか、香り成分のペリルアルデヒドの健胃・利尿・抗アレルギー効果、α-リノレン酸の抗ストレス・抗菌・防腐効果でも注目される。

- がん予防
- 血行促進
- 肥満の防止
- 抗アレルギー作用

主な栄養成分

下の表示成分以外にも、ビタミン B_1・K、β-カロテン、カリウム、鉄、マグネシウム、リン、マンガン、亜鉛、食物繊維など、横綱級の栄養価値をもつ。

成分	含有量
ビタミンA	880μg（700μg）
ビタミンB_2	0.34mg（1.2mg）
ビタミンC	26mg（100mg）
ビタミンE	3.9mg（6.0mg）
カルシウム	230mg（650mg）
糖質	0.2g

※可食部100g当たりの栄養素の量。カッコ内は成人女性の1日の推奨量または目安量で各年齢別の最大値。ビタミンAはカロテンのレチノール活性当量、Eはα-トコフェロールの含有量

調理と組み合わせのコツ

しその香り成分であるペリルアルデヒドは、刻むことで香りが引き立ち、薬効もアップする。刺身などに添えるときも、一緒に食べやすいよう細かく刻むとよい。β-カロテンは油との調理で吸収率が高まるので、天ぷらや揚げ物に活用してもよいだろう。細かく刻んだしそを肉や白身の魚にまぶしたり、チャーハンに混ぜ込めば風味がよくなって、ビタミン類も補足される。

食べ方のヒント

油で揚げて
衣をつけてさっと揚げると手軽なおかずに。肉などを巻いて揚げてもよい。

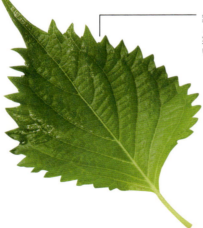

葉の色が濃く、パリッとした張りがあって、茎の切り口が黒ずんでいないものが新鮮

保存方法

風味が落ちないうちに、早く使いきること。丈夫で虫がつきにくいため、鉢植えで自家栽培すると重宝する。

驚くべき栄養価値を誇る日本のハーブ

薬味や添え物に使われる香辛野菜。栄養成分の含有量の多さでは、群を抜きます。「青じそ」と「赤じそ」があり、栄養素を多く含むのは「青じそ」。動脈硬化予防やがんの抑制に働くβ-カロテンは100g中に11000μgと多く、緑黄色野菜の代表格です。ビタミンB_2やカルシウムも豊富ですが、一回の使用量は少なく、1枚は約1gです。

一方の赤じそには、赤色色素のアントシアニンが含まれ、抗酸化作用によるがんの抑制効果、老化抑制効果が注目されています。また、赤じその葉に多く含まれるポリフェノール成分や、しその実の油に含まれるα-リノレン酸にアレルギーをやわらげる作用があることが分かりました。香り成分のペリルアルデヒドにも強い殺菌力があり、食中毒を防ぐ効果が。調理用食材として、積極的に利用しましょう。

春の野菜 / 夏の野菜 / 秋の野菜 / 冬の野菜 / 周年の野菜

068

じゃがいも

ビタミンC、カリウムが豊富な「畑のりんご」

炭水化物のでんぷんが主成分ですが、いも類では糖分やカロリーが少なくても満腹感を得やすいため、ダイエットに適した野菜。豊富なカリウムには、体内のナトリウムとバランスをとって、血圧を安定させ、むくみを改善するなどの働きがあります。その栄養価の高さからフランスでは、「畑のりんご」の呼び名で親しまれています。

でんぷん質がビタミンCを保護するため、加熱しても損失しにくいのが大きな特質です。ビタミンCはコラーゲンの合成に必要な栄養素なので、美肌効果も。高い抗酸化作用で免疫力向上にも寄与するため、夏風邪を防いだり、暑さからくるイライラや夏バテを軽減します。皮に含まれる**ポリフェノール**の一種、**クロロゲン酸**にもがんの予防効果がありますが、青い皮や発芽部分にはソラニンという有害物質があるため、上手に除きましょう。

主な効用

ビタミンCの抗酸化作用には、細胞の老化を防ぎ、コラーゲンの合成を促して美肌効果につながるメリットが。カリウムは血圧を安定させる役割をもつ。

- がん予防
- 高血圧の予防・改善
- 老化の抑制
- 美肌効果

主な栄養成分

ビタミンCが特に豊富で含有量は、成分表上りんごの約9倍。新品種では、さらにビタミンCの含有量が多い傾向。

成分	含有量
炭水化物	17.6g
ビタミンB6	0.18mg (1.2mg)
ビタミンC	35mg (100mg)
ナイアシン	1.3mg (12mg)
カリウム	410mg (2,000mg)
糖質	16.3g

※可食部100g当たりの栄養素の量。カッコ内は成人女性の1日の推奨量または目安量で各年齢層別の最大値。ビタミンAはカロテンのレチノール活性当量、Eはα-トコフェロールの含有量

調理と組み合わせのコツ

味が淡白で、どんな素材ともなじみやすい野菜。含有されるビタミンCには鉄の吸収を助ける働きがあるため、貧血を予防したいなら、レバーソテーにじゃがいもを付け合わせたり、ひじきと炊き合わせるなどの食べ方が適している。

ビタミンB1を豊富に含むベーコンや豚肉などと合わせれば、摂取しにくいビタミンB1の供給源にもなり、疲労回復にもつながるだろう。

食べ方のヒント

蒸すと…（100g中）

炭水化物	19.7g
ビタミンB6	0.18mg
ビタミンC	15mg
ナイアシン	0.8mg
カリウム	330mg
糖質	17.9g

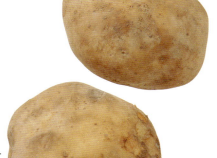

表面に張りがあり、シワがないもの

皮が青緑色に変色していないものを選ぼう

保存方法

保存は紙袋や段ボールなどに入れ、涼しくて日が当たらない場所に。長期保存する場合は、りんごを一緒に入れると、りんごから発生するエチレンガスが発芽を抑えてくれる。

夏の野菜
じゅんさい【蓴菜】

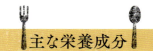

主な効用
腸の蠕動（ぜんどう）運動を活発にする不溶性食物繊維のほか、コレステロールの吸収を妨げる働きをもつ水溶性食物繊維も含む。
- 便秘の予防・改善
- 胃腸病の予防
- 血糖値の抑制
- 糖尿病の予防

主な栄養成分
下の表示成分は、若葉の水煮びん詰めの液汁を除いた数値。成分のほとんどが水分で、微量の食物繊維を含む。

成分	含有量
ビタミンA	2μg（700μg）
ビタミンK	16μg（150μg）
葉酸	3μg（240μg）
食物繊維	1g（18g）
糖質	0g

※可食部100g当たりの栄養素の量。カッコ内は成人女性の1日の推奨量または目安量で各年齢層別の最大値。ビタミンAはカロテンのレチノール活性当量、Eはα-トコフェロールの含有量

調理と組み合わせのコツ
びん詰めのものはそのままで、生のものは最初に熱湯にくぐらせ、冷水に取って色出ししてから使おう。つるりとしたのどごしが身上なので、手をかけすぎずに、酢の物や吸い物、みそ汁などで味わうのがいちばん。天ぷらにしてもおいしく食べられる。
薬効に優れるしょうがを薬味に加えて和え物にしたり、たんぱく質が豊富なゼラチンで寄せてジュレにしたりするなど、つるりとしたのどごしを楽しめる組み合わせもおすすめだ。

食べ方のヒント

酢の物で食べよう
しょうがやきゅうり、わかめなどと合わせて酢の物にするのが手軽。

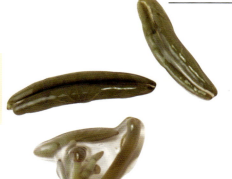

生のじゅんさいは一番芽から三番芽まであり、番号の若い早採りのものほど粘り、風味に優れる

保存方法
びん詰めは日の当たらない場所で保存し、開栓後はなるべく早く食べきろう。

涼感あふれる つるりとした 歯ざわりとのどごし

スイレン科の水草の一種で、水中に潜っている若い芽と茎の一部を摘み取って食用にします。若い葉はくるりと巻いた状態でゼリー状の粘液に包まれていて、粘りが多いほど上質であるとされます。国内の主要産地は秋田、青森、北海道など。初夏から真夏にかけて独特の歯ざわりとのどごしが涼味を呼ぶ山菜として親しまれています。

特有の粘液は食物繊維の一種で、消化器官内で水に溶ける水溶性の食物繊維と、水分を吸収して膨張（ぼうちょう）する不溶性の食物繊維とが、ほぼ半々の割合で含まれます。水溶性食物繊維には血糖値や血圧の急激な上昇を抑える働きのほかに、コレステロールの吸収を妨げて体外に排出する作用もあるようです。民間療法では解熱・利尿作用があるとされ、乾燥したものを煎じ、薬草として利用しました。

春の野菜 | 夏の野菜 | 秋の野菜 | 冬の野菜 | 周年の野菜

しょうが【生姜】

血行をよくして体を温め、冷房病を撃退

主な効用

辛味成分のショウガオールが、免疫力をアップ。血中コレステロールの改善にも効果を発揮する。抗菌、抗酸化作用も強力。

- ●がん予防
- ●風邪や感染症の予防
- ●冷え性の改善
- ●食欲の増進

調理と組み合わせのコツ

辛味や香りの成分は、細かくするほどその特性や薬効が生かされる。生の場合はおろして、炒め物や煮物の臭み消しや香り付けにする場合は、細かく刻んで使おう。暑さで体調をくずしがちな季節には、胃潰瘍の予防に有効とされるキャベツや、ビタミンCをたっぷり含むブロッコリーなどの野菜と合わせて炒めれば、体力アップが図れる。なお、肉をしょうが汁に漬けるのは、風味を加えるとともに、しょうがにたんぱく質を分解する酵素が含まれるからだ。

主な栄養成分

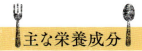

栄養素の数値では凡庸に見えるが、辛味成分に含まれるショウガオールやジンゲロールなどがさまざまな薬効をもつ。

成分	含有量
ビタミンB6	0.13mg（1.2mg）
ビタミンE	0.1mg（6.0mg）
カリウム	270mg（2,000mg）
マンガン	5.01mg（3.5mg）
食物繊維	2.1g（18g）
糖質	4.5g

※可食部100g当たりの栄養素の量。カッコ内は成人女性の1日の推奨量または目安量で各年齢層別の最大値。ビタミンAはカロテンのレチノール活性当量、Eはα-トコフェロールの含有量

食べ方のヒント

酢漬けにすると…（100g中）

ビタミンB6	0mg
ビタミンE	0.1mg
カリウム	21mg
マンガン	0.78mg
食物繊維	2.4g
糖質	1.6g

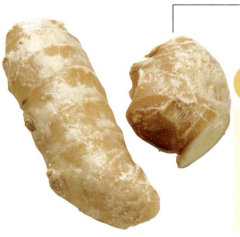

実が固くしまっていて、表面が乾きすぎていないものがよい

保存方法

風通しのよい室温ならかなり日もちがするが、乾燥すると繊維が多くなるので、湿らせた新聞紙に包んで保管を。すりおろしたものを冷凍で保存しておくと、何かと重宝する。

薬効豊かな香辛野菜の代表選手ですが、その作用は主に独特の辛味や香り成分によるものです。辛味の主成分はジンゲロールで、熱を加えることによってショウガオールに変化します。生でも、加熱した後でも血行をよくする、体を温めて発汗を促すなどの働きがあり、風邪や冷え症の特効薬になってくれます。近年ではショウガオールの抗菌作用、抗酸化作用ががん予防に有効とされ、抗がん食品としての注目度が高まっています。

香り成分のジンギベレンやシトロネラールには、胃腸の機能を高める作用があるとされ、漢方では下痢止めや解毒剤としても使われます。独特の香りが胃液の分泌を促すため、食欲もアップ。生ですりおろして、あるいは炒め物の香り付けにと、料理に合わせてさまざまに使いこなせる柔軟さも大きな魅力です。

しろうり【白瓜】

夏の野菜

主な効用

カリウムは高血圧の予防に役立つほか、尿中へのカルシウム流出を減らす働きにより、骨粗しょう症の予防効果も報告されている。

- 高血圧の予防・改善
- 骨粗しょう症の予防
- 脳卒中の予防
- 食欲の増進

調理と組み合わせのコツ

味にクセがなく淡白なので、塩漬けやぬか漬けなど、漬物にして味わうほか、椀種やくず煮などの和風料理に仕立てても、さっぱりおいしく食べられる。冷えが気になる人は、温熱作用のあるしょうがやとうがらしと組み合わせれば、冷えの防止に。
独特の歯ざわりを楽しむためには、らせん状にむいた実（雷切り）を海水程度の塩水に浸した後で天日に干し、酢、しょうゆ、みりんを同量ずつ混ぜた三杯酢で食べる「雷干し」もおすすめだ。

主な栄養成分

カリウムを比較的多く含むほかは、栄養素に見るべきものは少ない。軽快な歯ざわりと風味を楽しむための野菜といえる。

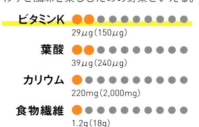

ビタミンK ●●
29μg (150μg)

葉酸 ●●
39μg (240μg)

カリウム ●
220mg (2,000mg)

食物繊維 ●
1.2g (18g)

糖質 2.1g

※可食部100g当たりの栄養素の量。カッコ内は成人女性の1日の推奨量または目安量で各年齢層別の最大値

食べ方のヒント

塩漬けにすると…（100g中）

ビタミンK	44μg
葉酸	43μg
カリウム	220mg
食物繊維	2.2g
糖質	1.5g

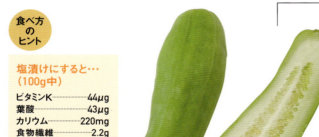

皮に光沢があり、あまり白すぎないもの、適度な重さがあるものがよい

こすれたような傷や凹みがないものを選ぶようにしよう

保存方法

ラップで包んで冷蔵庫で保存するが、鮮度が落ちるのが早いので、新鮮なうちに、なるべく早く使い切るようにしよう。

パリパリと歯ごたえのよい食感がもち味

メロンやまくわうりなどと同じ仲間です。メロンと違って糖分をほとんど含まないので、主に野菜として使用します。皮が固く、肉質がしまっていることから、薄切りにしてあっさりと酢の物で味わうか、もっぱら奈良漬けやいんろう漬けなどの漬物材料に使われることが多いようです。

栄養分ではカリウムが多く、体内から過剰なナトリウムの一部を排出してバランスを整える働きがあることから、血圧の上昇を抑える効果や利尿作用が期待されます。ただし、塩分の多い漬物では、ナトリウムの摂取が通常より増えてしまいがちなので注意しましょう。血液の凝固やカルシウムの吸収に働くビタミンK、食物繊維なども含みます。

独特のパリパリとした歯ざわりを楽しんで、食欲を高めるための野菜として、使ってみましょう。

すいか【西瓜】

利尿作用を高め、むくみを解消するカリウムと水分が豊富

果肉の90％が水分ですが、残りの10％に栄養素のカロテンやビタミンC、ミネラルとしてはカリウムが多く含まれます。果肉が赤いスイカには、カロテノイドの一種であるリコピンが、黄色の果肉にはβ-カロテンが多く含まれます。それぞれ抗酸化作用があることから、がん細胞の成長を抑制したり、動脈硬化の予防や老化を抑制する作用があります。

カリウムはナトリウムの排出を促す作用があるため、利尿作用を高め、むくみの改善にも有効に働きます。白皮や果肉に含まれるシトルリンは、血管を若返らせる効果に加え、疲労回復、新陳代謝の促進効果も期待されています。

また、種にはビタミンEやリノール酸などの抗酸化物質が含まれることから、中国では昔からお茶菓子として親しまれています。

主な効用

カリウムが体内のナトリウム排出作用があるので、利尿が促され、むくみの改善につながる。代謝アップで夏バテにも効果が。
- むくみの解消
- 利尿作用
- 高血圧の予防・改善
- 疲労回復

調理と組み合わせのコツ

白皮部分のシトルリンと白皮部分をぬか漬けなどで食べるほか、利尿作用の高いぶどう、その他の果物と合わせ、フルーツカクテル風に味わうなどの方法も効果的。

天ぷらとの食べ合わせがよくないといわれるのは、天ぷらから油を摂ることと、スイカから水分を摂ることが原因となって、胃腸に負担をかけやすいから。食べすぎには注意したい。

主な栄養成分

下の成分は赤肉種の数値。β-カロテン、赤い色素成分のリコピンは、抗酸化作用。皮には有効成分シトルリンが。

成分	量
ビタミンA	69μg (700μg)
ビタミンC	10mg (100mg)
パントテン酸	0.22mg (5mg)
カリウム	120mg (2,000mg)
マグネシウム	11mg (290mg)
糖質	9.2g

※可食部100g当たりの栄養素の量。カッコ内は成人女性の1日の推奨量または目安量で各年齢層別の最大値。ビタミンAはカロテンのレチノール活性当量、Eはα-トコフェロールの含有量

食べ方のヒント

白皮も食べよう
果肉の約90％は水分。シトルリンは果肉より白皮に多いので白皮も食べたい。

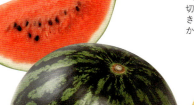

切ったすいかを選ぶときは、切り口がなめらかなものを

種が周囲に広がっているもの、縞模様の境目がはっきりしているものほど、甘味が強いといわれる

保存方法

保存は冷蔵庫が基本。含有される果糖は、冷やすほどに甘味が増すため、食べる直前まで冷やすほうがおいしい。

ずいき【芋茎】

夏の野菜

主な効用

骨代謝にかかわりが深いマンガン、カルシウムとの協働で、骨粗しょう症を予防。カリウムは血圧の調整に効果的。

- ●高血圧の予防・改善
- ●疲労回復
- ●骨粗しょう症の予防
- ●骨や歯の健康維持

調理と組み合わせのコツ

生のずいきは強いアクをもつため、調理前にアク抜きの下ごしらえが必要となる。皮をむいて食べやすい大きさに切り、30分ほど塩水にさらし、酢少々を加えた湯でさっと湯がこう。水溶性の栄養素を含むので、煮物などに使う場合は、だしをきかせて煮汁も一緒に摂る工夫をしておきたい。
ゆでたものを、ごまなどで和えるだけでなく、β-カロテンの豊富なにんじん、ビタミンEの多い豆類などと合わせると、ぐんと栄養バランスのとれた一品になるだろう。

主な栄養成分

下に表示した数値は、生のずいきのもの。カリウム、カルシウム、亜鉛、マンガンなどのミネラルに富む。

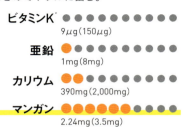

- ビタミンK 9μg (150μg)
- 亜鉛 1mg (8mg)
- カリウム 390mg (2,000mg)
- マンガン 2.24mg (3.5mg)
- 食物繊維 1.6g (18g)
- 糖質 2.5g

※可食部100g当たりの栄養素の量。カッコ内は成人女性の1日の推奨量または目安量で各年齢層別の最大値

食べ方のヒント

ゆでると…（100g中）
- ビタミンK　　14μg
- 亜鉛　　0.9mg
- カリウム　　76mg
- マンガン　　1.69mg
- 食物繊維　　2.1g
- 糖質　　1.0g

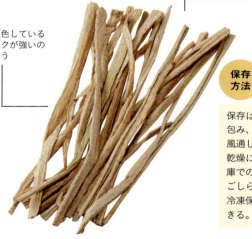

緑色に変色しているものはアクが強いので避けよう

生のものは泥付きのほうが鮮度が長持ちしやすい

保存方法
保存は、新聞紙などに包み、日の当たらない風通しのよい場所に。乾燥に弱いため、冷蔵庫での保存は禁物。下ごしらえをしたものを、冷凍保存することもできる。

疲労回復効果が高く保存食としての活用も有効

さといもの一品種の葉柄を食用にするもので、乾燥品の「いもがら」をもどして使う食べ方が一般的です。夏から秋にかけては、ずいきの専用種である「はすいも」をはじめとした生鮮品も出回り、酢漬けや酢みそ和えなどで味わいます。

栄養面ではカリウム、カルシウム、マンガン、亜鉛などのミネラル類を多く含むのが特徴です。特に多く含まれるマンガンは、糖質や脂質の代謝にかかわる酵素の成分になるほか、骨の形成を促す酵素の成分にもなります。カルシウムやリンなどとともに、骨の形成や分解などの骨の代謝を促す作用があります。また、不溶性食物繊維も比較的多く含まれるので、腸の蠕動作用を促進させます。それによって便の排泄を促して腸内環境を改善し、便秘の解消などに役立ちます。

ズッキーニ

主な効用

油となじみがよく、一緒に調理することでβ-カロテンなどの吸収がアップ。カリウムによる高血圧予防効果も期待できる。

- ●高血圧の予防・改善
- ●老化の抑制
- ●疲労回復
- ●皮膚・粘膜の保護

調理と組み合わせのコツ

栄養的にも味わいの面でも、油で調理する料理が向いている。相性がよいのは、オリーブオイル。イタリアの夏野菜の煮込み料理では、ズッキーニを１度油で炒めてから煮込むのが定番だが、これはビタミンCの損失を抑えるうえで有効な調理法といえる。新鮮なものを手に入れたら、バター炒めにすると甘みやコクがより増しておいしい。焼く、炒めるなどの調理法が適しており、この方法だとビタミンCやカリウムの損失は少なくてすむ。

主な栄養成分

全体的に目立って栄養価値が高いわけではないが、β-カロテン、ビタミンC・E、カリウムなどをほどよく含む。

ビタミンA 27μg（700μg）

ビタミンC 20mg（100mg）

ビタミンE 0.4mg（6.0mg）

ビタミンK 35μg（65μg）

カリウム 320mg（2,000mg）

糖質 1.5g

※可食部100g当たりの栄養素の量。カッコ内は成人女性の１日の推奨量または目安量で各年齢層別の最大値。ビタミンAはカロテンのレチノール活性当量、Eはα-トコフェロールの含有量

食べ方のヒント

油で炒めて食べよう
β-カロテンやビタミン群をほどよく含むので油を用いた料理で吸収力アップ。

皮の色が黄色いタイプは、やわらかくて匂いも少なく、サラダ向き

皮の表面に光沢があり、へたの切り口がみずみずしいものが新鮮

保存方法

あまり太いものは果肉が固いので、太さがほどほどで、かつ均一なものを。ラップに包んで冷蔵庫で保存しよう。

イタリア料理や油と相性がよい

形はきゅうりに似ていますが、かぼちゃの仲間で、名前はイタリア語で「小さなかぼちゃ」を意味します。栄養素ではカリウムが多く、かぼちゃよりはずっと少なめながら、β-カロテンやビタミンCなどのビタミン類も含んでいます。カリウムは、過剰なナトリウムの一部を体外に排出させてバランスを調整する働きがあるため、高血圧症の予防に効果的。さらに、カリウムと同様に多く含まれるビタミンKは血液を凝固させる成分として働くので、けがなどの際に止血する大切な働きがあります。また、吸収されたカルシウムを骨に取り込むのを助けるので、骨粗しょう症を予防するのに役立ちます。

イタリアでは開花前に収穫する花付きのズッキーニもポピュラーで、チーズを詰めて衣揚げにする料理が、初夏の料理としてよく登場します。

夏の野菜

すもも

主な効用

栄養では西洋すもものほうが優れている。老化抑制、がん予防になるビタミンE、高血圧予防に有効なカリウム、水溶性食物繊維のペクチンを多く含む。

- 利尿作用
- 高血圧の予防・改善
- 貧血の予防・改善
- 疲労回復

主な栄養成分

にほんすもも（プラム）の数値による。$β$-カロテン、ビタミンEなどのビタミン類、ミネラル、食物繊維を含む。

栄養素	含有量
ビタミンE	0.6mg (6.0mg)
葉酸	37μg (240μg)
カリウム	150mg (2,000mg)
食物繊維	1.6g (18g)
糖質	7.8g

※可食部100g当たりの栄養素の量。カッコ内は成人女性の1日の推奨量または目安量で各年齢層別の最大値。ビタミンEはα-トコフェロールの含有量

調理と組み合わせのコツ

すももの果肉の部分は、クエン酸やリンゴ酸などの有機酸が含まれている。また、皮にはアントシアニンも含まれるので、果肉と一緒に食べると抗酸化作用も得られる。乾燥プルーンには抗酸化作用のある$β$-カロテンが多く、ビタミンCやEの多い食材と合わせることで、カロテンとの相乗効果が高まる。干しプルーンの甘味は豚肉や鶏肉と相性がよいので、煮込み料理に加えたり、プルーンを芯に巻いてソテーにするなど、いろいろ工夫できそうだ。

食べ方のヒント

プルーンは…（100g中）

ビタミンE	1.3mg
葉酸	35μg
カリウム	220mg
食物繊維	1.9g
糖質	10.7g

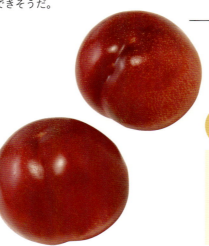

すももの場合は、一部に赤味が差し、白い粉におおわれたものが食べごろ

熟成が進みすぎていないもの、適度な弾力があるものを選ぶ

保存方法

熟しているものは、ポリ袋などに入れて冷蔵庫の野菜室で保存を。未熟果は常温で追熟し、完熟してから冷蔵庫で冷やすとよい。

利尿作用があり、高血圧予防に効く

「すもも（にほんすもも）」と呼ばれるのは中国原産の品種で、別名で「プラム」とも呼ばれるもの。大型のソルダムも同じグループです。一方、「プルーン」の名前でおなじみの「西洋すもも」は、ヨーロッパ原産。果皮が薄く、果肉が締まっていることから、乾燥品や缶詰に加工されます。

ビタミンEや葉酸、$β$-カロテンのほか、水溶性食物繊維のペクチンも含まれています。ペクチンは糖尿病の予防効果や、コレステロールの上昇を抑制する働きがあるので、生活習慣病予防にも役立ちます。

カリウムや水分も含まれるので、利尿作用や高血圧予防の効果も得られます。また、すももに含まれる**クエン酸**には強い殺菌作用や活性酸素の働きを抑制する補助作用があり、血液の浄化に働いて血栓を防ぐ、肝機能を強化する、などの役割が期待されます。

春の野菜｜夏の野菜｜秋の野菜｜冬の野菜｜周年の野菜

076

そら豆

美肌づくりに有効なビタミンCがたっぷり

「そら豆（空豆）」の名前は、さやが空に向かって直立するように伸びる姿に由来します。「いんげん豆」の一種ですが、成熟するほど、たんぱく質や炭水化物、ミネラルなどの含有量が増えます。

未熟な豆を食用にする脂質のなかに含まれるレシチンには、血栓を溶かす作用やコレステロールの上昇を抑える働きがあるといわれ、動脈硬化の予防に有効とされます。

熟しきっていない豆にはビタミンCが多く含まれています。ビタミンCのもつ抗酸化作用で、美肌づくりに役立てたいのなら、未熟のものを摂るとよいでしょう。

反対に完熟したものには、ビタミンB₁やB₂・B₆などが、より多く含まれます。ビタミンB₁は、炭水化物（糖質）の代謝に不可欠な成分ですが、日本人は不足しがちなので、よい供給源になります。

主な効用

カリウム、リン、鉄などのミネラル群が、血圧を安定させ、骨や血の生成作用を高める。リン脂質のレシチンには血栓を溶かす効果が。

- ●動脈硬化の予防
- ●高血圧の予防・改善
- ●貧血の予防・改善
- ●老化の抑制

調理と組み合わせのコツ

ビタミンB群、C、カリウムなどは、いずれも水に溶けやすいが、そら豆は厚い皮でおおわれており、損失は少なくてすむ。酒のつまみやサラダだけでなく、スープや煮物などにも用いてみよう。完熟豆の主成分はでんぷんなので、ビタミンCは加熱しても水に溶けにくく、効率よく活用できる。そのほか、かき揚げやソテーにもよく合う。さやから出すとすぐに固くなるので、調理の直前に取り出すようにしたい。

主な栄養成分

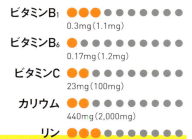

未熟豆の数値。たんぱく質、糖質のほか、カリウム、リン、鉄などのミネラル、ビタミンB群・Cもバランスよく含む。

栄養素	含有量（推奨量）
ビタミンB₁	0.3mg (1.1mg)
ビタミンB₆	0.17mg (1.2mg)
ビタミンC	23mg (100mg)
カリウム	440mg (2,000mg)
リン	220mg (900mg)
糖質	12.9g

※可食部100g当たりの栄養素の量。カッコ内は成人女性の1日の推奨量または目安量で各年齢層別の最大値

食べ方のヒント

ゆでると…（100g中）

ビタミンB₁	0.22mg
ビタミンB₆	0.13mg
ビタミンC	18mg
カリウム	390mg
リン	230mg
糖質	12.9g

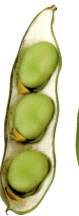

表面にうっすらとうぶ毛がついているものが新鮮

さやに艶があり、弾力があって、実の大きさが均等なものを選ぶ

保存方法

鮮度が落ちるのが早いので、買ったら早めに調理して食べること。すぐに使わない場合は、固めにゆでて冷凍保存を。

夏の野菜 つるな

やわらかく若い葉でビタミンを摂取

主な効用

ビタミンB2は代謝を促し粘膜の保護にも有効、ナトリウムとのバランスを保つカリウムにより血圧を正常に保ったり、むくみを防ぐ。

- がん予防
- 高血圧の予防・改善
- 美肌・美髪効果
- 利尿作用

調理と組み合わせのコツ

くせがないので、どんな調理にもむく。おひたしやみそ汁の具にすると手軽に食べられる。ビタミンAを効率良く摂取するなら、植物油で炒めたり、ゆでて油を使ったドレッシングや削り節などをかけるとよい。また、ビタミンB2はとくに脂質の代謝サポートに役立つため、肉料理の付け合わせにしたり、肉料理が主菜のときにおひたしなどの小鉢にして添えてもよい。

食べ方のヒント

貧血気味な人に
鉄も100g中3.0mgと野菜では多め。ゆでてかさを減らし、たっぷり食べたい。

主な栄養成分

ビタミン類がまんべんなく含まれておりとくにビタミンB2、β-カロテンが豊富。ミネラルではカリウムやマンガンを含有。

栄養素	含有量
ビタミンA	230μg (700μg)
ビタミンB2	0.30mg (1.2mg)
ビタミンK	310μg (150μg)
カリウム	300mg (2000mg)
葉酸	90μg (240μg)
糖質	0.5g

※可食部100g当たりの栄養素の量。カッコ内は成人女性の1日の推奨量または目安量で各年齢層別の最大値。ビタミンAはカロテンのレチノール活性当量

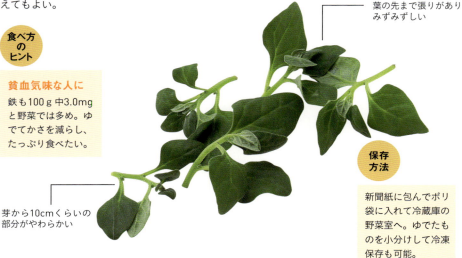

葉の先まで張りがありみずみずしい

芽から10cmくらいの部分がやわらかい

保存方法
新聞紙に包んでポリ袋に入れて冷蔵庫の野菜室へ。ゆでたものを小分けして冷凍保存も可能。

つるなは「はまぢしゃ」とも呼ばれ、茎がつるのように広がって海辺などに自生します。3月ごろ種まきをして夏に収穫する露地栽培のものほか、秋まき栽培のものもあります。

つるなにはビタミン類がまんべんなく含まれ、同じく夏の野菜であるくうしんさいと同様にバランスのよい野菜です。ビタミンKや葉酸はくうしんさいを上回っています。なかでも野菜には珍しくビタミンB2が多いのが特徴。ビタミンB2は多くの栄養素の代謝をスムーズにしますが、とくに脂質の代謝に効果を発揮します。皮膚や粘膜の保護にも有効な成分です。また俗に「抗がんビタミン」ともいわれるβ-カロテンも多く含まれています。

ミネラルではカリウムの豊富さが目立ちます。カリウムは過剰に摂り過ぎたナトリウムの排泄を促し、血圧を安定させるほか、利尿作用を高める効果もあるといわれます。

078

つるむらさき【蔓紫】

濃い緑色の葉にビタミンやミネラルがぎっしり

中国南部から東南アジアにかけて栽培されている緑黄色野菜です。艶のある茎と肉厚な葉をもち、加熱すると軽いぬめりが生まれます。β-カロテンをはじめ、ビタミンC・Eや、カリウム、カルシウムなどのミネラルが非常に豊富です。

β-カロテンそれ自体が、強い抗酸化作用でがんや細胞の老化を防いでくれるほか、体内で必要な量だけビタミンAに変わり、皮膚や粘膜を健やかに保ちます。つるむらさきは、ビタミンA・C・Eなどの抗酸化ビタミンが含まれており、肌のシミをなくして艶と潤いを与えるなど、美容面でも高い効果が期待できそうです。

また、葉酸には正常な赤血球の生成をサポートするとともに、近年では、認知症の予防にも効果があるとされています。

主な効用

ほうれんそうの約3倍に相当するカルシウムは、ビタミンKとともに骨や歯を丈夫にする働きが。ビタミンCの美容効果にも期待。

- ●骨粗しょう症の予防
- ●風邪や感染症の予防
- ●疲労回復
- ●高血圧の予防・改善

調理と組み合わせのコツ

さっとゆでておひたしに、そのまま青菜炒めに、衣をつけて天ぷらにと、さまざまな調理法が楽しめる。β-カロテンの吸収を高めるなら、オリーブオイルやごま油でさっと炒めて塩味をつけたり、天ぷらにするなど、油を使った料理にするとよい。独特のぬめりが苦手な人には、1度ゆでてから、調理するのがおすすめだ。
ビタミンCには鉄の吸収をよくする働きがあるので、レバーと組み合わせれば、貧血対策にも有効。

主な栄養成分

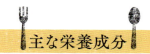

β-カロテン、ビタミンC・E・Kなどのビタミン群のほか、マグネシウム、リン、鉄などのミネラルもたっぷり。

ビタミンA	250μg（700μg）
ビタミンC	41mg（100mg）
ビタミンK	350μg（150μg）
葉酸	78mg（240mg）
カルシウム	150mg（650mg）
糖質	0.4g

※可食部100g当たりの栄養素の量。カッコ内は成人女性の1日の推奨量または目安量で各年齢層別の最大値。ビタミンAはカロテンのレチノール活性当量

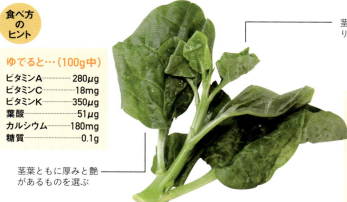

食べ方のヒント

ゆでると…（100g中）

ビタミンA	280μg
ビタミンC	18mg
ビタミンK	350μg
葉酸	51μg
カルシウム	180mg
糖質	0.1g

- 茎葉ともに厚みと艶があるものを選ぶ
- 茎が太く、葉がしっかりと茎に付いている

保存方法

保存は冷蔵庫の野菜室が基本だが、寝かせてしまうと鮮度が落ちやすいため、立てて保存を。湿らせたキッチンペーパーなどで根元を巻き、ポリ袋に入れてしまうと、より長もちする。

とうがらし【唐辛子】

夏の野菜

主な効用

とうがらしに含まれる辛味成分カプサイシンが消化吸収を促し、代謝を促進。ダイエット効果にも注目が集まる。

- ●食欲の増進
- ●肥満の防止
- ●血行促進
- ●美肌効果

調理と組み合わせのコツ

とうがらしの粒子が細かいほど、カプサイシンの辛味が強く出る。油となじみがよいため、炒め物や揚げ物に使用するのが一般的だ。焦げやすいので、最初に弱火で辛みと香りを出してから、いったん取り出しておくのがコツ。アリシンを多く含むにんにくやたまねぎと一緒に使うと、抗酸化力が上がり、夏場のスタミナ強化に役立つ。血液をサラサラにするビタミンC・Eも豊富なので、肉や魚などのたんぱく質と合わせても、体力増強につながる。

主な栄養成分

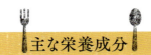

葉・果実の数値。ビタミン、ミネラルともに豊富で食物繊維にも富むが、通常は少量使用なので、辛味成分のほうが重要。

栄養素	含有量
ビタミンA	430μg (700μg)
ビタミンC	92mg (100mg)
ビタミンE	7.7mg (6.0mg)
カリウム	650mg (2,000mg)
カルシウム	490mg (650mg)
糖質	1.5g

※可食部100g当たりの栄養素の量。カッコ内は成人女性の1日の推奨量または目安量で各年齢層別の最大値。ビタミンAはカロテンのレチノール活性当量、Eはα-トコフェロールの含有量

食べ方のヒント

油で炒めると…（100g中）

栄養素	含有量
ビタミンA	480μg
ビタミンC	56mg
ビタミンE	8.5mg
カリウム	690mg
カルシウム	550mg
糖質	2.2g

最近は、細くて種が少なく、ピリッと強い辛味をもつ青唐辛子も多く出回っている

鷹の爪は実の辛味を利用するためのもの

保存方法

水分の多い生のとうがらしは長期保存が難しいため、よく乾燥させてから密閉容器で保存をするとよいだろう。

カプサイシンの辛味が風邪予防や肥満防止に効果

香辛料として使われるとうがらしには、「鷹の爪」、「伏見辛」などがあります。β-カロテンをはじめ各種ビタミン、ミネラル、食物繊維ともに豊富な緑黄色野菜ですが、辛味が強いです。辛味成分の**カプサイシン**は、強い殺菌作用や抗菌作用があることで知られ、刺激的な香りが胃液の分泌を促すことから、消化促進や食欲増進に役立ちます。また、近年は新陳代謝を活発にする効用から、ダイエットに有効な食材として注目されています。カプサイシンの辛味は、ホルモン分泌を促してエネルギー代謝を促進させます。これによって体温が上がり、体脂肪やグリコーゲンが分解されるだけでなく、発汗作用で肌をきれいにする効果もあるとされます。また、辛味の刺激を受けることで塩分を控えることができるので、高血圧予防にも有効です。

春の野菜 | 夏の野菜 | 秋の野菜 | 冬の野菜 | 周年の野菜

080

とうがん【冬瓜】

夏バテ、むくみに効き、ダイエット効果もある

「とうがん」の呼び名は中国名の「冬瓜」から転じたもの。典型的な夏の野菜ですが、冷暗所に置けば冬までもつことから「冬瓜」と呼ばれるようになったともいわれます。

栄養素ではカリウムが比較的多く含まれます。カリウムは過剰に摂取されたナトリウムを体外に排出するために有効に働きます。その結果、高血圧の予防や、利尿作用を促してむくみなども改善する効果があります。

ビタミンCを多く含むため、コラーゲンの生成に働くほか、抗酸化作用があり、老化の抑制や動脈硬化を予防します。また、果肉に含まれる**サポニン**にはダイエット効果や、がんを予防する作用があるともいわれます。つるや葉の部分も食べることができ、中国では栄養豊富な葉野菜の一種として、炒め物などの材料に使われています。

主な効用

水分代謝を高めるカリウムの働きは、むくみ防止、高血圧予防に有効。体を冷やす作用があり、夏場のスタミナ補給にも最適。

- ●利尿作用
- ●疲労回復
- ●高血圧の予防・改善
- ●老化の抑制

調理と組み合わせのコツ

あっさりと淡白な味で、香りにもクセがないため、肉や魚介類などの動物性たんぱく質の素材とよく合う。濃いめのかつおだしで薄味に仕立てたあんをかけたり、鶏や豚の挽肉と一緒にくず煮にする料理もおいしい。

ウリ科の野菜の特徴として、風味にクセがなく、おいしいだしをとった料理とよく合う。汁物などの加熱料理でも、味がなめらかに。低カロリーながら食べごたえもあるため、ダイエット食にも向いている。

主な栄養成分

含有栄養素が高いのはカリウムとビタミンC。淡白な味なので、他の素材と合わせれば栄養分が補給できる。

栄養素	含有量
ビタミンC	39mg（100mg）
葉酸	26μg（240μg）
カリウム	200mg（2,000mg）
カルシウム	19mg（650mg）
食物繊維	1.3g（18g）
糖質	2.5g

※可食部100g当たりの栄養素の量。カッコ内は成人女性の1日の推奨量または目安量で各年齢層別の最大値

食べ方のヒント

ゆでると…（100g中）
- ビタミンC……27mg
- 葉酸……25μg
- カリウム……200mg
- カルシウム……22mg
- 食物繊維……1.5g
- 糖質……2.2g

表面がうっすらと白っぽく、粉をふいたようになっているのが完熟のサイン

手にもって、ずっしりと重いものを選ぼう

保存方法

カットしていないとうがんなら、涼しい場所に置いておけば長期間の保存が可能。カット済みのものはラップで包み、冷蔵庫で保存を。

とうもろこし

夏の野菜

主な効用

疲労回復に効くアスパラギン酸をはじめ、脳を活性化するグルタミン酸、免疫機能を高めるといわれるアラニンなど、注目の栄養成分を多く含む。

- ●疲労回復
- ●便秘の予防・改善
- ●コレステロールの上昇抑制
- ●高血圧の予防・改善

主な栄養成分

スイートコーン（未熟生）の数値。主成分はたんぱく質と糖質でカロリーはやや高い。食物繊維は粒の皮に最も多い。

栄養素	含有量
ビタミンB_1	0.15mg (1.1mg)
ビタミンB_2	0.1mg (1.2mg)
ビタミンB_6	0.14mg (1.2mg)
カリウム	290mg (2,000mg)
食物繊維	3g (18g)
糖質	13.8g

※可食部100g当たりの栄養素の量。上記数値は生の場合。カッコ内は成人女性の1日の推奨量または目安量で各年齢層別の最大値

調理と組み合わせのコツ

野菜として利用されるのは、胚乳に糖分の多い、スイートコーンと呼ばれる甘味種。とうもろこしのたんぱく質は、必須アミノ酸のリジンが少ないのが特徴。このため、リジンを多く含む肉や卵、乳製品、大豆製品などを組み合わせると、たんぱく質の栄養価値を高めることができる。コーンポタージュやオムレツの具材などに適している。また、ビタミンEを多く含むごまやかぼちゃなどとの食べ合わせは、強い抗酸化作用による老化抑制効果、美肌効果が高まるだろう。

食べ方のヒント

ゆでると…（100g中）

ビタミンB_1	0.12mg
ビタミンB_2	0.1mg
ビタミンB_6	0.12mg
カリウム	290mg
食物繊維	3.1g
糖質	15.5g

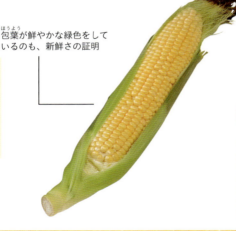

包葉が鮮やかな緑色をしているのも、新鮮さの証明

ひげの分量がたっぷりとしていて、茶色が濃いものほど成熟度が高く、甘味も強め

保存方法

鮮度が落ちやすいので、買ってきたらすぐに調理を。すぐに食べないときは、ゆでてから冷凍保存する。

腸をきれいにする食物繊維がたっぷり

穀物としての乾燥コーンと、野菜としてのスイートコーン（未熟）の両方を食用としています。乾燥コーンは米、小麦と並ぶ三大穀物のひとつで、炭水化物やたんぱく質や脂質を多く含みます。

一方、スイートコーンは、胚芽の部分にビタミンB_1・B_2・Eなどのビタミン類、カリウム、リンなどのミネラルを含み、たんぱく質を構成するアミノ酸には、疲労回復効果が高いことで知られる**アスパラギン酸**、脳の機能を活性化させる**グルタミン酸**、免疫機能を向上させる**アラニン**を含んでいます。

食物繊維が最も多いのは、粒皮の部分。水に溶けない不溶性食物繊維が大半を占め、排泄を促して腸内環境を健全に整えるので、便秘の改善に役立ち、大腸がん予防になります。粒皮は固くて消化が悪いため、冷たい飲み物と一緒に摂らないほうがよいでしょう。

春の野菜 | 夏の野菜 | 秋の野菜 | 冬の野菜 | 周年の野菜

トマト

医者いらずと名高い緑黄色野菜の女王

西洋では「トマトが赤くなると医者が青くなる」といわれるほど、多くの健康効果をもつ緑黄色野菜です。太陽の光で真っ赤に熟した露地栽培のトマトにはビタミンCが多く、β-カロテン、ビタミンB群、ビタミンEなどほかの抗酸化ビタミンも含まれます。

赤い色素成分の**リコピン**はカロテノイドの一種で、ビタミンAの効力はありませんが、β-カロテン以上の抗酸化力があるとされ、近年はがんや動脈硬化に高い予防効果をもつことが報告されています。

ほかにも、血糖値の上昇を抑える働きがある**クエン酸**、脳を活性化させる香り成分の**ピラジン**など、多くの薬効をもっています。予防医学と美容健康の両面から熱い注目を浴びている健康野菜といえそうです。

主な効用

主要栄養素以外に、赤色色素のリコピン、クエン酸、ルチンなど各種栄養成分が豊富。美肌効果でも知られている。

- がん予防
- 動脈硬化の予防
- 老化の抑制
- 風邪や感染症の予防

調理と組み合わせのコツ

不溶性食物繊維を多く摂りたいなら、皮はむかずに食べよう。リコピンの抗酸化パワーを高めるには、ビタミンEを多く含むごまやピーナツ、アーモンドと組み合わせた料理がよい。ごま油やくるみ油のドレッシングを使ったサラダにすれば、脂溶性のリコピンやβ-カロテンをより効率よく摂取できる。レモンやパセリなどの野菜は**ケセルチン**を含むので、ビタミンCの体内活性を高める。肉や魚との相性もよく、煮込み料理にも合う。

主な栄養成分

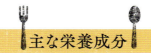

赤い色は色素成分リコピンによるもので、β-カロテンはニンジンのようにオレンジ色に。ミネラル、カリウムが豊富。

ビタミンA	45μg (700μg)
ビタミンC	15mg (100mg)
ビタミンE	0.9mg (6.0mg)
葉酸	22μg (240μg)
カリウム	210mg (2,000mg)
糖質	3.7g

※可食部100g当たりの栄養素の量。カッコ内は成人女性の1日の推奨量または目安量で各年齢層別の最大値。ビタミンAはカロテンのレチノール活性当量、Eはα-トコフェロールの含有量

食べ方のヒント

缶詰（ホール）は…（100g中）

ビタミンA	47μg
ビタミンC	10mg
ビタミンE	1.2mg
葉酸	21μg
カリウム	240mg
糖質	3.1g

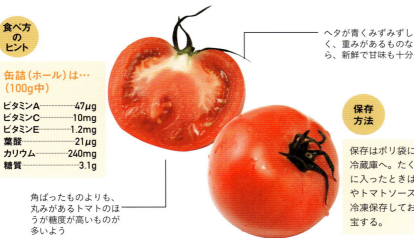

- 角ばったものよりも、丸みがあるトマトのほうが糖度が高いものが多いよう
- ヘタが青くみずみずしく、重みがあるものなら、新鮮で甘味も十分

保存方法

保存はポリ袋に入れて冷蔵庫へ。たくさん手に入ったときは、水煮やトマトソースにして冷凍保存しておくと重宝する。

夏の野菜

なす【茄子】

主な効用

紫色の皮に含まれるポリフェノールの一種、ナスニンが活性酸素の働きを抑制し、がんや心臓病などの生活習慣病をブロック。

- ●がん予防
- ●動脈硬化の予防
- ●高血圧の予防・改善
- ●コレステロールの上昇抑制

調理と組み合わせのコツ

ナスニンは皮の部分に含まれるので皮もしっかり食べたい。

油と相性がよく、揚げたり炒めたりすることで甘味が増し、夏場のスタミナ強化にも役立つ。ただし、吸油率が高いので、ダイエット中の人はほかの調理方法に。揚げるときは、小さく切り分けず、揚がった後に熱湯をかけて油切りをすると、余分な油脂分をカットできる。みそとの相性もよく、田楽やみそ汁、蒸しなすのごまみそ和えも美味。秋なすはアクが強いので、アク抜きも忘れずに。

主な栄養成分

栄養素はそれほど多くないが、アントシアニン系色素のナスニンをはじめ、効用をもつ色素成分やアク成分を多く含む。

栄養素	含有量
ビタミンK	10μg(150μg)
葉酸	32μg(240μg)
カリウム	220mg(2,000mg)
食物繊維	2.2g(18g)
糖質	2.9g

※可食部100g当たりの栄養素の量。カッコ内は成人女性の1日の推奨量または目安量で各年齢層別の最大値

食べ方のヒント

ゆでると…（100g中）

ビタミンK	10μg
葉酸	22μg
カリウム	180mg
食物繊維	2.1g
糖質	2.4g

ヘタがとがっていて触ると痛いくらいのものが新鮮

皮の紫色にムラがなく、艶と張りがあるものが◎

保存方法

比較的日もちするほうだが、冷気に当たると、しぼんだり種のまわりが茶色く変色したりしやすくなるため、新聞紙や穴の開いたポリ袋に入れ、野菜室で保存しよう。

春の野菜 / 夏の野菜 / 秋の野菜 / 冬の野菜 / 周年の野菜

色素とアクの成分に強い抗酸化パワー

奈良時代に中国から伝わった「なす」は、漢方では体を冷やす野菜として、鎮痛や消炎のために使われてきました。血行の促進作用や利尿作用にも優れ、「秋なすは嫁に食わすな」ということわざも、体を冷やすことにより流産を心配する気づかいから生まれたとする説が有力です。

機能性成分でよく知られているのは、皮に含まれる色素成分のナスニン。これは強い抗酸化作用があるアントシアニン系の色素で、コレステロールの酸化を防ぎ、細胞の老化やがん化を抑える作用があります。ブルーベリーと同様に眼精疲労をやわらげたり、視力の回復を助ける効果で注目されています。

アク成分のクロロゲン酸も、抗酸化成分である**ポリフェノール**の一種。活性酸素による過酸化脂質の生成を抑え、生活習慣病全般の予防と改善に効果をもつとされています。

夏みかん 【夏蜜柑】

きゅっとしまった酸味がさわやかで夏らしい

ブンタン系統の交雑種で、山口県萩市で栽培が始まったといわれます。「夏橙」が正式な名称で、かつては「温州みかん」と並ぶ代表的なかんきつ類に数えられていましたが、酸味が強いことから次第に人気が衰退し、昭和40年代以降は「甘夏みかん」にその人気をとって代わられるようになりました。

酸味のもとはクエン酸で、代謝機能をコントロールし、疲労回復に役立ちます。また、体内で強い酸化作用をもつ活性酸素の発生を抑える働きも報告されています。夏みかんの豊富なビタミンCとの相乗作用により、がんや高血圧を予防したり、肝臓の機能を高めたりといったさまざまな効果が期待できます。

また、捨ててしまいがちな筋やわた、袋の部分には食物繊維に加え、血圧や中性脂肪値を抑えるヘスペリジンというポリフェノール成分が含まれています。

主な効用

ビタミンCには、細胞の老化を防ぐ働きが。酸っぱさのもとであるクエン酸にも抗酸化作用があり、疲労回復に役立つ。
- 老化の抑制
- 高血圧の予防・改善
- 抗ストレス作用
- 疲労回復

調理と組み合わせのコツ

栄養素のメリットを生かすには、食物繊維や通称ビタミンPのひとつ、ヘスペリジンを多く含むわたの部分を捨てずに、皮と一緒にマーマレードにして味わうとよい。砂糖は重量の6割程度が目安。皮は細かく刻んで鍋に入れ、たっぷりの水とともに30分ほどゆでこぼそう。砂糖を加えて煮ると袋やわたのペクチンの作用で、とろみがつく。

果肉は葉野菜と一緒にサラダにするほか、レモンのように搾り汁を焼き魚にかけて食べるなどの使い方もできる。

主な栄養成分

かんきつ類でも酸味が強く、ビタミンCが豊富。わたや袋の部分には、特有のポリフェノールのヘスペリジン（ビタミン様物質のビタミンPのひとつ）を含む。

- ビタミンC　38mg (100mg)
- 葉酸　25μg (240μg)
- カリウム　190mg (2,000mg)
- 食物繊維　1.2g (18g)
- 糖質　8.8g

※可食部100g当たりの栄養素の量。カッコ内は成人女性の1日の推奨量または目安量で各年齢層別の最大値

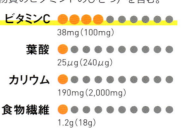

- ヘタが付いているものを選ぶ
- 皮の表面に斑点や傷がないもので、適度な重みがあるものがよい

食べ方のヒント

缶詰にすると…（100g中）
- ビタミンC　14mg
- 葉酸　12μg
- カリウム　92mg
- 食物繊維　0.5g
- 糖質　18.9g

保存方法

保存はポリ袋などに入れ、冷蔵庫で。皮と果肉をマーマレードや砂糖漬けにすれば、より日もちがきく。皮を使う場合は一度熱湯に通し、ワックスをしっかり落とすことを忘れずに。

夏の野菜
にがうり【苦瓜】

主な効用
豊富なビタミンCと苦味成分の相乗作用により、抗がん、老化の抑制や動脈硬化の予防に効果が。カリウムも多く、高血圧予防にもよい。
- がん予防
- 老化の抑制
- 動脈硬化の予防
- 夏バテの防止

主な栄養成分
ビタミンC含有量はピーマンとほぼ同じ高さ。苦味成分モモルディシン、たんぱく質の一種モモジンなど栄養成分も含む。

ビタミンC	●●●●●●●○○○	76mg (100mg)
ビタミンE	●○○○○○○○○○	0.8mg (6.0mg)
ビタミンK	●●●○○○○○○○	41μg (150μg)
カリウム	●●○○○○○○○○	260mg (2,000mg)
食物繊維	●○○○○○○○○○	2.6g (18g)
糖質	1.3g	

※可食部100g当たりの栄養素の量。カッコ内は成人女性の1日の推奨量または目安量で各年齢層別の最大値。ビタミンEはα-トコフェロールの含有量

調理と組み合わせのコツ
皮の苦味が苦手な人は、塩もみしてさっと熱湯に通すか、直火であぶると食べやすくなる。ビタミンCは水溶性なので、下ごしらえは食べる直前に。油炒めならビタミンCを大きく損なうことはないが、加熱は手早く、シャキッとした歯ごたえを残す程度にしておきたい。ビタミンEを多く含むごま、カシューナッツなどと和えれば、老化抑制や美肌づくりにも役立つ一品になる。

食べ方のヒント
油で炒めると…（100g中）
- ビタミンC……75mg
- ビタミンE……0.9mg
- ビタミンK……45μg
- カリウム……260mg
- 食物繊維……2.8g
- 糖質……1.8g

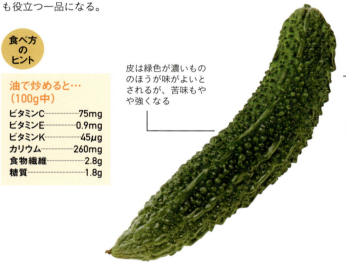

皮は緑色が濃いもののほうが味がよいとされるが、苦味もやや強くなる

イボがしっかりしていて、弾力のあるものを選ぶ

保存方法
種とわたから傷んでいくので、余った分を保存するときは、種とわたを取り除き、水気をよく拭き取ってから新聞紙に包んで冷蔵庫に入れておこう。

独特のほろ苦さで低下ぎみの食欲アップ

東南アジアが原産で、沖縄での呼び名「ゴーヤー」でおなじみです。独特の強い苦味が特徴。表面にあるイボと、苦味成分は**ククルビタシン類**という**フラボノイド**の一種で、食欲を高め、夏バテを防ぐ効果があります。また、強い抗酸化力によるがん予防や、動脈の硬化・老化を有効に防ぐ働きをもつ成分としても注目されています。

栄養素もビタミン、ミネラルともに豊富に含み、特にビタミンCが多く含まれます。ビタミンCは代表的な抗酸化ビタミンのひとつで、苦味成分との相乗作用でがんや老化の抑制効果を高め、ストレスに対して有効に作用。ナトリウムの排出を促すカリウムの含有量も多く、体内の水分バランスを失いやすい夏場には貴重な健康野菜です。共存する抗酸化ビタミンであるビタミンEは、「老化抑制ビタミン」とも呼ばれます。

春の野菜 / 夏の野菜 / 秋の野菜 / 冬の野菜 / 周年の野菜

086

にんにく【葫・大蒜】

主な効用

辛味成分のアリシンは強い殺菌力をもつ。免疫力アップに貢献。がん予防、スタミナ補給、血栓予防の効果が期待される。

- がん予防
- 疲労回復
- 抗菌・解毒作用
- コレステロールの上昇抑制

主な栄養成分

表示の栄養成分のほか、野菜では珍しくたんぱく質が豊富。辛味成分アリシンと結びつき有効に働くビタミンB_1も多い。

栄養素	含有量
ビタミンB_1	0.19mg（1.1mg）
ビタミンB_6	1.53mg（1.2mg）
カリウム	510mg（2,000mg）
リン	160mg（800mg）
食物繊維	6.2g（18g）
糖質	21.3g

※可食部100g当たりの栄養素の量。カッコ内は成人女性の1日の推奨量または目安量で各年齢層別の最大値

調理と組み合わせのコツ

アリシンの効用は、切ったりすったりすることで細胞が壊され、酵素の働きが活発になることで高められる。そのため、細かくした後は10分ほど放置し、酵素が十分に活性化されてから食べるようにすると、効果も香りもより高めることができる。にんにくを食べると風邪予防にもなり、特に焼くと、味がなめらかになり、食べやすくなる。

食べ方のヒント

炒めると…（100g中）

ビタミンB_1	0.23mg
ビタミンB_6	1.80mg
カリウム	610mg
リン	200mg
食物繊維	6.8g
糖質	23.8g

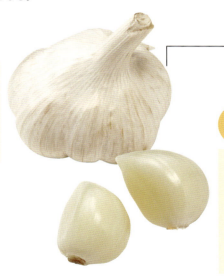

皮が白くしっかりと重なって、ふっくら丸みがあるものが上等

保存方法

保存する際は、網袋に入れて風通しのよい場所に吊るすか、皮が付いたまま粒をバラバラに離し、ラップで包んで冷蔵庫へ。新にんにくをしょうゆに漬け、密閉容器で保存すると、調味料に使えて便利だ。

アリシンの抗がん作用、強壮効果

英語名は「ガーリック」。強い匂いで料理に欠かせない香辛料として、古くからスタミナ剤として、世界中で広く利用されています。主な薬理作用は、辛味成分の**アリシン**によるもの。にんにくは、もともとねぎ類に共通する**硫化アリル**をたっぷり含んでいますが、すったり切ったりすると、硫化アリルの一部である**アリイン**が酵素の働きでアリシンに変わります。これが抗酸化作用を発揮し、抗がん予防の効果を発揮するのです。このアリシンを加熱すると、血液をサラサラにして血栓を防いでくれる**アジョエン**に変わります。また、アリシンは体内でビタミンB_1と結合するとその吸収率を高め、エネルギー代謝をスムーズに行う役割を果たします。この作用こそが、にんにくが強壮剤として重用されるに至ったゆえんなのです。

夏の野菜 パイナップル

主な効用

ビタミンCとクエン酸の相乗作用で疲労回復、美肌づくりに効果が。腸を掃除する不溶性食物繊維が多く、便秘予防効果も。

- ●疲労回復
- ●整腸作用
- ●美肌効果
- ●老化の抑制

調理と組み合わせのコツ

酢豚や豚肉のロースト、スペアリブのパイナップルソースなど、豚肉との相性のよさはよく知られる。これは、味をよくするだけでなく、パイナップルに含まれるたんぱく質分解酵素のブロメラインが、肉質をやわらかくする働きをもつため。鉄の吸収を高めるビタミンCも豊富なので、こまつなやほうれんそうと一緒にミキサーにかけて、ミックスジュースにしてもよい。

主な栄養成分

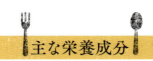

果物としては多くのビタミンB₁を含み、ビタミンC、酸味成分クエン酸、たんぱく質分解酵素のブロメラインなどを含む。

成分	量
ビタミンB₁	0.08mg (1.1mg)
ビタミンB₆	0.08mg (1.2mg)
ビタミンC	27mg (100mg)
カリウム	150mg (2,000mg)
食物繊維	1.5g (18g)
糖質	11.9g

※可食部100g当たりの栄養素の量。カッコ内は成人女性の1日の推奨量または目安量で各年齢層別の最大値

食べ方のヒント

ジュースにすると（ストレートジュースの場合）…（100g中）

ビタミンB₁	0.04mg
ビタミンB₆	0.07mg
ビタミンC	6mg
カリウム	210mg
食物繊維	0g
糖質	11.0g

果皮の下部が黄色っぽい色に変わり、甘い香りが漂うようになったら完熟のサイン

未熟な果肉を食べると、消化不良でお腹をくだしたり、舌がピリピリとして荒れてしまうこともある

保存方法

保存は冷蔵庫の野菜室で。逆さに立ててしまっておくと、甘味が全体に回りやすい。

肉料理の胃もたれや胸やけを予防

食品としての正式名称は「パインアップル」。クイーン、スパニッシュ、カイエン、アマレロなどの種類があり、現在流通している主流品種は果汁が多く、甘味と酸味のバランスに優れるスムース・カイエン種です。

パイナップルには、たんぱく質分解酵素の**ブロメライン**が含まれ、これが肉類などの動物性たんぱくの消化を助け、胃もたれや胸やけを予防します。また、炭水化物の代謝を助けるビタミンB₁が比較的多く含まれており、疲労回復や夏バテ予防に効果を発揮。酸味成分として含まれる**クエン酸**にも、疲労物質の乳酸を溜まりにくくし、これらの複合作用が疲れを溜めにくい体質づくりに役立ちます。

風邪予防に有効なビタミンC、腸を活性化して便秘を改善する食物繊維、利尿作用に優れるカリウムもそれぞれ豊富で、栄養バランスの面でも優秀な果物といえます。

春の野菜 | 夏の野菜 | 秋の野菜 | 冬の野菜 | 周年の野菜

パクチョイ

主な効用

丈夫な骨の生成に欠かせないカルシウムやビタミンKを含み、多種類の栄養素が生理作用を幅広くカバーする。

- ●骨粗しょう症の予防
- ●高血圧の予防・改善
- ●老化の抑制
- ●がん予防

調理と組み合わせのコツ

β-カロテンをはじめ油と相性のよい栄養素を多く含むこと、肉厚でも火の通りがよいことなどから、炒め物や炒め煮などの調理法がおすすめ。ごま和え、白和え、みそ汁の具にもよいだろう。

白と緑の鮮やかなコントラストを生かすためにも、加熱処理はなるべく短くしたほうがよい。中華料理風に、炒める前にさっと油通し※をしたり、ゆでるときは少量の油を加えたりといった方法なら、色も美しく、歯ごたえよく、栄養の損失も最小限に抑えられる。

主な栄養成分

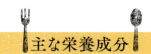

β-カロテンやビタミンB₂・B₆・C・K、葉酸などのビタミンが豊富で、カリウム、カルシウムなどのミネラルも。

ビタミンA	●●○○○○○○○○	150μg(700μg)
ビタミンC	●●●●●○○○○○	45mg(100mg)
ビタミンK	●●●●●●●●●●●●●	190μg(150μg)
カリウム	●●○○○○○○○○	450mg(2,000mg)
カルシウム	●●○○○○○○○○	100mg(650mg)
糖質	0.9g	

※可食部100g当たりの栄養素の量。カッコ内は成人女性の1日の推奨量または目安量で各年齢層別の最大値。ビタミンAはカロテンのレチノール活性当量

食べ方のヒント

炒め物やスープで
緑の葉の部分に、β-カロテンがいっぱいなので油でさっと炒めるのがおすすめ。

保存性はチンゲンサイよりも低く、しなびやすい

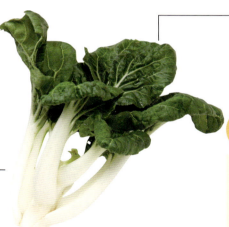
葉がピンと張って艶があり、葉の緑色と葉柄の白色のコントラストが鮮やかなものを選ぼう

保存方法
なるべき1株を1回で使い切るようにするのが原則だが、余った場合はラップに包み、冷蔵庫で立てて保存を。

中国の家庭料理でおなじみ

中国名で「小白菜（シャオバイツァイ）」と呼ばれる野菜の一種で、パクチョイは茎が白いもの。同じ種類で茎が青いものが秋野菜の「チンゲンサイ」です。茎は真っ白で、葉は青々とした緑色。どちらもやわらかく、味や香りにもクセがないため、中国では炒め物からスープの具材にまで広く使われています。

濃い緑の葉の部分には、たっぷりβ-カロテンを含みます。ほかにもビタミンCやK、葉酸、カリウムなどの栄養素が豊富で、これらはチンゲンサイよりも多く含まれています。

β-カロテン、ビタミンCには、ともに活性酸素の活動を抑える抗酸化作用があり、ダブルの働きによって生活習慣病予防や美容効果にパワーを発揮します。

中国野菜の特徴としてカリウム、カルシウムなどのミネラルも豊富に含むことから、骨粗しょう症予防にも有効です。

※油通し（あぶらどおし）：炒める材料を一度中温のたっぷりの油にくぐらせること。

夏の野菜 バジル

主な効用

β-カロテンをはじめとする栄養成分のほか、リナロール、カンファー、オイゲノールなどの精油成分による薬効が期待できる。

- 消化促進
- 抗菌・解毒作用
- 骨粗しょう症の予防
- 高血圧の予防・改善

主な栄養成分

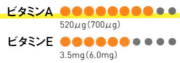

ビタミンA・E・Kなどのビタミンのほか、カリウム、カルシウム、鉄にも富み、栄養価値の高さはトップレベル。

栄養素	含有量
ビタミンA	520μg（700μg）
ビタミンE	3.5mg（6.0mg）
カリウム	420mg（2,000mg）
カルシウム	240mg（650mg）
鉄	1.5mg（10.5mg）
糖質	0g

※可食部100g当たりの栄養素の量。カッコ内は成人女性の1日の推奨量または目安量で各年齢層別の最大値。ビタミンAはカロテンのレチノール活性当量、Eはα-トコフェロールの含有量

調理と組み合わせのコツ

好相性の食材は、トマトとにんにく。にんにく、とうがらし、バジルをオリーブオイルに漬けたバジルオイルは、焼き魚やパスタ、ピザのソースに重宝する。バジルににんにく、オイル、松の実、パルメジャーノチーズを加えてすり混ぜたジェノベーゼソースは、ビタミンEが豊富で、抗酸化パワーが高いソース。スープやシチュー、サラダなどの香り付けにも使われる。

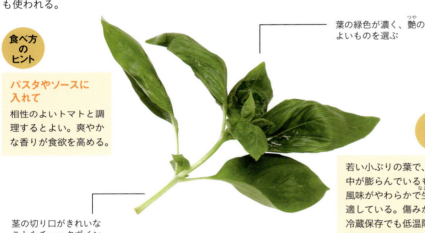

食べ方のヒント

パスタやソースに入れて
相性のよいトマトと調理するとよい。爽やかな香りが食欲を高める。

葉の緑色が濃く、艶のよいものを選ぶ

保存方法

若い小ぶりの葉で、真ん中が膨らんでいるものは、風味がやわらかで生食に適している。傷みが早く、冷蔵保存でも低温障害で黒ずみを起こしやすいため、早めに食べきりたい。

茎の切り口がきれいなこともチェックポイントのひとつ

とても豊富なβ-カロテンを含む

熱帯アジアからインド、アフリカを原産地とするシソ科のハーブ。さわやかな甘い香りと、かすかな苦味をもち、イタリア料理やタイ料理で使われます。イタリア語で「バジリコ」、日本語で「目箒（めぼうき）」です。非常に多くのβ-カロテン、カリウム、カルシウムを含みます。相性のよいトマトと一緒に調理すれば、トマトのリコピンによる抗酸化力も加わって、がん予防や動脈硬化予防、コレステロールの上昇抑制や血圧の改善など、幅広い効用が期待できます。

独特の清涼感ある香りは、**リナロールやオイゲノール**などの複数の精油成分によるもの。さわやかな香りで食欲を高め、抗菌作用、消化促進作用でも知られています。また、神経を鎮める作用もあり、古代ギリシャ・ローマ時代には、うつ病や不眠症のための精神安定剤として使われていたそうです。

春の野菜 | 夏の野菜 | 秋の野菜 | 冬の野菜 | 周年の野菜

090

はつかだいこん【二十日大根】

さわやかな辛味と歯ざわりで口の中をスッキリ

生食向きのミニだいこんで、「廿日だいこん」の名前は、種まきから二十日前後で収穫できることに由来します。食用となる根の部分には、ビタミンCやカリウムなどの栄養素のほかに、色素成分アントシアニンの一種であるシアニジンという物質を含みます。

シアニジンは、なすなどに含まれる色素と同様に抗酸化作用があり、細胞の老化やがん化を抑制したり、コレステロールの上昇を抑えて動脈硬化を予防するなどの効果が期待できます。

また、だいこんと同じ消化酵素のジアスターゼ（アミラーゼ）を含んでいるので、胃もたれや食欲不振を解消し、胃腸の働きを整える作用もあります。葉には、根の部分にはないβ-カロテンやビタミンB群、カルシウム、鉄がたっぷり。葉も食べられる品種が増え、料理の用途もいっそう広がっています。

主な効用

赤色の色素成分シアニジンは強い抗酸化力をもち、がん細胞の増殖を抑え、動脈硬化を防ぐ作用をもつとされている。

- がん予防
- コレステロールの上昇抑制
- 動脈硬化の予防
- 高血圧の予防・改善

調理と組み合わせのコツ

消化酵素のジアスターゼは熱や酸に弱いので、根の部分は、薄くスライスしてサラダで食べるのが一般的。まるごと用いる場合は塩とレモンをかけたら、すぐ食べること。フランスではフレッシュなバターをつけて前菜に食べることも多いそう。葉の部分は脂溶性のビタミンを多く含んでいるので、植物油でソテーしたり、ベーコンと合わせた蒸し煮などが適している。良質なたんぱく質を含む油揚げと合わせた和風の炒め煮なども、栄養価値が高く酒の肴にもよい。

主な栄養成分

主に食用となる根の部分の栄養素は多くないが、有効な作用をもつ色素成分を含む。葉の部分にカロテンが豊富。

- ビタミンC 19mg（100mg）
- 葉酸 53μg（240μg）
- カリウム 220mg（2,000mg）
- カルシウム 21mg（650mg）
- リン 46mg（800mg）
- 糖質 1.9g

※可食部100g当たりの栄養素の量。カッコ内は成人女性の1日の推奨量または目安量で各年齢層別の最大値

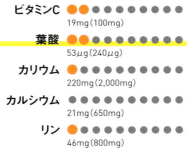

食べ方のヒント

油で炒めて
葉の部分には、β-カロテンなどの栄養素がたっぷり。油を使って炒めるとよい。

株元が太すぎるものや、割れ目のあるものは避けよう

根の部分は小ぶりでしまったものを、葉は鮮やかな緑色で、張りがあるものを選ぼう

保存方法

保存は乾いた新聞紙にくるみ、ポリ袋などに入れて冷蔵庫の野菜室へ。すが入りやすいので、新鮮なうちに食べよう。

※す：大根やごぼうなどの芯に多くの細い穴を生じた部分。

パッションフルーツ

夏の野菜

主な効用

β-カロテンは体内で必要な量だけビタミンAに変わり、免疫力向上や皮膚・粘膜の保護に働く。ナイアシンは糖質や脂やアルコール代謝をサポート。

- ●皮膚・粘膜の保護
- ●二日酔いの予防
- ●疲労回復
- ●貧血の予防

調理と組み合わせのコツ

実を半分に切り、スプーンで種ごとすくって食べるとトロピカルフルーツ特有の甘酸っぱさがストレートに味わえる。好みに応じて、はちみつとレモン、またはミルクなどを加えれば栄養バランスもアップする。香りがよいので、果汁に砂糖やはちみつ少々と水を加え、ミキサーにかけて、さっぱりした味わいのジュースに仕立ててもよい。凍らせてシャーベットにしたり、ゼラチンで固めてゼリーにするなどさまざまな味わいが楽しめる。

主な栄養成分

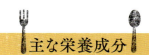

下の成分表示は生の果汁の数値。β-カロテンを1,100μg含むほか、ビタミンB₆、ナイアシン、葉酸などのビタミンB群が豊富。カリウムも含む。

栄養素	含有量
ビタミンA	89μg (700μg)
ビタミンC	16mg (100mg)
ナイアシン	1.9mg (12mg)
葉酸	86μg (240μg)
カリウム	280mg (2,000mg)
糖質	16.2g

※可食部100g当たりの栄養素の量。カッコ内は成人女性の1日の推奨量または目安量で各年齢層別の最大値。ビタミンAはカロテンのレチノール活性当量

食べ方のヒント

そのままデザートに
香りがよいので、ジュースやゼリーにしても。

表面にシワが寄り、甘い香りが出てきたら食べ頃の合図

皮が張っている未熟果の状態では酸味が強すぎるので、完熟するまで待つ

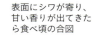

保存方法

保存はポリ袋などに入れて冷蔵庫の野菜室で。輪切りにしたものを凍らせてシャーベット状にすると、ひと味違うおいしさが味わえる。

風邪や貧血に効くビタミンB群が充実

ブラジル原産のフルーツで、黄色または紫色の果皮をもち、多数の種を含むゼリー状の果肉を種ごと食べます。最近では日本でもハウス栽培されています。

含まれているβ-カロテンはビタミンAに変換されて、皮膚や鼻、消化器の粘膜を健全に保つ働きがあり、風邪予防にも効果的。変換されずに残った分は、抗酸化作用により有害な活性酸素から体を守ります。

またパッションフルーツには、ビタミンB₆、ナイアシン、認知症予防で注目される葉酸などのビタミンB群が多く含まれる特徴もあります。これらは、いずれも三大栄養素のエネルギー代謝と密接な関係をもち、不足すると皮膚炎を含む肌のトラブルや貧血、神経障害などの症状を招くこともあります。ナイアシンには、アルコール分解をサポートする働きもあり、二日酔い予防に有効とされています。

春の野菜 | 夏の野菜 | 秋の野菜 | 冬の野菜 | 周年の野菜

092

パパイア

主な効用

ビタミンA・C・E、色素成分のリコピン、たんぱく質分解酵素のパパインなどの作用により、疲労回復やがん予防に効果が。

- がん予防
- 老化の抑制
- 疲労回復
- 高血圧の予防・改善

調理と組み合わせのコツ

半分にカットして黒い種を取り除き、スプーンでくって食べるのが一般的。パパイアは酸味が少ないため、レモンやライムの絞り汁を加えると甘味が際立っておいしくなり、ビタミンCの効力もパワーアップ。独特の香りが苦手な人にもおすすめの食べ方だ。たんぱく質の消化を助けるパパインも含まれるため、味の相性がよい生ハムと合わせれば、気のきいた一品になる。

主な栄養成分

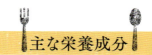

下の成分表示は完熟パパイアの数値。抗酸化ビタミンのA・C・Eが含まれ、特にCが豊富。葉酸やパントテン酸が多い。

栄養素	含有量
ビタミンA	40μg (700μg)
ビタミンC	50mg (100mg)
ビタミンE	0.3mg (6.0mg)
カリウム	210mg (2,000mg)
食物繊維	2.2g (18g)
糖質	7.3g

※可食部100g当たりの栄養素の量。カッコ内は成人女性の1日の推奨量または目安量で各年齢層別の最大値。ビタミンAはカロテンのレチノール活性当量、Eはα-トコフェロールの含有量

食べ方のヒント

未熟のときは…（100g中）

栄養素	含有量
ビタミンA	10μg
ビタミンC	45mg
ビタミンE	0.1mg
カリウム	190mg
食物繊維	2.2g
糖質	7.2g

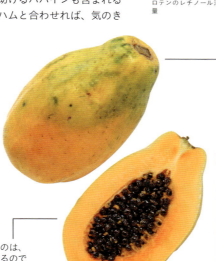

表面に艶があり、ずっしりと重みのあるものを選ぼう

シワがあるものは、古くなっているので注意を

保存方法

果肉の色が完全に黄色くなったときが食べごろ。熟した後は冷蔵庫の野菜室で保存し、なるべく早く食べること。熟すまでは20℃前後の場所で追熟させる。

濃厚なコクのあるトロピカルフルーツ代表

日本人になじみの深いトロピカルフルーツのひとつ。別名を「木瓜」や「乳瓜」ともいい、黄色やオレンジ色の果肉の完熟果を生でデザートとして味わうほか、未熟な果実を野菜として食べることもあります。沖縄や東南アジア諸国では、緑色の未熟果を千切りにし、サラダや炒め物などの料理に使います。

ビタミンCが多く、完熟果にはβ-カロテンやビタミンEも含まれるので、トリプル効果で体内の活性酸素を撃退。色素成分には、やはり抗酸化性の強いリコピンが含まれ、がんをはじめとする生活習慣病の予防にも効力を発揮します。果汁に含まれるたんぱく質分解酵素のパパインには、肉類の消化を助け、胃もたれや胸やけを防ぐ効果があります。わさびに含まれる成分アリルイソチオシアネートを含み、肝臓の解毒酵素の働きを高め、発がん物質を抑える作用があります。

夏の野菜 パプリカ

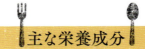

主な効用

β-カロテン、ビタミンC・Eがともに群を抜いて多く、健康や美容にさまざまな効果が期待される。抗ストレス対策にも有効。

- がん予防
- 老化の抑制
- 皮膚・粘膜の保護
- 動脈硬化の予防

主な栄養成分

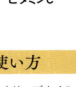

抗酸化作用が高いビタミンC・Eをピーマンより多く含む。また、赤やオレンジのパプリカはカロテノイド系の色素成分も多く含んでいて、動脈硬化やがんの予防に効果がある。

ビタミンA　　ビタミンC
（β-カロテン）
カリウム

調理と組み合わせのコツ

生でスライスしてサラダに用いたり、オーブンで蒸し焼きにしたり、油で炒めたりと、広く活用できる。β-カロテンの吸収率を高めるには、オリーブオイルでソテーしたり、ローストしたパプリカをオイルに漬けてマリネにする食べ方が適している。加熱することで、ふっくらとした甘味も加わっておいしい。特に、ビタミンEを多く含むオリーブオイルと一緒に摂ると、パプリカのもつビタミンCの抗酸化作用が上昇するので、適切な組み合わせといえる。

主な使い方

サラダ、蒸し焼き、オリーブオイルを使ったソテー、ローストしたものをオイルに漬けたマリネなど。

食べ方のヒント

オリーブオイルと一緒に
ビタミンEを含む食材と一緒に摂ると、ビタミンCの抗酸化作用が上昇する。

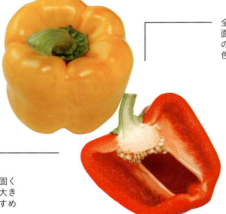

全体の色が均一で、表面にシワがなく、ヘタの切り口が鮮やかな緑色のものを選ぶ

（たね）種が育つと果肉が固くなるので、あまり大きくないものがおすすめ

保存方法
水気に弱いので、保存する際は表面の水分を十分に拭き取り、ポリ袋に入れて密封してから冷蔵庫の野菜室に入れよう。

ピーマンの青臭さがなく、自然な甘み

ピーマンと同じとうがらし類の野菜ですが、ピーマンより肉厚で、独特の青臭さがなく、赤や黄色、オレンジのカラフルな色合いが特徴です。

ビタミン類の含有はピーマンとあまり変わりありませんが、β-カロテンやビタミンC・Eなどが多く、より強い抗酸化力をもつ野菜といえるでしょう。

赤パプリカやオレンジのパプリカは、ともにカロテノイド系の色素成分を多く含み、がん予防や動脈硬化の予防に効果があるとされます。抗酸化ビタミンのビタミンCやEの効果も加わって、肌を美しく保つ、目の粘膜を保護するなどの効用も期待できそうです。

ビタミンCは通常、熱で壊れやすいとされていますが、パプリカの場合は厚い果肉に守られているため、加熱しても損失しにくいとされます。

春の野菜｜夏の野菜｜秋の野菜｜冬の野菜｜周年の野菜

094

ピーマン

匂い成分が血栓を予防し、血液をサラサラに

辛味の少ないとうがらしの一種で、一部品種の違うものもありますが、一般的にピーマンと呼ばれる青ピーマンは、未熟な緑色の実を収穫したもの。完熟させたものが赤ピーマンです。ビタミンのなかでも抗酸化力が強いβ-カロテン、ビタミンC・Eをともに多く含み、夏場の体力回復に欠かせない野菜です。

ビタミンCはコラーゲンの合成を促進する作用をもち、Eとの協働で毛細血管を健康に保つ働きもあるので、肌のトラブルを改善するうえで有効に働きます。青臭い匂いのもととなる成分は**ピラジン**と呼ばれるもので、血液の老廃物を取り除き、血栓を防いで動脈硬化や心筋梗塞を予防する効果があるとされています。とうがらし類に特有の辛味成分**カプサイシン**も少量ながら含んでおり、新陳代謝を高め、夏バテの回復を早めてくれます。

主な効用

ビタミンCを多く含み、細胞の老化を抑制。匂い成分のピラジンには血液をサラサラにして、血栓を予防する効果もあるとされる。
- 疲労回復
- 高血圧の予防・改善
- 美肌効果
- 老化の抑制

調理と組み合わせのコツ

ビタミンA・Eなどをはじめとする脂溶性のビタミンを多く含むので、油との相性は抜群。中華風の炒め物に使うほか、肉詰め焼きなどの料理でも独特のほろ苦さがおいしく味わえる。ビタミンEは細胞の老化防止に有効に働くが、油を使った料理とあわせて摂取すると効率よく吸収される。低カロリーでヘルシーなじゃこや油揚げと組み合わせたり、サラダなどにして、生で食べてもよい。熱湯にくぐらせると、色が鮮やかに仕上がる。

主な栄養成分

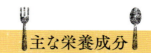

ビタミンCが豊富だが、品種改良により、栄養価値はやや減少傾向に。成分表示の「青」は青ピーマンの数値、「赤」は赤ピーマンの数値。栄養素は完熟した赤ピーマンのほうが高い。

ビタミンA	青33・赤88μg（700μg）
ビタミンC	青76・赤170mg（100mg）
ビタミンE	青0.8・赤4.3mg（6.0mg）
カリウム	青190・赤210mg（2,000mg）
食物繊維	青2.3・赤1.6g（18g）
糖質	青2.8・赤5.6g

※可食部100g当たりの栄養素の量。カッコ内は成人女性の1日の推奨量または目安量で各年齢層別の最大値。ビタミンAはカロテンのレチノール活性当量、Eはα-トコフェロールの含有量

食べ方のヒント

油で炒めると…（100g中）
- ビタミンA……青35・赤92μg
- ビタミンC……青79・赤180mg
- ビタミンE……青0.9・赤4.4mg
- カリウム……青200・赤220mg
- 食物繊維……青2.4・赤1.6g
- 糖質……青3・赤6g

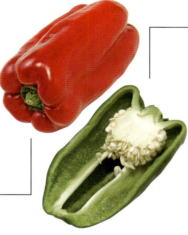

ヘタの部分から傷んでくるので、買うときはまずこの部分のチェックから

皮に艶と張りがあり、肉厚なものが良品の証

保存方法

冷蔵庫での保存が基本だが、水気に弱いため、しまう前に水分はしっかり拭き取って。ポリ袋などに入れてきっちり密閉し、野菜室にしまおう。

夏の野菜

びわ 【枇杷】

主な効用

生活習慣病全般の予防に働くβ-カロテンのほか、ポリフェノール成分のクロロゲン酸によるがんの予防・抑制効果も期待される。

- ●がん予防
- ●疲労回復
- ●美肌効果
- ●高血圧の予防・改善

主な栄養成分

β-カロテンの多さでは、フルーツのなかでも群を抜き、β-クリプトキサンチンも非常に多い。食物繊維も比較的多く、水溶性と不溶性を含む。

- ビタミンA　68μg（700μg）
- カリウム　160mg（2,000mg）
- 食物繊維　1.6g（18g）
- 糖質　9.0g

※可食部100g当たりの栄養素の量。カッコ内は成人女性の1日の推奨量または目安量で各年齢層別の最大値。ビタミンAはカロテンのレチノール活性当量

調理と組み合わせのコツ

酸味が少ないフルーツなので、食べる直前にレモン汁をひと振りすると、フレッシュな酸味が加わり、甘味が際立つ。たくさん手に入ったときは、ホワイトリカー、氷砂糖とともに漬けてびわ酒を仕込むのもおすすめだ。このとき皮をむいたレモンを一緒に漬け込むと風味が増して、ビタミンCもたっぷり摂れる。びわの皮をむくときは、ヘタの方からむこう。

食べ方のヒント

缶詰にすると…（100g中）

- ビタミンA　39μg
- カリウム　60mg
- 食物繊維　0.6g
- 糖質　19.2g

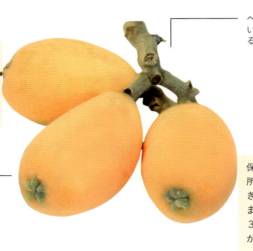

ヘタがしっかりとしていて、果皮に張りがあるものを選ぼう

表面に密生しているうぶ毛と、ブルームと呼ばれる白い粉が新鮮さの目印

保存方法

保存は風通しのよい場所に常温で。冷やしすぎると甘味が抜けてしまうため、食べる2～3時間前に冷やすほうがよいだろう。

甘味がさわやかな初夏の風物詩

原産は中国。「水果子」と呼ぶのがふさわしいジューシーな果実、控えめでやさしい甘味が、いかにも日本人好みの果物です。フルーツのなかでは上位につけるほどβ-カロテンを豊富に含むことから、がん予防や動脈硬化予防、高血圧の改善など、さまざまな効果が期待できます。β-カロテンは体内でビタミンAに変わり、目の粘膜を健康にして視力を保ち、老化を抑制するなどの役割を果たします。

一方、びわの皮や種の近辺に多く含まれるのが、**ポリフェノール**成分の**クロロゲン酸**。タンニン系の苦味をもつ成分で、発がん物質の生成を抑え、その動きを不活発にさせる働きをもちます。また、びわの葉には**クエン酸**、**リンゴ酸**、**タンニン**などの成分が含まれ、民間療法では免疫力を高めるためにびわの葉を煎じて飲むこともあります。

春の野菜｜夏の野菜｜秋の野菜｜冬の野菜｜周年の野菜

ふじまめ

栄養価値が高く、種は漢方薬の原料に

主に若いさやを食用とします。熟した豆も食べられますが、熟しすぎるとさやが硬くなり、早熟すぎると風味が弱まってしまうので、収穫のタイミングが味を左右します。伊勢方面では「千石豆（せんごくまめ）」、石川県では「つるまめ」とも呼ばれますが、同じ石川県内でも金沢では「だらまめ」と呼ばれているなど、多くの呼び名で親しまれています。

栄養価値の高い豆類の例に漏れず、ふじまめも「扁豆（へんず）」という漢方薬の原料になるほど栄養豊富です。扁豆はふじまめの種子を乾燥させたもので、消化不良や嘔吐、下痢などに効能があるとされています。

ビタミンB_1やB_2、たんぱく質、カリウム、カロテン、食物繊維などを含みます。特に水に溶けない食物繊維が多く含まれており、便秘の予防・改善に役立ちます。また、カリウムの働きで血圧を下げる効果も期待できます。

主な効用

多く含まれる葉酸は「造血のビタミン」とも呼ばれ、貧血予防の効果もある。また、水に溶けない食物繊維は便秘の予防・改善に役立つ。

- ●便秘の予防・改善
- ●消化促進
- ●疲労回復
- ●高血圧の予防・改善

調理と組み合わせのコツ

和え物や天ぷらとして食べるのが一般的。また、さっとゆでてからサラダなどにしても、しゃっきりとした食感が生き、おいしく食べられる。さやには硬い筋があるので、調理前に取っておこう。加熱をする揚げ物、煮物などの場合は、生のまま使ってもよいが、食感が失われないよう、加熱しすぎに注意したい。サラダや和え物にする場合は、下ゆでが必要。沸騰した湯にふじまめを入れ、1分ほどゆでてから冷水に浸し、色止めしよう。

主な栄養成分

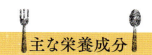

下の成分は若ざやの数値。ビタミンB_1やB_2、カリウム、カロテン、食物繊維などが豊富。たんぱく質も含まれる。

成分	値
たんぱく質	2.5g (50g)
ビタミンB_1	0.08mg (1.1mg)
ビタミンB_2	0.10mg (1.2mg)
葉酸	120μg (240μg)
食物繊維	4.4g (18g)
糖質	3g

※可食部100g当たりの栄養素の量。カッコ内は成人女性の1日の推奨量または目安量で各年齢層別の最大値。

食べ方のヒント

種子を乾燥させると漢方薬に
種子を乾燥させたものは「扁豆（へんず）」と呼ばれ、消化促進や便秘改善に効果のある漢方薬として知られる。

さやの表面がみずみずしく、シワがないものを選ぶ

成長しすぎていると硬くなってしまうので、若くやわらかい弾力があるものがよい

保存方法

さや付きのものは乾燥に強く、長く保存できるが、生の状態は風味ややわらかさが落ちやすいので、早めに食べきりたい。硬めにゆでてから冷凍すると日持ちする。

ふだんそう【不断草】

夏の野菜

意外と知られていない栄養◎の緑黄色野菜

ほうれんそうと同じアカザ科の青菜です。年間を通して栽培でき、いつでも食べられるから「普段草」、あるいは生長が旺盛で次々と葉が生えてくることから「不断草」とする2つの説がありますが、丈夫で葉数が多く、何より栄養豊富なことが最大の特徴です。厚みがあってやわらかい葉と葉柄には、β-カロテン、ビタミンB1・B2・E・Kなどのビタミン類がたっぷり。これらの抗酸化作用でがんや老化の予防効果が期待できるだけでなく、疲労物質を取り去って体力を回復させたり、ストレスを軽減するなど、さまざまな健康効果が得られます。カリウム、カルシウム、マンガンなどのミネラル類のほか、貧血の予防に欠かせない鉄、便秘に効く食物繊維もそろって豊富。健康バランスをくずしがちな夏の栄養補給に最適な野菜です。

主な効用

β-カロテン、ビタミンEの優れた抗酸化力は、がんの抑制や高血圧の予防対策に有効。鉄や葉酸も多く、貧血がちな人におすすめ。

- ●がん予防
- ●皮膚・粘膜の保護
- ●高血圧の予防・改善
- ●骨粗しょう症の予防

調理と組み合わせのコツ

ほうれんそうと同じように、アクが強いので、さっとゆでてアク抜きをしよう。おひたしからごま和え、汁の実、あるいは炒め物まで、幅広く利用できる。三大栄養素の代謝を促進するビタミンB1・B2・B6が豊富なので、たんぱく質の多い豆腐や油揚げなどの大豆製品、肉、魚を使った煮物や炒め物などは、エネルギー代謝を早めるうえでも適切な組み合わせ。B1は**アリシン**と一緒に摂ると吸収率が高まるため、少量のにんにくと一緒に摂ってもよい。

主な栄養成分

β-カロテンの高さ3,700μgは、ほうれんそうの4,200μgに迫るレベル。ビタミンB2、カリウム、鉄の量も、こまつなを超え、ビタミン、ミネラルの豊富さは全野菜のトップクラス。

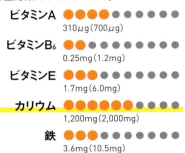

ビタミンA	310μg (700μg)
ビタミンB6	0.25mg (1.2mg)
ビタミンE	1.7mg (6.0mg)
カリウム	1,200mg (2,000mg)
鉄	3.6mg (10.5mg)
糖質	0.4g

※可食部100g当たりの栄養素の量。カッコ内は成人女性の1日の推奨量または目安量で各年齢層別の最大値。ビタミンAはカロテンのレチノール活性当量、Eはα-トコフェロールの含有量

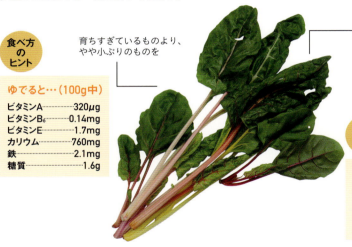

育ちすぎているものより、やや小ぶりのものを

葉に勢いがあり、茎がしっかりしているものを選ぶ

食べ方のヒント

ゆでると…（100g中）

ビタミンA	320μg
ビタミンB6	0.14mg
ビタミンE	1.7mg
カリウム	760mg
鉄	2.1mg
糖質	1.6g

保存方法

冷蔵庫の野菜室で保存するが、鮮度が落ちるスピードが非常に速いので、なるべく早く食べよう。

春の野菜 | 夏の野菜 | 秋の野菜 | 冬の野菜 | 周年の野菜

098

ブルーベリー

アントシアニン効果で目の健康を保つ

原産はアメリカ。以前はジャム用の果実としておなじみでしたが、栄養成分が多く、栽培しやすいことから、近年は生果のブルーベリーも多く出回るようになりました。生のブルーベリー人気に火をつけたのは、紫色の色素成分である**アントシアニン**。アントシアニンは、優れた抗酸化作用で注目される**ポリフェノール系**の成分で、目の働きを活性化させる効能があるとされています。このアントシアニンが眼精疲労や視力の低下予防に有効に作用。パソコンで目を酷使する時間が増えるなか、こうしたフルーツに注目が集まるのも、当然の成り行きといえるかもしれません。

栄養素としてはビタミンEを多く含み、老化を抑制するほか、動脈硬化の予防にも効果があります。便秘解消に効く食物繊維も豊富とあって、女性にとっては特に価値の高い果物といえます。

主な効用

視力を守り、眼精疲労にも効果を発揮するアントシアニンのほか、豊富なビタミンEや食物繊維ががん予防にも有効に作用。

- ●目の健康維持
- ●老化の抑制
- ●がん予防
- ●便秘の予防・改善

調理と組み合わせのコツ

ブルーベリーにはビタミンEがたっぷり含まれるので、ビタミンAやCの多いフルーツを合わせることで、抗酸化性をさらにアップさせることができる。ラズベリーやいちご、キウイフルーツなどと盛り合わせたフルーツサラダは、見た目も美しくデザートにもぴったり。

ビタミンEは脂質と一緒に摂ると吸収がよいので、乳脂肪を含むヨーグルトとの組み合わせは、味もよく効果的だ。チーズケーキに添えても、彩りとともにおいしく食べられる。

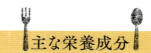

主な栄養成分

ポリフェノール系の色素成分アントシアニンを多く含むことから、目の健康によいフルーツとして一躍注目される存在に。

ビタミンE	●●●○○○○○○○
	1.7mg (6.5mg)
カリウム	●○○○○○○○○○
	70mg (2,000mg)
食物繊維	●●○○○○○○○○
	3.3g (18g)
糖質	9.6g

※可食部100g当たりの栄養素の量。カッコ内は成人女性の1日の推奨量または目安量で各年齢層別の最大値。ビタミンEはα-トコフェロールの含有量

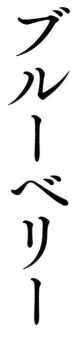

食べ方のヒント

ジャムにすると…
（100g中）

ビタミンE	1.9mg
カリウム	75mg
食物繊維	4.3g
糖質	39.5g

表面に白い粉があるものが新鮮

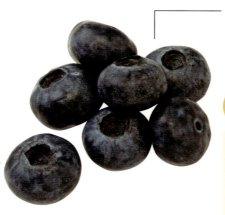

果皮が黒色に近くなるまで熟度が進み、大粒で平たい形のものが、甘味と酸味のバランスに優れている

保存方法

保存は密閉容器やジップ付きの袋に入れ、冷蔵庫の野菜室で。2～3日以上食べない場合は、粒のまま冷凍したほうが鮮度を保てる。

夏の野菜

べいなす

主な効用

ナスニンはアントシアニン系色素の一種で、活性酸素の働きを弱めることで注目度の高い成分。生活習慣病予防での効果が期待される。

- ●がん予防
- ●動脈硬化の予防
- ●目の健康維持
- ●高血圧の予防・改善

主な栄養成分

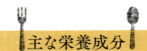

栄養価値は全体にあまり高くないが、皮に含まれるポリフェノール成分のナスニンに、さまざまな薬理作用がある。

成分	量
ビタミンK	9μg (150μg)
葉酸	19μg (240μg)
カリウム	220mg (2,000mg)
食物繊維	2.4g (18g)
糖質	2.9g

※可食部100g当たりの栄養素の量。カッコ内は成人女性の1日の推奨量または目安量で各年齢層別の最大値

調理と組み合わせのコツ

料理法としてポピュラーなのは、フライパンで焼き、練りみそと白ごまをぬる田楽だが、淡白な風味は洋風の料理ともよくなじむ。ビタミンCやEを含む食材と合わせると、ナスニンの抗酸化力もパワーアップするので、トマトやオリーブオイル、バジルなどと一緒にイタリア風のマリネに仕立てるのもよい。半分に切った皮の中身をくり抜き、サイコロ状に切った身をたまねぎやしめじ、ベーコンなどと一緒に詰め、チーズをふったグラタン風もおすすめ。

食べ方のヒント

油で揚げると…（100g中）

成分	量
ビタミンK	31μg
葉酸	12μg
カリウム	220mg
食物繊維	1.8g
糖質	4.9g

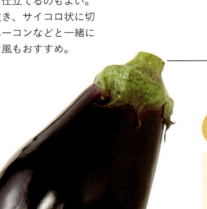

- 葉の緑色が鮮やかなものを選ぶ
- 選ぶときは表面に張りと艶があるものがよい

保存方法

水に濡れると傷みやすく、ビタミンも損なわれるので、洗わずにパックの上からラップやポリ袋で覆い、冷蔵庫の野菜室へ。洗って水気を切った後に砂糖をまぶし、冷凍保存することもできる。

締まった肉質で煮くずれがなく、洋風料理にも向く

なすには江戸時代から多くの品種が栽培されており、球形をした丸なす、卵形、太長形などがあります。「べいなす」は、大型で丸みのある形をもつ、西洋なすのひとつ。アメリカ産のブラックビューティーという品種を日本で改良したことから、「米なす」の名前がつきました。大型の丸いなすで、肉質が締まっており、種が少なく茎やヘタの部分が緑色をしているのが特徴です。果肉の食物繊維は胃腸に負担をかけません。アントシアニン系の色素ナスニンが皮に含まれています。ナスニンには活性酸素の働きを抑制する作用があり、コレステロール値を改善。結果的に動脈硬化や高血圧の予防、がんの予防に寄与する成分として注目されています。中国では体を冷やす野菜として鎮痛・消炎にも使われています。

春の野菜　夏の野菜　秋の野菜　冬の野菜　周年の野菜

へちま【糸瓜】

暑い地域ではおなじみの夏野菜

一般的には、たわしや化粧水の原料用といったイメージが強い野菜ですが、鹿児島では「いとうり（糸瓜）」、沖縄では「ナーベラ」と呼ばれ、夏野菜として昔から食用にされてきました。

食用にされるのは、繊維の発達が少ない品種で、厚くやわらかい果肉をもつタイプです。独特のとろりとしたやわらかさ、みずみずしい甘味は、夏に低下しがちな食欲を増進させてくれます。

葉酸が多く含まれているので、認知症予防に適しています。また、カリウムを適度に含むこと、水分が約95％と多いことから利尿作用に優れ、民間療法でも果実の煮汁が利尿剤として使われてきました。

苦味成分のサポニンも含み、そのコレステロール抑制作用や血中脂質の増加を抑え、肥満予防にも向く食材です。

主な効用

へちま単体では栄養分が少ないが、油との相性がよいため、栄養価値の高い食材と上手に合わせることで健康効果を高められる。

- ●夏バテ防止
- ●利尿作用
- ●高血圧の予防・改善
- ●貧血の予防・改善

調理と組み合わせのコツ

へちまを日常的に食べる沖縄の代表的な家庭料理は「ナーベラー（へちま）の酢みそがけ」。この料理は炭水化物の代謝に欠かせないビタミンB群を含むみそと、へちまのミネラルが、汗を多量にかくことで溜まりがちな夏の疲れを、早く回復してくれる。煮物や焼き物、みそ汁の具にも合うが、皮をつけたまま塩漬けやぬか漬けにすると、また違った歯ざわりが楽しめる。また、へちまの茎からとったへちま水は、化粧水などにも利用されている。

主な栄養成分

ウリ科植物の例にもれず、成分のほとんどを水分で占める。炒め物向きの夏野菜として沖縄でよく食べられる。

葉酸　92μg（240μg）
カリウム　150mg（2,000mg）
食物繊維　1g（18g）
糖質　2.8g

※可食部100g当たりの栄養素の量。カッコ内は成人女性の1日の推奨量または目安量で各年齢層別の最大値

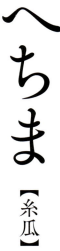

食べ方のヒント

ゆでると…（100g中）
- 葉酸　　　91μg
- カリウム　140mg
- 食物繊維　1.5g
- 糖質　　　2.2g

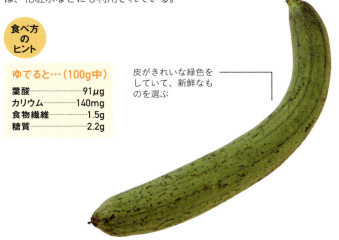

皮がきれいな緑色をしていて、新鮮なものを選ぶ

保存方法

新聞紙で包み、さらにポリ袋に入れて冷蔵庫で保存すれば1週間ほど日持ちするが、なるべく早く食べるほうがよい。強く握ったり、ものが当たったりすると皮が黒ずむことがある。

まくわうり【真桑瓜】

夏の野菜

主な効用

抗酸化作用の高いβ-カロテン、ビタミンCが老化抑制などに。朝昼晩の食事のほかにおやつとして食べられるので栄養を摂りやすい。
- ●利尿作用
- ●高血圧の予防・改善
- ●老化の抑制
- ●がん予防

調理と組み合わせのコツ

香りや甘みが少なめなので、加工するより完熟したものを生で食べるのがおいしい。また、甘みのあるバナナなどを加えヨーグルトスムージーなどにすると、バナナやヨーグルトの整腸作用も期待できる。果実を切って未熟だったときは、漬物にして食べることもできる。

主な栄養成分

ほとんどが水分だが、カリウムやビタミンCなどを摂取することができる。黄肉種はβ-カロテンを含む。

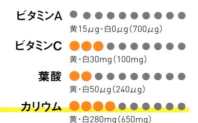

ビタミンA	●●●●●●●●●● 黄15μg・白0μg（700μg）
ビタミンC	●●●●●●●●●● 黄・白30mg（100mg）
葉酸	●●●●●●●●●● 黄・白50μg（240μg）
カリウム	●●●●●●●●●● 黄・白280mg（650mg）
糖質	6.8g

※可食部100g当たりの栄養素の量。カッコ内は成人女性の1日の推奨量または目安量で各年齢層別の最大値

食べ方のヒント

甘い香りがすれば食べごろ
市場に出回るときは完熟まで間があることも。室温でしばらく追熟させてから食べよう。

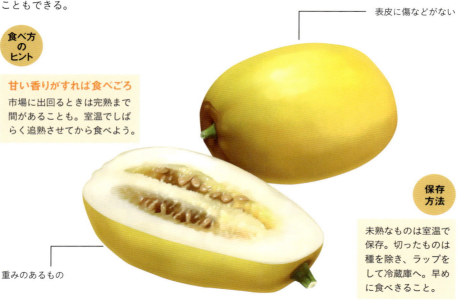

表皮に傷などがない

重みのあるもの

保存方法

未熟なものは室温で保存。切ったものは種を除き、ラップをして冷蔵庫へ。早めに食べきること。

さわやかな風味とみずみずしさが魅力

まくわうりは日本国内で古くから栽培されていた果実で、丸型や円筒形のものがあり、大きいものでも1kgくらい。植物学上はメロンと同一の果実です。

メロンに比べると甘みや香りはやや乏しい面がありますが、みずみずしくさわやかな風味があります。また炭水化物は少なめで、カロリーも控えめ。カロリー制限をしている人にはうれしい果実といえるでしょう。

白肉種と黄肉種に大別され、黄肉種には抗酸化作用の高いβ-カロテンが含まれます。同じく抗酸化作用が高く老化を抑制したり動脈硬化を予防するのに有効なビタミンCや、認知症や脳梗塞を抑える可能性があるとされる葉酸も多いので、高齢者のおやつなどにもよいでしょう。また、約90％が水分でカリウムが豊富なため、尿の排泄効果やナトリウムの排出効果が期待できます。

春の野菜 / 夏の野菜 / 秋の野菜 / 冬の野菜 / 周年の野菜

マンゴー

コクのある濃厚な甘味の南国フルーツ

チェリモヤ、マンゴスチンと並んで、世界三大美果のひとつとされる南国のフルーツです。インド、メキシコ、フィリピンなどが生産国ですが、日本でもハウスで栽培されています。

ねっとりと濃厚な甘味をもつ果肉は、β-カロテン、ビタミンC・Eと、抗酸化ビタミンを含み、これらのビタミンは活性酸素の働きを抑制し、細胞の老化を防ぐ働きがあります。また、食物繊維が比較的多く、便秘の改善にも有効。最近は美肌づくりに最適な美容食としても、人気が高まっています。

黄色い果肉に含まれるエリオシトリンはポリフェノール成分。フラボノイド系の色素成分で、過酸化脂質の生成を抑え、がん予防や糖尿病の予防に効果をもつとされています。贅沢な味わいと栄養価値の高さは、まさに「果物の女王」と呼ぶにふさわしい貫禄です。

主な効用

抗酸化ビタミンは、がんの抑制や免疫機能を高めるのに有効。肌の老化防止や疲労回復にも効果的。

- ●がん予防
- ●老化の抑制
- ●疲労回復
- ●美肌効果

調理と組み合わせのコツ

中心に大きな種があるので、食べるときは魚を3枚におろす要領で横にナイフを入れ、種をはずしてから、果肉に格子状に切れ目を入れていこう。そのままで食べるほか、ブドウ糖や果糖を多く含むブドウやメロンなどをプラスしてフルーツサラダにすれば、より早い疲労回復効果が得られる。生クリームとも相性がよく、プリンやムース、ケーキなどの洋菓子も人気がある。ドライマンゴーを水で戻してミキサーにかけると、ジュースにも。

主な栄養成分

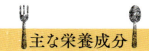

β-カロテンや、ビタミンC・Eなどの抗酸化ビタミンをたっぷり含む。葉酸、カリウムも豊富で、栄養価値が高い。

- ビタミンA 51μg (700μg)
- ビタミンC 20mg (100mg)
- ビタミンE 1.8mg (6.0mg)
- 葉酸 84μg (240μg)
- カリウム 170mg (2,000mg)
- 糖質 15.6g

※可食部100g当たりの栄養素の量。カッコ内は成人女性の1日の推奨量または目安量で各年齢層別の最大値。ビタミンAはカロテンのレチノール活性当量、Eはα-トコフェロールの含有量

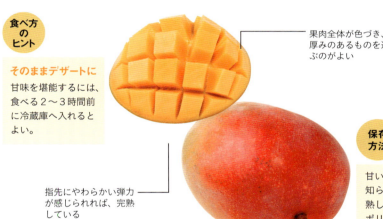

食べ方のヒント

そのままデザートに
甘味を堪能するには、食べる2〜3時間前に冷蔵庫へ入れるとよい。

指先にやわらかい弾力が感じられれば、完熟している

果肉全体が色づき、厚みのあるものを選ぶのがよい

保存方法
甘い香りも食べ頃を知らせるサイン。完熟しているものは、ポリ袋に入れて冷蔵庫の野菜室へ。

みつば【三葉】

夏の野菜

さわやかな香りと歯ざわり

日本原産の香味野菜で、「みつばぜり」ともいいます。名前のように3つの葉があり独特のさわやかな香りと歯ざわりが身上です。白い茎とふさふさの葉をもつ根みつば、茎が白くて長い切りみつば、水耕栽培の糸みつばなどの種類があります。

にんじんと同じセリ科に属することもあって、β-カロテンをはじめ、ビタミンE・Kなど多くの種類のビタミンを含みます。魚や大豆製品などの良質なたんぱく質を組み合わせれば、β-カロテンが効率よくビタミンAに変換され、皮膚や粘膜を健やかに保つほか、眼精疲労の解消にも一役買ってくれます。

糸みつばは、緑色が濃い分だけβ-カロテンも多め。香りが強いのは根みつばで、独特の香りはクリプトテーネン、ミツバエンという精油成分。食欲増進や神経を休める働きがあり、胃もたれやストレス解消に役立ちます。

主な効用

ビタミン、ミネラルなどの栄養素による効能のほか、特有の香り成分が食欲を高め、胃腸の働きを活発に。

- ●胃もたれの予防
- ●食欲の増進
- ●抗ストレス作用
- ●高血圧の予防・改善

調理と組み合わせのコツ

お吸い物などの汁物に入れたり、生のままサラダや彩りに使うほか、さっとゆでておひたしにしたり、卵とじにしても、おいしく食べられる。根みつばは、根の部分を葉と一緒にきんぴら風に炒めたり、かき揚げにすると、脂溶性のβ-カロテンを効率よく吸収できる。ただし、みつば特有の香りは加熱に弱いので、火の通しすぎには注意が必要だが熱しすぎないようにして歯ごたえも楽しみたい。

主な栄養成分

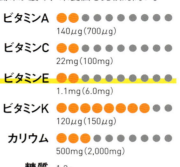

下の表示成分は、根みつばの数値。通年で出回っている切りみつば、糸みつばより風味が濃く、栄養価も比較的高い。

ビタミンA	140μg (700μg)
ビタミンC	22mg (100mg)
ビタミンE	1.1mg (6.0mg)
ビタミンK	120μg (150μg)
カリウム	500mg (2,000mg)
糖質	1.2g

※可食部100g当たりの栄養素の量。カッコ内は成人女性の1日の推奨量または目安量で各年齢層別の最大値。ビタミンAはカロテンのレチノール活性当量、Eはα-トコフェロールの含有量

食べ方のヒント

根みつばをゆでると…(100g中)

ビタミンA	170μg
ビタミンC	12mg
ビタミンE	1.4mg
ビタミンK	150μg
カリウム	270mg
糖質	0.6g

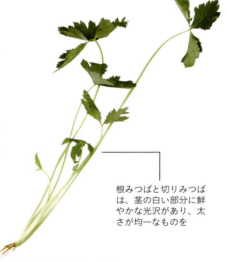

根みつばと切りみつばは、茎の白い部分に鮮やかな光沢があり、太さが均一なものを

保存方法

切りみつば、糸みつばはラップやポリ袋に入れて保存を。根みつばは根の部分を湿らせたキッチンペーパーで包んでから、ポリ袋に入れて野菜室に立ててしまうとよい。

春の野菜 / 夏の野菜 / 秋の野菜 / 冬の野菜 / 周年の野菜

ミニトマト

主な効用

β-カロテン、ビタミンC・Eの抗酸化力が有害な活性酸素の活動を抑制する。色素成分のリコピンにも強い抗酸化作用がある。

- ●血糖値の抑制
- ●がん予防
- ●動脈硬化の予防
- ●美肌効果

調理と組み合わせのコツ

赤や黄色、ピンク色など、種類や形はさまざま。生でサラダや付け合わせに使うほか、焼いてもおいしく食べられる。抗酸化パワーを高めるのにおすすめなのは、アリシンをたっぷり含むにんにくやたまねぎ、ビタミンCが豊富なパセリを組み合わせたレシピ。バケットにガーリックオイルをぬり、半分に切ったプチトマト数個を乗せ、パセリをふってオーブン焼きに。粉チーズをふりかければ、それだけで栄養バランスのとれたオードブルになる。

主な栄養成分

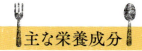

栄養素は一般的なトマトに近いが、β-カロテンやビタミンCの含有量は約2倍、リコピンは約2.5倍。クエン酸も豊富に。

- ビタミンA　80μg (700μg)
- ビタミンC　32mg (100mg)
- ビタミンE　0.9mg (6.0mg)
- 葉酸　35μg (240μg)
- カリウム　290mg (2,000mg)
- 糖質　5.8g

※可食部100g当たりの栄養素の量。カッコ内は成人女性の1日の推奨量または目安量で各年齢層別の最大値。ビタミンAはカロテンのレチノール活性当量、Eはα-トコフェロールの含有量

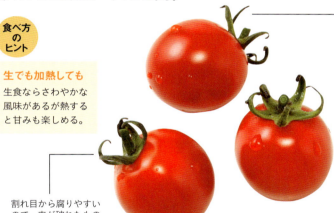

食べ方のヒント

生でも加熱しても
生食ならさわやかな風味があるが熱すると甘みも楽しめる。

割れ目から腐りやすいので、皮が破れたものがないかは要チェック

ヘタがピンと張って鮮やかな緑色をしたもの、皮に艶やかな張りがあるものを選ぼう

保存方法
パックに入っているものはそのままで、まるごとなら穴の開いたポリ袋に入れ、冷蔵庫の野菜室で保存しよう。

リコピン、ビタミンは普通のトマトの約2倍

サイズは直径2〜3cmと小粒ながら、凝縮した甘みがあり、カリウム、β-カロテン、ビタミンC・Eといった栄養素を一般的なトマトより豊富に含んでいます。カリウムは高血圧の予防に、β-カロテン、ビタミンC・Eの抗酸化ビタミンは、トリオの相乗作用も加わってがん予防や動脈硬化予防に高い効果を発揮。甘味成分のブドウ糖、果糖は疲労回復効果があり、夏バテの解消にも役立ちます。

最近は、ポピュラーな赤色品種のほかにも、オレンジ色や黄色の高糖度ミニトマトも登場しています。ただし、注目を集める色素成分のリコピンを最も多く含むのは、赤色の品種。リコピンの抗酸化力はβ-カロテンやビタミンEよりも強いとされます。また、一般的なトマトと同様、**クエン酸やリンゴ酸、コハク酸**は胃もたれを解消し、二日酔いにも有効であるといわれます。

105

夏の野菜

みょうが【茗荷】

さわやかな香りの成分が夏バテを予防

主な効用
α-ピネンには、さまざまな薬効成分があり、代表的なのは発汗を促して体温をコントロールする作用がある。夏場のクーラー対策にも最適。
- 食欲の増進
- 血行促進
- 発汗作用
- 高血圧の予防・改善

主な栄養成分
ビタミンE、カリウム、マンガンなどの栄養成分を適度に含む。鼻に抜けるさわやかな香りは、精油成分α-ピネン。

成分	含有量
ビタミンE	0.1mg（6.0mg）
ビタミンK	20μg（150μg）
カリウム	210mg（2,000mg）
マンガン	1.17mg（3.5mg）
食物繊維	2.1g（18g）
糖質	0.5g

※可食部100g当たりの栄養素の量。カッコ内は成人女性の1日の推奨量または目安量で各年齢層別の最大値。ビタミンEはα-トコフェロールの含有量

調理と組み合わせのコツ
体を温めるα-ピネンの香りを生かして、食欲増進に役立てよう。合わせやすいのは、みょうがの薄切りとなすやきゅうりなどの塩もみだ。また、なすやきゅうりと一緒にぬか漬けに用いるのもよい。ぬか漬けにすると本来みょうがには含まれていないビタミンB1が浸透する。
α-ピネンは揮発性なので、生で切ったり刻んだりする食べ方がおすすめ。

食べ方のヒント
生で食べよう
アクがあるので、切ってから水にさらしてアク抜きをして食べよう。

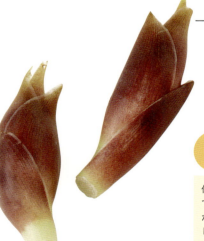

先端が開いてつぼみが見えているものは、中がスカスカして繊維も固くなっている

身がしまっていて艶があり、ずんぐりとして厚みのあるものが上級品

保存方法
保存は冷蔵庫の野菜室で。霧吹きで湿らせてから保存容器に入れてしまうと、みずみずしさが長持ちする。

『魏志倭人伝』にも登場するほど歴史が古い野菜ですが、食用にするのは世界でも日本だけといわれます。つぼみ状のものを「花みょうが」、軟白した若い茎を「みょうがたけ」といいます。漢方では消炎や解毒の作用がある生薬として、主に煎じ薬や外用薬に利用されてきました。

日本料理と相性のよい独特の香り、しゃっきりと軽快な歯ざわりが楽しめます。香りのもとである精油成分のα-ピネンには、夏の暑さで低下しがちな食欲を増進させる効果も。また、しょうがの仲間であることから、しょうがと同様に体を温める作用があり、血行や発汗を促したり、反対に体温を調整して発熱を抑える効果もあるとされています。

メロン

即効性のエネルギー源となって疲れを回復

主な効用

水分が多いうえ、ナトリウムの排出を促すカリウムを多く含む。体の水分バランスを整えてむくみを解消する。むくみの解消に役立つカリウムは、食品標準成分表上、すいかの約3倍。

- 高血圧の予防・改善
- 利尿作用
- むくみの解消効果
- 疲労回復

調理と組み合わせのコツ

メロンはビタミンCが豊富なので、たんぱく質の豊富なヨーグルトと組み合わせることでバランスよく栄養を摂ることができ、またヨーグルトの酸味でメロンをおいしく食べることができる。
イタリア料理の前菜に登場する生ハムとメロンの組み合わせだが、これはハムのナトリウムを排出し、減塩効果を高めるカリウムの働きを生かすためにも、好ましい食べ合わせ。未熟果を使った漬物も、風味がある。

主な栄養成分

下の成分表示は、露地メロンの数値。その成分の88％を水分が占める。疲労回復効果があるクエン酸を果汁に多く含み、夏場のデザートにはうってつけ。

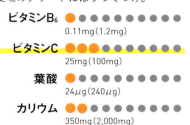

ビタミンB6　0.11mg (1.2mg)
ビタミンC　25mg (100mg)
葉酸　24μg (240μg)
カリウム　350mg (2,000mg)
糖質　9.9g

※可食部100g当たりの栄養素の量。カッコ内は成人女性の1日の推奨量または目安量で各年齢層別の最大値

食べ方のヒント

そのままデザートに
食べ頃になったら、食べる数時間前に冷蔵庫に移し、冷やして食べよう。

太くて青々としているものは、十分に熟していない

マスクメロンなどの網メロンは、つるが細くて枯れているものを選ぶ

保存方法

熟す前のメロンは、冷蔵庫で保存せず、室温で香りが強くなるまで追熟を。

メロンの甘味は、果糖、ショ糖、ブドウ糖などで構成される糖分。体に吸収されやすくて素早くエネルギーに変わるため、夏バテの回復には効果的です。疲労回復効果の高いクエン酸も含まれています。

カリウムやビタミンCが豊富で、わたの部分にはβ-カロテンや食物繊維も。わたの周辺には、血液をサラサラにするアデノシンという機能性成分も含まれ、脳卒中や心臓病予防に役立つとされています。体内でビタミンAに変わるβ-カロテンは、果肉のオレンジ色が濃いものほど多く含まれます。

カリウムには余分なナトリウムを排出し、体内の水分バランスを整える働きがあり、むくみの解消や高血圧の予防に有効です。夏場は汗をかくことでカリウムも失われやすいので、メロンはよい供給源になります。

夏の野菜

もも【桃】

主な効用

疲労回復効果の高いクエン酸やリンゴ酸がたっぷり。カテキンの抗酸化パワーは、ビタミンCやEとともに美容効果をアップ。

- ●疲労回復
- ●食欲の増進
- ●美肌効果
- ●便秘の予防・改善

調理と組み合わせのコツ

ももに含まれるカテキンの抗酸化力は、ビタミンCやEの抗酸化サポートを受けると、いっそうパワーアップする。もも自体にも適量のビタミンC・Eが含まれるが、これらの栄養素を多く含む果物と食べ合わせることで、さらなる効果が期待できる。ビタミンCの多いキウイフルーツやレモン、イチゴなどと合わせたコンポートもおすすめ。またカルシウムを補給できるヨーグルトドリンクに加えて、朝食のデザート代わりにしよう。

主な栄養成分

下の成分表示は白肉種の数値。カリウムが比較的多く、果汁のなかにはリンゴ酸やクエン酸、抗酸化力の高いカテキンも。

成分	含有量（推奨量）
ビタミンE	0.7mg (6.0mg)
ナイアシン	0.6mg (12mg)
カリウム	180mg (2,000mg)
食物繊維	1.3g (18g)
糖質	8.9g

※可食部100g当たりの栄養素の量。カッコ内は成人女性の1日の推奨量または目安量で各年齢層別の最大値。ビタミンEはαートコフェロールの含有量

食べ方のヒント

缶詰にすると…（100g中）

ビタミンE	1.2mg
ナイアシン	0.3mg
カリウム	80mg
食物繊維	1.4g
糖質	19.2g

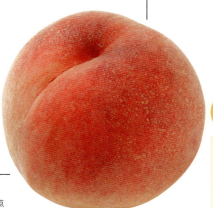

ふっくらときれいな丸みがあり、全体的に赤味が濃いものを選ぶ

保存方法
未熟なままで冷やすと甘味が出ず、熟していても長く冷やすと甘味が抜けてしまうので、冷蔵庫に入れるのは食べる2〜3時間前に。

皮の赤い部分に白い斑点が出ているものは、ほどよく成熟している

老化抑制、疲労回復に効くカテキンを含む

みずみずしい果物で、甘味の成分は主に果糖です。体内への吸収が早く、効率よくエネルギー源となるため、疲労回復に効果を発揮します。果物のなかでは、血圧を安定させるカリウムの含有量が多く、ビタミンB群の一種であるナイアシンも含まれています。

皮の近くには、緑茶に含まれる**ポリフェノール**成分の**カテキン**が含まれています。カテキンには強い抗酸化性があるので、活性酸素の抑制や細胞を修復し、がん予防や老化抑制に効果を発揮します。

また、**ペクチン**を含む食物繊維も豊富です。ペクチンには整腸作用があり、便秘の改善や、それに伴う美肌づくりにも有効です。皮をむくと、酸化酵素の働きでポリフェノールが酸化され、色が悪くなってしまうので、食べる直前に皮をむくようにします。

春の野菜　夏の野菜　秋の野菜　冬の野菜　周年の野菜

モロヘイヤ

主な効用

にんじんを上回る10,000μgのβ-カロテンが、がんや老化を抑制し、カルシウムやビタミンK、マンガンなどは、骨の強化をサポート。

- がん予防
- 老化の抑制
- 骨粗しょう症の予防
- 便秘の予防・改善

調理と組み合わせのコツ

葉や茎などを、おひたしなどで食べるのが一般的。モロヘイヤのもつカルシウムの吸収を助けるのがビタミンDだが、Dはきのこ類に多く含まれるので、しめじやじゃこをおひたしに加えて食べれば、骨粗しょう症の予防に効果が期待できる。包丁でたたいて粘りを出し、同じネバネバ系食品の納豆ややまいもとの組み合わせも、スタミナ強化に最適。鶏肉と煮こむのもおすすめだ。しゅう酸が多いので、たくさん食べる時はさっとゆがいて。

主な栄養成分

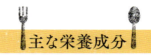

ビタミンA・B₁・B₂・B₆・C・E・Kのビタミン類、カリウム、カルシウムのミネラルともに、野菜でトップの含有量。

ビタミンA	840μg (700μg)
ビタミンC	65mg (100mg)
ビタミンE	6.5mg (6.0mg)
カリウム	530mg (2,000mg)
カルシウム	260mg (650mg)
糖質	0.4g

※可食部100g当たりの栄養素の量。カッコ内は成人女性の1日の推奨量または目安量で各年齢層別の最大値。ビタミンAはカロテンのレチノール活性当量、Eはα-トコフェロールの含有量

食べ方のヒント

ゆでると…(100g中)

ビタミンA	550μg
ビタミンC	11mg
ビタミンE	3.4mg
カリウム	160mg
カルシウム	170mg
糖質	0.5g

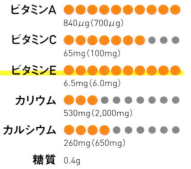

葉と茎がみずみずしく、鮮やかなものを選ぶ

ただし茎は固いので、調理には通常、葉の部分のみを使う

保存方法

鮮度が落ちるにつれて葉が固くなるので、新鮮なうちに食べ切ること。さっとゆでた後、しっかり水切りをしてラップに包めば、冷凍保存も可能だ。

圧倒的なβ-カロテンの含有量を誇る

エジプト原産のモロヘイヤは、アラビア語で「王様だけのもの」の意味。その名の由来のとおり、王の病気の特効薬として珍重され、またすぐれた美容効果からクレオパトラも好んだといわれます。

β-カロテン、ビタミンB群、C、Eなどの抗酸化ビタミンをはじめ、カリウム、カルシウム、鉄、食物繊維など各種の栄養成分を含み、その含有量もすべてケタ違いのレベル。特に、活性酸素の作用を抑えて細胞の老化を予防するβ-カロテン、骨粗しょう症予防やストレス軽減に役立つカルシウムの量は、常食できる緑黄色野菜のなかでトップの数値です。刻んだときに出るネバネバの正体は、**ムチン**や**マンナン**などの多糖類。血糖値やコレステロールの上昇を抑える働きにより、糖尿病や動脈硬化に効果があるといわれます。

夏の野菜 ラズベリー

主な効用

豊富なビタミンC・E、クエン酸やルテイン、エラグ酸、アントシアニンなどの有効成分が発がん物質を抑え、美容効果にも貢献。

- がん予防
- 美肌効果
- 便秘の予防・改善
- 肥満の防止

主な栄養成分

小さい粒にビタミンC・E、食物繊維などが含まれ、果実類でも屈指の栄養価の高さ。栄養素以外の抗酸化成分も豊富。

栄養素	含有量（推奨量・目安量）
ビタミンC	22mg（100mg）
ビタミンE	0.8mg（6.0mg）
葉酸	38μg（240μg）
カリウム	150mg（2,000mg）
食物繊維	4.7g（18g）
糖質	5.5g

※可食部100g当たりの栄養素の量。カッコ内は成人女性の1日の推奨量または目安量で各年齢層別の最大値。ビタミンEはα-トコフェロールの含有量

調理と組み合わせのコツ

ラズベリー特有の甘酸っぱさは、ジャムやソースに最適。ただし、栄養分を損なわないように、煮すぎず、果実の形がそのまま残る程度にとどめるのがコツ。ビタミンEは、脂溶性のため乳製品とも相性がよいので、生果やジャムをアイスクリームに添えて食べてもよい。ミキサーにかけて裏ごしし、砂糖とリキュール少々でのばすフランボワーズソースは、豚肉の料理にもぴったりだ。

食べ方のヒント

生食か、ジャムなどで
アイスクリームやヨーグルトなどの乳製品と一緒に。

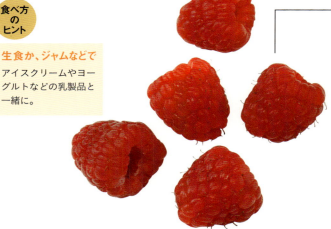

果皮（かひ）の表面に張りがあり、シワがなく、鮮やかな紅色で黒ずみのないものを選ぼう

保存方法

乾燥に弱いため、保存はしっかりとふたの閉まる密閉容器か、ジップ付きのポリ袋に入れて冷蔵庫の野菜室へ。すぐに食べないときは、粒のまま冷凍で保存し、使うたびに自然解凍を。

肌の美白に効き、ダイエット効果も◎

小さな粒が集まった西洋キイチゴで、「フランボワーズ」のフランス名でも親しまれています。可憐な外見に似合わず、ビタミンCやE、カリウム、鉄、カルシウム、抗酸化作用として働くポリフェノール類を含み、フルーツの王女と呼ぶにふさわしい果物。

含まれる各種成分は、疲労回復効果の高い**クエン酸**、カロテノイドの一種である**ルテイン**、抗ウイルス機能をもつ**エラグ酸**、**ポリフェノール系のアントシアニン**など。これらの相乗作用でがんの発生を抑えたり、肌の美白に働いたり、風邪を予防したり、さまざまなプラスの効果が引き出されます。また、香り成分の**ラズベリーケトン**には、**カプサイシン**以上の脂肪分解作用があるといわれ、ダイエット効果が高い果物としても注目度が上昇中。食物繊維も豊富に含まれるので、便秘や高血圧予防にも効果が期待できそうです。

らっきょう

主な効用

野菜では珍しく水溶性食物繊維が多く、腸の機能を高めるだけでなく、血糖値やコレステロール値の上昇も抑制してくれる。

●便秘の予防・解消
●大腸がんの予防
●食欲の増進
●血行促進

調理と組み合わせのコツ

夏バテ予防に効果的な組み合わせは、硫化アリルで効力がアップするビタミンB₁を多く含む食材。ビタミンB₁を多く含む豚肉との組み合わせは、筋肉痛や疲労の回復にも効果的。硫化アリルの作用は細胞を壊して酵素を空気に触れさせることで活性化するので、細かく刻んだものをしゃぶしゃぶなどの薬味に添えてもよいだろう。
甘酢漬けやしょうゆ漬け、はちみつ漬けなどにして保存できるので、カレーライスなどの付け合わせに使いたい。

主な栄養成分

食物繊維の含有量で群を抜く存在。にんにくやにらと同じ刺激成分の硫化アリルも豊富で、多くの薬理効果をもつ。

栄養成分	含有量
ビタミンC	23mg（100mg）
ビタミンE	0.8mg（6.0mg）
ナイアシン	2.1mg（12mg）
カリウム	230mg（2,000mg）
食物繊維	20.7g（1g）
糖質	8.6g

※可食部100g当たりの栄養素の量。カッコ内は成人女性の1日の推奨量または目安量で各年齢層別の最大値。ビタミンEはα－トコフェロールの含有量

食べ方のヒント

甘酢漬けにすると…（100g中）

ビタミンC	0mg
ビタミンE	0.2mg
ナイアシン	0.2mg
カリウム	38mg
食物繊維	3.3g
糖質	25.7g

色が白くて大粒で、根元にふっくらと厚みがあり、先端に向けてよく締まっているものを選ぼう

芽が伸びるのが早いので、調理や漬物に使う直前に購入すること

保存方法

薄皮をむいてひげ根を落とし、甘酢漬けや塩漬け、しょうゆ漬けやみそ漬けにしておくとよい。

硫化アリルがビタミンB₁の有効作用を促進

初夏になると出回るらっきょうは、ユリ科ネギ属の野菜。ツンと鼻を刺す強い刺激臭が特徴。匂いの正体は、たまねぎやにんにくにも含まれる硫化アリルです。その仲間のアリシンには、ビタミンB₁の吸収を助ける働きがあり、これによって血行をよくしたり、乳酸を分解して疲労回復を早めたり、脳や神経を健康に保つなどのさまざまな薬効が期待されます。

強い殺菌作用で口内炎を防ぐほか、胃もたれの解消や食欲の増進、風邪予防にも有効とされ、最近ではがん予防効果についても報告されています。

また、ごぼうの3〜4倍に相当する食物繊維を含み、その多くが、水溶性の食物繊維です。水溶性の食物繊維は血糖値やコレステロールの上昇を抑える働きをもち、糖尿病の予防・改善に有効とされています。

夏の野菜
リーフレタス

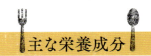

主な効用

レタス類のなかではトップクラスの栄養価値。高血圧の改善から抗がん作用、細胞の老化を防ぐ作用など、幅広い効果が期待できる。

- がん予防
- 高血圧の予防・改善
- 老化の抑制
- 骨粗しょう症の予防

主な栄養成分

栄養素の配分と含有量ともサニーレタスに近いが、葉の緑の部分が多いぶん、ビタミン類の数値はやや高め。ミネラルも多く含む。

栄養素	含有量（1日推奨量・目安量）
ビタミンA	200μg（700μg）
ビタミンE	1.3mg（6.0mg）
ビタミンK	160μg（150μg）
カリウム	490mg（2,000mg）
カルシウム	58mg（650mg）
糖質	1.4g

※可食部100g当たりの栄養素の量。カッコ内は成人女性の1日の推奨量または目安量で各年齢層別の最大値。ビタミンAはカロテンのレチノール活性当量、Eはα-トコフェロールの含有量

調理と組み合わせのコツ

サラダやサンドイッチにするほか、葉質がやわらかいので巻き物にも合う。100gでわずか16kcalと低カロリーなため、ダイエットにも最適。生野菜として食べると意外と量が摂れないので、中心の固い部分を、肉と一緒にさっと炒めたり、スープの具に加えたりするとたくさん食べられ、栄養成分もムダなく取り込める。リーフレタスと同じくビタミンEが豊富なゴマ油やかき油（オイスターソース）などを使って中華風の炒め物にするのもよいだろう。

食べ方のヒント

生食でも加熱しても
生で食べるだけでなく加熱して食べてもおいしい。

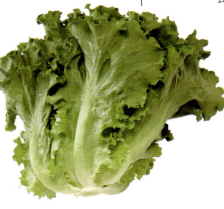

葉が鮮やかな緑色で、ふわりとしたボリュームがあるものを選ぶ

保存方法

保存は冷蔵庫の野菜室で。水に湿らせた新聞紙などで包み、さらにポリ袋に入れて立ててしまおう。ちぎった葉を保存するときは、密封式の袋に入れ、1日前後で使いきるようにしたい。

サラダで食べるほか、スープや炒め物にも

葉が波打って結球しない「葉レタス」のグループに属し、明るい緑色の葉をもちます。葉レタスの仲間にはほかに、サニーレタス、プリーツレタスなどがあります。

レタスの約10倍のβ-カロテンを含み、ビタミンCやEなどの抗酸化ビタミンも充実。カリウム、カルシウム、鉄などのミネラルも含む優秀な緑黄色野菜です。

特に注目したいのが、レタス類としては多く含まれるビタミンEです。Eそのものに強い抗酸化力があり、活性酸素の作用を抑えて、脂質が酸化するのを防ぎ、老化の抑制や動脈硬化の予防にも効果が期待できます。

また、ビタミンAの作用で粘膜を丈夫にし、ビタミンCが美肌効果を高めたり、インフルエンザなどの感染症を予防したりと、有効に働きます。丈夫な骨づくりに欠かせないビタミンKも豊富です。

ルバーブ

主な効用

高血圧を防ぐカリウム、骨の成分であるカルシウムによる働きのほか、アントシアニン系色素成分の抗酸化作用も。

- 高血圧の予防・改善
- 歯と骨の健康維持
- がん予防
- 動脈硬化の予防

調理と組み合わせのコツ

アントシアニン系の色素成分は、主として赤い皮とその近辺に含まれている。ルバーブは皮をむいてアク抜きしたものをサラダや和え物に利用することもできるが、アントシアニンの作用を生かすには、皮付きのままジャムにするのが最良の方法といえる。ルバーブはペクチンが多いので、ぶつ切りにして砂糖を加え、しばらくなじませてから、とろとろになるまで煮つめるだけで簡単にジャムがつくれる。仕上げにレモン汁少々を加えると、紅色がよりきれいになるだろう。

主な栄養成分

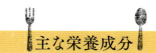

カリウムやカルシウム、葉酸などを豊富に含む。成熟した茎の赤味を帯びた色は、アントシアニン系の色素成分によるもの。

成分	量
パントテン酸	0.1mg(5mg)
葉酸	31μg(240μg)
カリウム	400mg(2,000mg)
カルシウム	74mg(650mg)
食物繊維	2.5g(18g)
糖質	3.5g

※可食部100g当たりの栄養素の量。カッコ内は成人女性の1日の推奨量または目安量で各年齢層別の最大値

食べ方のヒント

ゆでると…（100g中）

パントテン酸	0.1mg
葉酸	22μg
カリウム	200mg
カルシウム	64mg
食物繊維	2.9g
糖質	1.7g

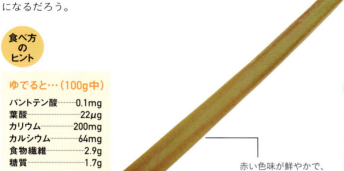

赤い色味が鮮やかで、全体にピンとした張りがありシワのないものを選ぼう

保存方法

保存は冷蔵庫の野菜室で行うが、鮮度が失われやすいため、早く食べるほうがよい。水につけてアク抜きしたものを、保存袋に入れて密閉すれば、冷凍保存もできる。

抗がん作用のある色素成分をジャムに生かして

見た目はふきによく似ていますが、食用にするのは茎の部分のみです。強い酸味と独特の香りがあり、漢方では消化を助ける大黄の一種としての効用が知られています。

栄養素ではカリウム、カルシウムが多く、高血圧の予防や改善に役立つほか、カルシウム不足が原因で起こる骨粗しょう症の予防に効果が期待できます。

ルバーブには紅色素と緑色素がありますが、この赤い色は**アントシアニン系**の色素によるもの。活性酸素の働きを抑える抗酸化作用によって細胞の老化やがん化を防ぎ、血栓を予防して動脈硬化を予防するなど、さまざまな面で健康をサポートします。

また、水溶性の食物繊維は**ペクチン**が多く、コレステロールの上昇を抑えたり、糖尿病の改善に作用することが明らかにされています。

夏の野菜 レタス

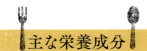

主な効用

ビタミンEが老化抑制や肌のトラブル改善に有効に働く。ビタミンEは不妊改善効果のあったレタスから発見された。

- 高血圧の予防・改善
- 骨粗しょう症の予防
- 貧血の予防・改善
- 不眠症の改善

主な栄養成分

下の成分表示は土耕栽培の数値。リーフレタスやサニーレタスなどの葉レタスと比べると、栄養素の量は総じて下まわる。ビタミンは葉酸がやや多め。

ビタミンA	●●●●●●●●●●	20μg（700μg）
ビタミンE	●●●●●●●●●●	0.3mg（6.0mg）
ビタミンK	●●●●●●●●●●	29μg（150μg）
葉酸	●●●●●●●●●●	73μg（240μg）
カリウム	●●●●●●●●●●	200mg（2,000mg）
糖質	1.7g	

※可食部100g当たりの栄養素の量。カッコ内は成人女性の1日の推奨量または目安量で各年齢層別の最大値。ビタミンAはカロテンのレチノール活性当量、Eはα-トコフェロールの含有量

調理と組み合わせのコツ

淡白な味わいを生かして、β-カロテンやビタミンCの多い緑黄色野菜やたんぱく質を多く含む食材を組み合わせ、サラダで食べるのが一般的。ビタミンEが豊富なまめ類やナッツ、ビタミンB₁が豊富な豚肉、食物繊維たっぷりのきのこや海藻との組み合わせると栄養価値がアップ。炒め物やスープにすると甘味が増し、かさがぐっと減るので、生よりたくさんの量が食べられる。

食べ方のヒント

炒め物やスープにも
加熱調理すると甘味が増す。加熱しすぎないほうがおいしい。

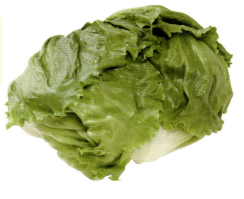

外側の葉がふんわりとやわらかく、ほどよい重みがあるものがよい

保存方法

乾燥に弱いので、冷蔵庫で保存するときは芯の部分に水で湿らせたキッチンペーパーを当ててからポリ袋に入れよう。レタスの外葉で使いかけのレタスを包むと、鮮度が長く保てる。

淡白な味わいのサラダに必須の人気者

一般的にレタスと呼ばれるのは、結球する玉レタスの品種。ヘッドレタス、ニューヨークレタスなどとも呼ばれ、β-カロテン、ビタミンC・E、カリウム、カルシウム、鉄などの栄養素を適度に含んでいます。サラダではおなじみの野菜です。

野菜としては比較的多いのがビタミンEで、抗酸化作用から細胞の老化防止、動脈硬化予防に効果を発揮するほか、β-カロテンやビタミンCと共存すると抗酸化作用が高まります。美肌づくりやストレスを鎮めるうえでも有効でビタミンEはラットの不妊症に効果のあったレタスの未知物質Xから発見されました。ビタミンDの次に発見された脂溶性であったので、ビタミンEと命名。抗酸化ビタミンとして、がん予防、コレステロールの上昇抑制、血圧の調整とともに、ホルモン分泌を整え、生殖機能の健康維持に効果的です。

春の野菜 ｜ 夏の野菜 ｜ 秋の野菜 ｜ 冬の野菜 ｜ 周年の野菜

114

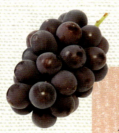

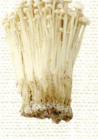

秋の野菜

夏が終ると、実りの秋がやってきます。
たわわに成熟した種実や果実が、
豊かな季節の到来を告げます。

木々に栗や柿が実り、
大地のなかではさといもや、
さつまいもが実り、
そして田には米が実ります。

秋はご飯とお味噌汁で、
澄んだ空気も楽しみながら、
ほっくりとした実りをいただきます。

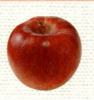
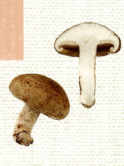

秋の野菜

あけび【通草】

主な効用

免疫を高める働きが期待できるビタミンCが豊富なので、風邪などの予防や美肌づくりに。葉酸とのダブル効果で貧血の予防や改善にも期待できる。

- ●風邪や感染症の予防
- ●美肌効果
- ●貧血の予防・改善
- ●動脈硬化の予防

主な栄養成分

下の表示成分は全果に対する果肉20%を100%摂取したときの数値。果肉にはビタミンCが豊富で葉酸も多いが、そのほかのビタミン類は少なめ。

- 葉酸　30μg（240μg）
- ビタミンC　65mg（100mg）
- カリウム　95mg（2000mg）
- 糖質　20.9g

※可食部100g当たりの栄養素の量。カッコ内は成人女性の1日の推奨量または目安量で各年齢層別の最大値

調理と組み合わせのコツ

果肉は生のまま、スプーンなどですくって食べる。果皮は揚げたり炒めたりして食べるが、やや苦味があるので、みそなどでしっかり味をつけたほうが食べやすい。ただし、塩分が多くならないように注意したい。春先に伸びた新芽を摘み、おひたしなどにして食べる地域もある。

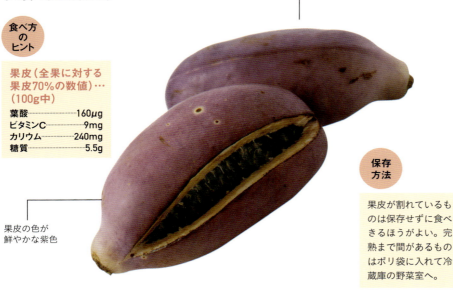

食べ方のヒント

果皮（全果に対する果皮70％の数値）…（100g中）

- 葉酸　160μg
- ビタミンC　9mg
- カリウム　240mg
- 糖質　5.5g

果皮の色が鮮やかな紫色

表面に傷がないもの

保存方法

果皮が割れているものは保存せずに食べきるほうがよい。完熟まで間があるものはポリ袋に入れて冷蔵庫の野菜室へ。

果肉だけでなく皮の栄養も摂りたい

あけびの原産地は日本のほか中国と朝鮮半島。あけび、みつばあけびなどがあり、一般に栽培されているのはみつばあけびなどの品種です。食用にするのは主に果実と皮ですが、茎は漢方で利尿作用や抗炎症作用などの点で有効とされています。

果実は5～8cmのだ円形で、厚い皮の中にたくさんの小さな種子を包んだゼリー状の果肉が入っています。熟すと紫色に色づき、外皮が縦に割れて中身が露出します。半透明になった果肉はとろりとして、上品な甘さ。果肉にはビタミンCが豊富で、100g中の含有量はいちごに匹敵します。ただ、いちごに比べて糖質が多いので、摂取カロリーは大きくなります。またビタミンB群の一種である葉酸も比較的多く含まれています。一方、果皮にはカリウムが豊富なので、皮も上手に食べたいものです。

春の野菜　夏の野菜　秋の野菜　冬の野菜　周年の野菜

いちじく【無花果】

食物繊維がたっぷり 便秘予防にも最適

晩夏から初秋にかけて出回る季節感たっぷりの果物ですが、欧米では乾燥したものを使うことが多いようです。

生果にはビタミンE、カリウム、カルシウムなどが含まれ、食物繊維の一種である水溶性の**ペクチン**が多く含まれているのが特徴です。ペクチンは腸の活動を促して便秘の予防に働くほか、コレステロール値や血糖値の上昇を抑えることで糖尿病や動脈硬化の予防にも有効とされています。また、果汁に含まれる**クエン酸**には、疲れの原因となる乳酸を蓄積させない作用があり、疲労回復を助け、肌のトラブルも防ぎます。

さらに、いちじくの香り成分である**ベンズアルデヒド**や、色素成分の**アントシアニン**には、がんを抑制する働きがあります。果実から出る白い乳液には、消化を助けるたんぱく質分解酵素も含まれています。

主な効用

水溶性の食物繊維ペクチンが、腸の働きを整え、大腸がんを予防。クエン酸には乳酸分解作用があり、疲労回復に効果的。

- ●がん予防
- ●整腸作用
- ●疲労回復
- ●美肌効果

調理と組み合わせのコツ

フルーツとして食べるだけでなく、やさしい甘味を生かして料理にも利用できる。果肉には、たんぱく質の消化を助ける分解酵素が含まれているので、ローストビーフと合わせてサラダ仕立てに。くずした豆腐と合わせる白和えも、意外なおいしさ。加熱すると、酵素の働きは失われるので、酵素作用を生かすなら加熱料理には向かない。熟成が進んでいないものは、砂糖とレモン汁少々を加えて赤ワイン煮に。水溶性ペクチンが多いので、ジャムにも適している。

主な栄養成分

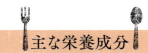

カリウムのほか、ビタミンE、葉酸などのビタミン類をほどよく含む。乾燥いちじくは、より栄養価値に富む健康食品。

成分	含有量
ビタミンE	0.4mg (6.0mg)
カリウム	170mg (2,000mg)
カルシウム	26mg (650mg)
食物繊維	1.9g (18g)
糖質	12.4g

※可食部100g当たりの栄養素の量。カッコ内は成人女性の1日の推奨量または目安量で各年齢層別の最大値。ビタミンEはα-トコフェロールの含有量

食べ方のヒント

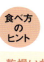

乾燥いちじくは…（100g中）

成分	含有量
ビタミンE	0.6mg
カリウム	840mg
カルシウム	190mg
食物繊維	10.7g
糖質	64.6g

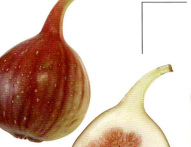

皮の赤味が濃く、よい香りが立っていることが完熟の条件

おしりの部分が裂けているものは、熟しすぎていることも

保存方法

完熟後は日持ちがしないので、ポリ袋などに入れて冷蔵庫の野菜室に入れ、早めに食べきろう。ジャムやシロップ漬けにする方法もある。

秋の野菜

えのきたけ【榎茸】

主な効用

ビタミンB₁には、代謝を高めて疲労を取り除く効果が。糖質の代謝が促進されるうえに低カロリーとあって、メタボ予防にも最適。

- ●疲労回復
- ●肥満の予防
- ●便秘の予防・改善
- ●高血圧の予防・改善

調理と組み合わせのコツ

クセのない味わいと歯ごたえが楽しめ、おひたしや汁の実、鍋物、ホイル焼き、バター炒めなど、幅広く利用できる。コレステロールや腸内の有害物質を排出する食物繊維を多く含むので、肉食が多く便秘がちな人、生野菜が苦手な人にもおすすめだ。疲労回復効果を高めるには、ビタミンB₁が豊富な豚肉と組み合わせて調理するとよい。油揚げなどと一緒にみそ汁に加えれば、疲労回復だけではなく、発酵食品であるみその抗酸化作用も加わり、がんの予防効果も高まる。

主な栄養成分

きのこ類でも有数のビタミンB₁の含有量を誇る。ナイアシン、パントテン酸などのビタミンを多く含む点も特徴的。

成分	含有量
ビタミンB₁	0.24mg (1.1mg)
ビタミンB₂	0.17gmg (1.2mg)
ナイアシン	6.8mg (12mg)
パントテン酸	1.4mg (5mg)
カリウム	340mg (2,000mg)
糖質	3.7g

※可食部100g当たりの栄養素の量。カッコ内は成人女性の1日の推奨量または目安量で各年齢層別の最大値

食べ方のヒント

ゆでると…(100g中)

ビタミンB₁	0.19mg
ビタミンB₂	0.13mg
ナイアシン	3.7mg
パントテン酸	0.96mg
カリウム	270mg
糖質	3.3g

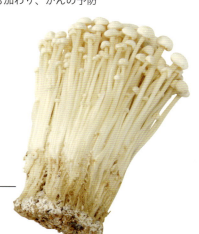

白くて張りがあり、かさが開ききっていないもの、べとつきがないものを選ぶ

保存方法

袋に入れたままの状態で冷蔵庫で保存するが、根元を切ると鮮度が急に落ちるので、全部使わないときは小分けにちぎり、根を取らない状態で保存。

春の野菜 / 夏の野菜 / 秋の野菜 / 冬の野菜 / 周年の野菜

エネルギー代謝に不可欠なビタミンB₁・B₂・B₆が豊富

えのき、くわ、しいなどの広葉樹の枯れ木に自生するきのこですが、流通する白い「えのきたけ」は暗室で栽培されたもの。野生種と交配させ、日光にあてて色をつけたものが「味えのき」の名前で売られています。

きのこ類のなかでも特にエネルギー代謝に欠かせないビタミンB群を多く含んでいます。ビタミンB₁は炭水化物の代謝をよくし、疲労物質を取り除いたり、脳を活性化させます。ビタミンB₂はたんぱく質、脂質、炭水化物の代謝に不可欠な栄養素で、過酸化脂質の分解を促して細胞の老化を防ぎます。

また、血行をよくする働きのあるナイアシンの含有量が多く、冷え性改善に役立ちます。ナイアシンには、飲酒後に体内で生成される有害物質のアセトアルデヒドを分解する働きもあり、二日酔いの予防にも有効です。

かき【柿】

主な効用

β-クリプトキサンチン、ビタミンCのコンビが抜群の抗酸化パワーを発揮。相乗効果で強力ながん予防効果をもつ。

- がん予防
- 老化の抑制
- 風邪や感染症の予防
- 高血圧の予防・改善

調理と組み合わせのコツ

抜群に多いビタミンCのパワーアップを図るなら、Cの抗酸化力をサポートするビタミンEを含む食材と調理しよう。豆腐をすり鉢ですり、すりごま、かきを合わせて白和え風に仕立てたおつまみなら、悪酔い防止にも効果がある。消化のよいだいこんと合わせ、ごま油と酢で調味する中華風のなますは、季節の変わり目に溜まりやすい疲れをさっぱりと吹き払ってくれる。

主な栄養成分

下の成分表示は甘がきの数値。ビタミンCが非常に豊富で、みかんの約2倍に相当する。カロテンの含有量もさやえんどうやピーマンとほぼ同レベル。

- ビタミンA　35μg（700μg）
- ビタミンC　70mg（100mg）
- パントテン酸　0.28mg（5mg）
- 葉酸　18μg（240μg）
- カリウム　170mg（2,000mg）
- 糖質　14.3g

※可食部100g当たりの栄養素の量。カッコ内は成人女性の1日の推奨量または目安量で各年齢層別の最大値。ビタミンAはカロテンのレチノール活性当量

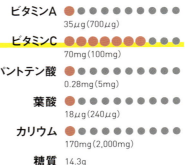

張りのあるヘタが、皮に貼りついているものが新鮮

食べ方のヒント

干しがきにすると…（100g中）
- ビタミンA　120μg
- ビタミンC　2mg
- パントテン酸　0.85mg
- 葉酸　35μg
- カリウム　670mg
- 糖質　57.3g

皮はヘタの下まで色づいていて、艶やかなものを選ぼう

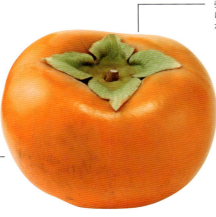

保存方法

常温だと2日ほどでやわらかくなってしまうので、ポリ袋に入れて冷蔵庫で保存を。やわらかくなったら、冷凍してシャーベットにしてもよいだろう。

渋味成分のタンニンが二日酔いを防ぐ

昔から「柿が色づくと医者が青くなる」と言われるほど、栄養成分の多い果物です。理由は、ビタミンCの豊富さ。ビタミンCには風邪のウイルスの働きを抑える作用があり、インフルエンザなどの感染症を予防。カロテノイドの一種で、強力な抗がん作用をもつとされるβ-クリプトキサンチンを含むので、ビタミンCとの相乗効果によるがん予防効果も注目されています。

二日酔いに効く果物としてもよく知られます。渋みのもとである**タンニン**のアルコール分解作用によるもので、カリウムの利尿作用と合わせて、二日酔いのもとになる有害物質を有効に体外に排出することができるためです。また、柿の若葉には抗アレルギー作用のある**ポリフェノール**成分の一種である**アストラガリン**が含まれ、花粉が飛散する前から葉を煎じて飲むと花粉症対策に有効です。

秋の野菜

かぼす【香母酢】

主な効用

ビタミンCとクエン酸は疲労時の回復力を高め、免疫力もアップ。夏風邪の予防や肌荒れ対策にも有効に働く。

- ●老化の抑制
- ●疲労回復
- ●風邪や感染症の予防
- ●美肌効果

主な栄養成分

下の成分表示は全果に対する果汁分35％の100g分の数値。酸味が強く、抗酸化力に優れるビタミンCとクエン酸を多く含むのが特徴。

ビタミンC ●●●●●○○○○○
42mg（100mg）

パントテン酸 ●○○○○○○○○○
0.15mg（5mg）

葉酸 ●○○○○○○○○○
13μg（240μg）

カリウム ●○○○○○○○○○
140mg（2,000mg）

糖質 8.4g

※可食部100g当たりの栄養素の量。カッコ内は成人女性の1日の推奨量または目安量で各年齢層別の最大値

調理と組み合わせのコツ

かぼすに多く含まれるビタミンCは、ビタミンEとの協働で抗酸化性がアップし、動脈硬化の予防やコレステロール値の改善といった効果を生み出す。魚介類のなかでもEを多く含むえび、かに、ぶりなどの焼き物に添えて、さわやかな酸味を楽しもう。
また、ほうれんそうなどの鉄が多い野菜と合わせると、鉄の吸収を高めるビタミンCの作用と、赤血球をつくる葉酸のダブル効果で、疲労回復だけでなく、貧血予防にも有効だ。

食べ方のヒント

魚料理に振りかけて
多種類のビタミンを含むかんきつ類。おいしいだけでなくクエン酸が体をアルカリ性にしてくれる。

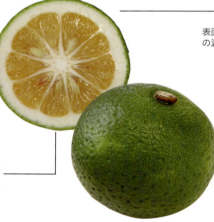

表面に光沢があり、緑色の濃いものを選ぶ

保存方法

皮が黄色を帯びていない状態であれば、冷蔵庫で1カ月以上日持ちがする。果汁を絞って製氷皿で凍らせ、用途に応じて解凍すると便利だ。

手に持ってみて重みのあるものは、果肉がジューシーで、酸味も生き生きしている

鼻にすっと抜けるさわやかな酸味

九州・大分県の特産で、鍋物の薬味に欠かせないかんきつ類です。濃い緑色の果皮とさわやかな香り、さっぱりした酸味をもち、ビタミンCを筆頭に葉酸やパントテン酸など、多種類のビタミンを含むのが特徴です。
ビタミンCは細胞の酸化を防ぎ、老化の抑制や動脈硬化を予防します。コラーゲンを合成して血管や皮膚を健康に保つので、美肌効果もあります。また、ビタミンEと組み合わせることで、心臓病や脳卒中といった病気の予防にも効果を得られます。
酸味の主成分は**クエン酸**で、抗酸化作用の補助剤として血液をサラサラにし、血栓を防ぎます。乳酸などの疲労物質の蓄積を抑える作用もあるため、疲労回復にも効果的です。
たくさん手に入れたときは、絞った汁を冷凍保存しておくと便利です。

春の野菜 | 夏の野菜 | 秋の野菜 | 冬の野菜 | 周年の野菜

120

きく

風味と歯ごたえを存分に味わう

食用ぎくには黄色で大輪のものと赤紫で中輪のものがあり、前者は阿房宮、後者は延命楽、もってのほかと呼ばれます。きくを蒸して薄い板状にした菊のりもあります。食用ぎくは、シャキシャキとした歯ごたえと独特の香りが特徴です。

ビタミンA、K、B群、ナイアシン、葉酸、Cなどが含まれ、まんべんなくビタミンを摂取できる野菜といえます。野菜には珍しく抗酸化作用のあるビタミンEも含まれています。またカリウム、カルシウム、マグネシウム、リン、鉄、銅、マンガンなどのミネラルも含まれています。

きくには、ポリフェノールの一種であり、脂肪燃焼効果などが期待できるといわれる**クロロゲン酸**や、抗酸化作用がある**イソクロロゲン酸**も含まれているのも注目したいところです。

主な効用

骨の健康維持に不可欠なビタミンK、体内での酸化を防ぐビタミンEなどにより、体を若々しく保つ効果に期待ができる。

- ●歯と骨の健康維持
- ●がん予防
- ●老化の抑制
- ●美肌効果

調理と組み合わせのコツ

がくから花びらを取り外し、熱湯でさっとゆでたあと冷水をくぐらせる。シャキシャキした歯ごたえを生かすため、ゆですぎに注意。赤紫のものは酢の物にすると色が冴えて食欲をそそる色合いに。ビタミンKは脂溶性なので、くるみやごまなどで和え物にすると栄養の吸収もよくなる。

主な栄養成分

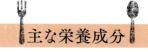

含有量はそれほど多くないが、各種のビタミン、ミネラルが含まれている。ビタミンEは比較的多い。

ビタミンK	11μg (150μg)
ビタミンE	4.6mg (6.0mg)
葉酸	73μg (240μg)
カリウム	280mg (2000mg)
マンガン	0.36mg (3.5mg)
糖質	3.1g

※可食部100g当たりの栄養素の量。カッコ内は成人女性の1日の推奨量または目安量で各年齢層別の最大値。ビタミンEはα-トコフェロールの含有量

食べ方のヒント

ゆでると…（100g中）

ビタミンK	10μg
ビタミンE	4.1mg
葉酸	40μg
カリウム	140mg
マンガン	0.24mg
糖質	2.8g

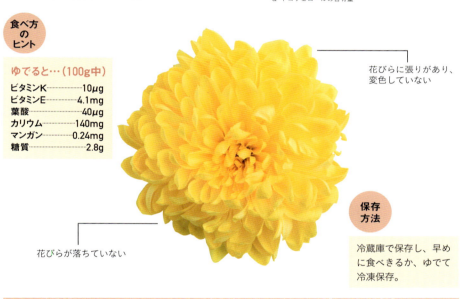

花びらに張りがあり、変色していない

花びらが落ちていない

保存方法

冷蔵庫で保存し、早めに食べきるか、ゆでて冷凍保存。

秋の野菜

きくらげ【木耳】

主な効用

カリウム、カルシウム、リン、鉄などのミネラルが軒並み多いため、骨や血液を健やかに保つ幅広い作用をもつ。ビタミンDがカルシウムの吸収を促進。

- ●便秘の予防・改善
- ●大腸がんの予防
- ●高血圧の予防・改善
- ●骨粗しょう症の予防

調理と組み合わせのコツ

乾燥させたものは、水に浸して戻す。戻し時間は15分程度と短めに。生のものはまた一味違った食感を楽しめる。石づきをとり、お湯でもみ洗いした後、水でよく洗おう。

歯ごたえのある食感がいちばんの特徴。にらやたまねぎ、卵などのやわらかい食材と組み合わせると、歯ごたえが引き立ち、より一層、おいしく食べられる。食物繊維に乏しい肉類をメインの料理に加えれば、便秘の予防や改善、美肌効果もあるとされる。

主な栄養成分

下の成分表示は乾燥きくらげの数値。繊維を特に多く含み、ミネラルも全般的に豊富。ビタミンDをはじめB群も非常に多い。ただし、水に戻すと栄養素は減少する。

成分	量
ビタミンD	85.4μg (5.5μg)
カリウム	1,000mg (2,000mg)
カルシウム	310mg (650mg)
鉄	35.2mg (10.5mg)
食物繊維	57.4g (18g)
糖質	13.7g

※可食部100g当たりの栄養素の量。カッコ内は成人女性の1日の推奨量または目安量で各年齢層別の最大値

食べ方のヒント

ゆでると…（100g中）
- ビタミンD　　8.8μg
- カリウム　　　37mg
- カルシウム　　25mg
- 鉄　　　　　　0.7mg
- 食物繊維　　　5.2g
- 糖質　　　　　0g

黒きくらげはミネラルに富み、コレステロール値の改善や老化抑制により高い効果が

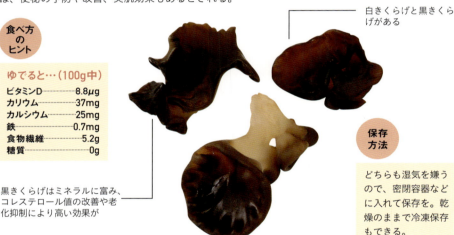

白きくらげと黒きくらげがある

保存方法

どちらも湿気を嫌うので、密閉容器などに入れて保存を。乾燥のままで冷凍保存もできる。

きのこ類のなかでもダントツの食物繊維

中華料理に多く登場するきのこの一種で、淡白な風味と、コリコリした歯ざわりが特徴です。主に乾燥品が出回っていますが、夏から秋にかけては生のものも見かけます。

ほかのきのこ類と同様、食物繊維は、ほぼ不溶性のもの。不溶性食物繊維は腸の蠕動運動を活発にし、便の排泄を促します。なお、上記の栄養成分は乾物のものですが、水で戻して摂取量が少なくなっても食物繊維の供給源になります。

ビタミンB群のほか、特にビタミンDを多く含み、骨や歯の成分であるカルシウムやリンの吸収をサポートして骨などに沈着させ、体内のカルシウム濃度を調整します。一方、ナイアシンは炭水化物や脂質がエネルギーに変わるのを助けるほか、アルコールの分解を促す作用があり、二日酔い対策にも有効です。

春の野菜　夏の野菜　秋の野菜　冬の野菜　周年の野菜

122

ぎんなん【銀杏】

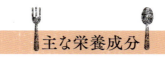

主な効用

ビタミンCとEの作用で細胞の酸化を防ぎ、がんを予防。秋口から冬の風邪対策にも有効に働く。血圧を安定させるカリウムもたっぷり。

- ●がん予防
- ●老化の抑制
- ●風邪や感染症の予防
- ●高血圧の予防・改善

調理と組み合わせのコツ

おいしく食べられるのは、10〜11月頃に出回る翡翠色（ひすいしんもの）の新物。ビタミンEを含む食材と合わせると、ぎんなんに含まれるビタミンCとEの抗酸化性がさらに高まる。ビタミンEが特に多い綿実油（めんじつゆ）で、殻から出して皮付きのまま揚げれば、ビールにぴったりのつまみに。卵黄にもビタミンEが多く含まれるので、茶碗蒸しは栄養の面でも好ましい一品といえる。

主な栄養成分

木の実類ではビタミンCとカリウムが多いのが特徴。ビタミンB₁・E、パントテン酸などのビタミン類もカバーする。

栄養素	含有量
ビタミンB₁	0.28mg (1.1mg)
ビタミンC	23mg (100mg)
ビタミンE	2.5mg (6.0mg)
パントテン酸	1.27mg (5mg)
カリウム	710mg (2,000mg)
糖質	33.2g

※可食部100g当たりの栄養素の量。カッコ内は成人女性の1日の推奨量または目安量で各年齢層別の最大値。ビタミンEはα－トコフェロールの含有量

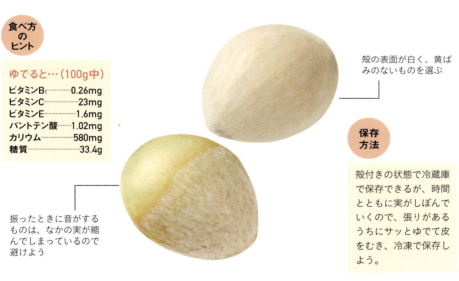

食べ方のヒント

ゆでると…（100g中）

ビタミンB₁	0.26mg
ビタミンC	23mg
ビタミンE	1.6mg
パントテン酸	1.02mg
カリウム	580mg
糖質	33.4g

殻の表面が白く、黄ばみのないものを選ぶ

振ったときに音がするものは、なかの実が縮んでしまっているので避けよう

保存方法

殻付きの状態で冷蔵庫で保存できるが、時間とともに実がしぼんでいくので、張りがあるうちにサッとゆでて皮をむき、冷凍で保存しよう。

カリウムが豊富で高血圧予防に効果

「生きた化石」といわれるいちょうの種子で、熟して落果した果実から果肉を除き、種実を洗って乾かしたものが殻つきのぎんなんです。

カリウムが多く、良質なたんぱく質、脂質も含まれる栄養食品です。過剰なナトリウムを体外に排出させるカリウムの働きで、高血圧や動脈硬化の予防に役立ちます。

疲労回復やストレスの軽減に作用するビタミンB₁を多く含み、抗酸化作用で老化を抑制し、がんを予防するビタミンEも含みます。

漢方では、せき止めの薬として使用され、膀胱（ぼうこう）の括約筋（かつやくきん）を強くする効果があるとして、夜尿症（やにょうしょう）の改善にも処方されてきました。

一方、メチルピリドキシンという中毒性物質も含まれ、食べすぎると下痢や鼻血、けいれんなどの中毒症状を起こすことがあります。食べるときは、火を通したものを数個にとどめましょう。

秋の野菜

くり【栗】

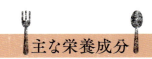

主な効用

良質なたんぱく質を含み、エネルギー代謝を高めるビタミンB群の働きで慢性的な疲労をすっきり解消。ビタミンCの抗酸化パワーが発がんを予防する。

- ●疲労回復
- ●高血圧の予防・改善
- ●コレステロールの上昇抑制
- ●老化の抑制

主な栄養成分

下の成分表示は日本ぐりの数値。炭水化物とたんぱく質の代謝を助けるビタミンB_1・B_6が豊富で、エネルギーを補給。ビタミンCやカリウムも多い。

- ビタミンB_1　0.21mg(1.1mg)
- ビタミンB_6　0.27mg(1.2mg)
- ビタミンC　33mg(100mg)
- カリウム　420mg(2,000mg)
- 食物繊維　4.2g(18g)
- 糖質　32.7g

※可食部100g当たりの栄養素の量。カッコ内は成人女性の1日の推奨量または目安量で各年齢層別の最大値

調理と組み合わせのコツ

ほくほくとした甘味と歯ごたえは、蒸したりゆでたりするだけでなく、料理やお菓子の材料としても味わいたいもの。みりんの甘味を加えた渋皮煮や、オイスターソースでこってり仕上げる中華風の炒め物なら、渋皮も気にならず、タンニンや食物繊維を含むメリットを有効に摂り入れることができる。うなぎ、鶏肉、さといもなどの食材と組み合わせれば、慢性疲労からの回復やスタミナ増強、記憶力アップ、抗酸化作用にも効果がある。

食べ方のヒント

ゆでると…(100g中)
- ビタミンB_1　0.17mg
- ビタミンB_6　0.26mg
- ビタミンC　26mg
- カリウム　460mg
- 食物繊維　6.6g
- 糖質　30.1g

皮の色艶がよく、かたちがしっかりしたものを選ぼう

古くなると光沢がなくなり、凹みやシワが現れる

保存方法

低温下であれば長期間品質が変わらないので、おがくずと一緒にポリ袋に入れて冷蔵庫へ。塩水に皮ごと浸してしばらくおき、冷蔵庫で保存する方法もある。

でんぷん質が多く、滋養強壮効果が抜群

食用になる木の実の代表品種として、古くから日本をはじめ世界各国で栽培されています。主成分は炭水化物で、そのなかでも特にでんぷんを多く含みます。たんぱく質や脂質も多く、ビタミンB_1・B_6・C、カリウムなどの栄養素も充実。昔から「栗の能、腎補うて気をば増し、胃腸腰脚骨を強うす」と、その栄養効果がたたえられてきました。

くりに含まれるビタミンCは、でんぷん質に守られているため、加熱しても損失しにくい特徴があります。ビタミンCはコラーゲンの生成にかかわるビタミンで、細胞の老化を抑制、肌に張りと艶を与えます。

渋皮にはポリフェノールのタンニンが含まれ、強い抗酸化作用をもつので、がん予防や動脈硬化予防に効果があります。食物繊維も渋皮に多く含まれるので、渋皮を付けたままの料理もよいでしょう。

くわい【慈姑】

おせちに欠かせない縁起物の野菜

芽の形が鍬に似ていることから「鍬芋（くわいも）」の名前がつき、縮めて「くわい」と呼ばれるように。にょっきりと生えた芽を「芽が出る」めでたさになぞらえ、縁起物の野菜として正月のおせちに使われます。

主成分は炭水化物（糖質）ですが、良質なたんぱく質も含まれます。ミネラルではカリウムが多く、過剰なナトリウムの排泄を促す働きを担います。これによって血圧を安定させるほか、利尿作用も高まるため、腎臓病の予防にも役立つとされています。

炭水化物が多い分だけカロリーも高めですが、炭水化物の代謝に必要なビタミンB₁も比較的多く含んでいるのが特徴です。B₁は脳や神経の働きを正常に保つうえでも不可欠なビタミンで、不足すると疲れやすくなったり、集中力がなくなってイライラしたり、食欲不振を招いたりするので、重要な栄養素です。

主な効用

カリウムや銅、リンなどのミネラル分が、血圧の安定や貧血の改善に有効に働く。ビタミンEは細胞を若返らせ、美容にも効果大。

- ●老化の抑制
- ●疲労回復
- ●高血圧の予防・改善
- ●貧血の予防・改善

調理と組み合わせのコツ

炭水化物をエネルギーに変えるビタミンB₁を一緒に摂る料理を工夫したい。B₁が豊富で、かつ、くわいのこっくりとした持ち味に合うのは、豚肉やうなぎ、ナッツ類など。特に豚もも肉には100gで1日の必要摂取量に近いビタミンB₁が含まれているのでおすすめ。かたまり肉と一緒に角煮風に煮込んだり、れんこんやにんじんなどの根菜と合わせてクリーム煮に仕立ててもよい。

主な栄養成分

たんぱく質、糖質ともに高めで、ビタミン、ミネラルも豊富。日常的に食べることが少ない野菜だが、栄養価値は抜群。

栄養素	含有量（推奨量）
ビタミンB₁	0.12mg (1.1mg)
ビタミンB₆	0.34mg (1.2mg)
ビタミンE	3mg (6.0mg)
ナイアシン	1.9mg (12mg)
カリウム	600mg (2,000mg)
糖質	24.2g

※可食部100g当たりの栄養素の量。カッコ内は成人女性の1日の推奨量または目安量で各年齢層別の最大値。ビタミンEはα-トコフェロールの含有量

食べ方のヒント

ゆでると…（100g中）

ビタミンB₁	0.1mg
ビタミンB₆	0.3mg
ビタミンE	3.1mg
ナイアシン	1.6mg
カリウム	550mg
糖質	24.4g

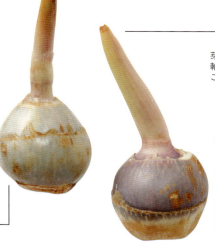

外皮の色がやや青味を帯びているもの、傷がないもの

芽がすっと伸びていて、軸がしっかりしていることもポイント

保存方法

保存は、水に漬けた状態で冷蔵庫に入れるか、新聞紙に包んでポリ袋に入れ、冷蔵庫の野菜室へ入れよう。

秋の野菜

五穀

主な効用

食物繊維の働きにより腸内の環境が整い、ビタミンEとミネラルのおかげで生活習慣病予防などの効果が期待できる。

- ●整腸作用
- ●コレステロールの上昇抑制
- ●生活習慣病の予防
- ●血行促進

主な栄養成分

精白米では摂りにくい食物繊維やたんぱく質が豊富。ビタミンB₁やEが含まれ、ミネラルも全体的に多い。

成分	含有量
食物繊維	5.1g (18g)
たんぱく質	12.6g (50g)
ビタミンB₁	0.34mg (1.1mg)
ビタミンE	0.6mg (6.0mg)
カリウム	430mg (2000mg)
糖質	65.1g

※可食部100g当たりの栄養素の量。カッコ内は成人女性の1日の推奨量または目安量で各年齢層別の最大値。ビタミンEはα-トコフェロールの含有量

調理と組み合わせのコツ

精白米に適量加えて炊飯するのが一般的。雑穀の割合が増えるとミネラルなどを摂りやすくなるが、慣れないと食味が悪いと感じやすいので、好みのバランスを見つけて。五穀だけで炊いてからハンバーグや肉団子などに混ぜても。五穀だけで少量炊くときは、鍋を利用する。あらかじめ洗って水につけておき、重量の1.3倍程度の水を加えて炊く。沸騰したら弱火にして焦げないように混ぜながら炊くとよい。アクは取り除くとおいしく食べられる。

食べ方のヒント

アマランサスは…（100g中）

食物繊維	7.4g
たんぱく質	12.7g
ビタミンB₁	0.04mg
ビタミンE	1.3mg
カリウム	600mg
糖質	57.5g

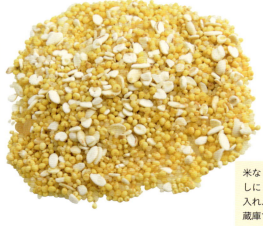

保存方法

米などより風味は劣化しにくい。密閉容器に入れ、冷暗所または冷蔵庫で保存する。

精白米に混ぜて栄養価をアップ

ここで紹介する「五穀」は、日本食品標準成分表2015年版（七訂）に収録された、米、大麦、あわ、ひえ、きびなどの5種類の穀類を含むものです。

大麦は、精白して加熱圧迫した押し麦などが米などと一緒に炊飯して利用されることが多い穀類。あわときびはユーラシア大陸で広く栽培されてきた中央アジアなどが原産の雑穀、ひえは日本で栽培化されたと考えられている雑穀です。いずれもカリウムやリン、銅などが豊富で、あわには鉄も多いなど、ミネラルをまんべんなく含んでいます。

五穀は脂質が多めなので腹もちがよく、歯ごたえがあることからよく咀嚼することにつながります。また、食物繊維は精白米の約2倍、たんぱく質は約5倍。精白米では摂りにくいビタミンB₁やビタミンEが多く含まれています。

春の野菜　夏の野菜　秋の野菜　冬の野菜　周年の野菜

さつまいも【薩摩芋】

美容と健康にうれしいビタミンの宝庫

江戸時代に薩摩国から栽培が広まったさつまいもは、ほっくりとした甘味が身上。赤紫の皮と黄色い果肉をもつ「紅あずま」や「鳴門金時（なるときんとき）」から、白肉種の「黄金千貫（こがねせんがん）」まで、さまざまな人気品種があります。紫色の品種の紫色は**アントシアニン**で、**ポリフェノール**の一種です。抗酸化作用があり、がんの予防などに効果があります。

主成分はでんぷんですが、エネルギー源となる成分はでんぷんですが、甘味成分のショ糖も含まれます。腸をきれいに掃除する食物繊維も。肌に張りや艶を与え、メラニン色素の沈着を防ぐビタミンC、細胞の老化を防ぐビタミンEが多く、女性の美容に効果を発揮します。高血圧の予防に役立つカリウムも豊富。食物繊維には、腸で水を吸って膨らむ水溶性食物繊維も多いため、満腹感を感じやすく、ダイエット中のおやつにも適します。

主な効用

ビタミンCが多く、Eとともに生活習慣病を予防する抗酸化力を発揮。食物繊維を含み、便秘の予防にも効果あり。

- ●がん予防
- ●老化の抑制
- ●便秘の予防・改善
- ●糖尿病の予防

調理と組み合わせのコツ

さつまいもに多いビタミンCやカリウムは水溶性で、他の野菜では調理時に損失しやすいが、いも類ではあまり失われないのが特徴。そのまま食べるなら焼きいもや蒸しいもにしたい。油で揚げても栄養の損失を抑えられるが、カロリー過多になりやすいので、ダイエット中は避けたほうがよい。風邪の予防には、β-カロテンとビタミンB₂が豊富なブロッコリーとの食べ合わせがおすすめだ。

主な栄養成分

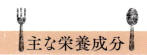

下の成分表示は皮むきの数値。炭水化物が主成分で、主食にしても十分なほどのエネルギーをもつ。ビタミンC・E、食物繊維が豊富で、美容食にもぴったり。たんぱく質の代謝を助けるビタミンB₆も多い。

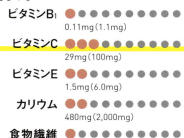

ビタミンB₁　0.11mg(1.1mg)
ビタミンC　29mg(100mg)
ビタミンE　1.5mg(6.0mg)
カリウム　480mg(2,000mg)
食物繊維　2.2(18g)
糖質　29.7g

※可食部100g当たりの栄養素の量。カッコ内は成人女性の1日の推奨量または目安量で各年齢層別の最大値。ビタミンEはα-トコフェロールの含有量

食べ方のヒント

蒸すと…（100g中）

ビタミンB₁	0.11mg
ビタミンC	29mg
ビタミンE	1.5mg
カリウム	480mg
食物繊維	2.3g
糖質	29.6g

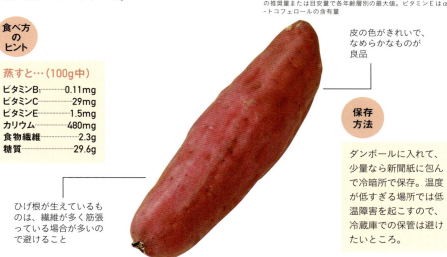

皮の色がきれいで、なめらかなものが良品

ひげ根が生えているものは、繊維が多く筋張っている場合が多いので避けること

保存方法

ダンボールに入れて、少量なら新聞紙に包んで冷暗所で保存。温度が低すぎる場所では低温障害を起こすので、冷蔵庫での保管は避けたいところ。

さといも【里芋】

秋の野菜

主な効用

さといものぬめり成分であるガラクタン（ムチン）には免疫力を高める作用が。これらには粘膜保護の働きもあり、胃炎の予防にも有効。

- ●便秘の予防・改善
- ●糖尿病の予防
- ●高血圧の予防・改善
- ●胃潰瘍の予防

主な栄養成分

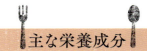

栄養素としてはカリウムと食物繊維が多く、水溶性食物繊維のなかに、ガラクタン、ムチンなどを含む。

栄養素	含有量
ビタミンB₆	0.15mg (1.2mg)
ビタミンE	0.6mg (6.0mg)
葉酸	30μg (240μg)
カリウム	640mg (2,000mg)
食物繊維	2.3g (18g)
糖質	10.8g

※可食部100g当たりの栄養素の量。カッコ内は成人女性の1日の推奨量または目安量で各年齢層別の最大値。ビタミンEはα-トコフェロールの含有量

調理と組み合わせのコツ

さといもにはぬめりが多いため、煮汁が粘ってにごりが出て、調味料がしみ込みにくい野菜。そのため、塩で軽くもみ、水から煮てぬめりをとるなどの下ごしらえが必要。ただ、長時間火を通しすぎるとぬめりが落ちてしまい、有効成分が生かせなくなる。短時間でゆでて、出てきたぬめりを水で洗い流すとよい。さといもと同様に食物繊維を多く含むごぼうやこんにゃくを合わせると、味もよく合い、高血圧やがんの予防効果を高められる。

食べ方のヒント

水煮すると…（100g中）

ビタミンB₆	0.14mg
ビタミンE	0.5mg
葉酸	28μg
カリウム	560mg
食物繊維	2.4g
糖質	11.0g

押してみたときに実が固く、ふかふかしていないものを選ぶ

表面が乾いているものよりも、泥付きで湿っているものがベター

保存方法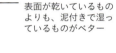

乾燥と寒さに弱いので、新聞紙に包んで常温で保存を。冷蔵庫に入れると低温障害で傷むことがあるので注意しておこう。

ぬめり成分にさまざまな薬効が

水分が多く、いも類のなかでは低カロリーです。一方、たんぱく質やカリウムなどの栄養素、食物繊維を豊富に含みます。

独特のぬるっとしたぬめりは、たんぱく質と炭水化物が結合して生まれる**ムチンやガラクタン**という成分によるものですが、主にガラクタンの性能によるとされています。ともに水溶性食物繊維の一種で、ムチンには胃粘膜を保護して胃腸の機能を高める作用があります。血中のコレステロールの上昇を抑えたり、がんのリスクを減らし、脳細胞を活性化する働きがあるとされます。また、水溶性植物繊維のなかには**マンナン**という成分も含まれます。ビタミンEは、抗酸化作用があり、老化の抑制や血行改善に効果があります。いも類のなかでも特に豊富なカリウムは、余分なナトリウムの排出を促す作用により、高血圧の改善に役立ちます。

春の野菜　夏の野菜　秋の野菜　冬の野菜　周年の野菜

しいたけ【椎茸】

カルシウムをビタミンDで効率的に摂取

「マッシュルーム」「ふくろたけ」と並んで、世界三大栽培きのこのひとつに数えられます。400年近く前に日本で栽培法が開発され、ヘルシーな食材として最近では海外でも不動の人気を誇っています。

ビタミン類ではB₁・B₂のほか、日光に当てるとビタミンDに変化する**エルゴステロール**という成分を含んでいる点が特徴です。ビタミンDは骨や歯にかかわりが深いビタミンで、カルシウムの吸収を高め、カルシウムが骨に沈着するのを助ける働きをします。

また、しいたけには抗がん剤にも使われている**レンチナン**や、抗ウイルス性物質のβ-**グルカン**、老化抑制によいとされる旨味成分の**グアニル酸**や**グルタミン酸**など、多くの効果をもつ機能性成分が含まれます。栄養効果の高さに比してカロリーは100gで18kcalと低く、ダイエットの食材としても優秀です。

主な効用

ビタミンDはカルシウムの吸収を高め、骨の強化に役立つ。低カロリーで栄養豊富、食物繊維も多いため、ダイエットにもとり入れたい。

- ●骨粗しょう症の予防
- ●コレステロールの上昇抑制
- ●がん予防
- ●肥満の防止

調理と組み合わせのコツ

生しいたけに含まれるエルゴステロールがビタミンDに変わるには、日に当たることが条件。料理に使う前に天日干しにすれば、効力もぐんとアップ。カルシウムの豊富な小魚やチーズ、高野豆腐、干しえびなどを具材にとり入れることで、カルシウムの吸収率を高めることが可能になる。にんじんやブロッコリーなど、β-カロテンが豊富な野菜との食べ合わせもおすすめ。網焼きやおろし和え、バター焼きにしてもよい香り成分はレンチオニン。

主な栄養成分

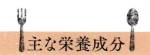

下の成分表示は菌床栽培の数値。ビタミンB₁・B₂や、体内のカルシウム代謝を促進するビタミンDが豊富。旨味成分のグアニル酸が含まれる。

成分	含有量
ビタミンB₁	0.13mg (1.1mg)
ビタミンB₂	0.20mg (1.2mg)
ビタミンD	0.4μg (5.5μg)
ナイアシン	3.1mg (12mg)
食物繊維	4.2g (18g)
糖質	1.5g

※可食部100g当たりの栄養素の量。カッコ内は成人女性の1日の推奨量または目安量で各年齢層別の最大値

食べ方のヒント

ゆでると…（100g中）

ビタミンB₁	0.08mg
ビタミンB₂	0.11mg
ビタミンD	0.5μg
ナイアシン	2.0mg
食物繊維	4.4g
糖質	0.7g

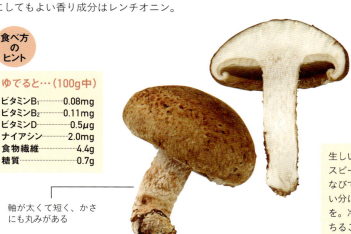

縁が内側に巻き込んでいるものがよい

軸が太くて短く、かさにも丸みがある

保存方法

生しいたけは鮮度が落ちるスピードが速く、すぐにしなびてしまうので、使わない分は軸を取って冷凍保存を。冷凍によって風味が落ちることはなく、むしろ旨味が増して味がよくなる。

しめじ【占地】

秋の野菜

野趣に富む味わいと歯ごたえの天然きのこ

本来、ほんしめじは広葉樹やアカマツの混交林に自生する野生種のことで、市販品の主流を占める「ぶなしめじ」とは別品種です。また、スーパーなどで「しめじ」の名前で売られているもののほとんどは、ひらたけの一種である「しろたもぎたけ」の栽培種。天然ものは年々少なくなり、その野趣あふれる味わいを楽しめなくなっているのが現状です。

栄養面で優れている点は、カルシウムの吸収を助け、丈夫な歯や骨の形成に働くビタミンDを豊富に含むこと。カルシウムは吸収率が高くないので、補給するためにも、ビタミンDを意識して摂りましょう。カルシウムは日本人に不足しがちな栄養素。その吸収効率を高めるのがビタミンDや良質なたんぱく質です。食物繊維の供給源でもあります。

主な効用

きのこ類に比較的多いビタミンDを特に豊富に含む。ビタミンDはカルシウムやリンの吸収を高め、体内のカルシウム濃度を調整する。
- がん予防
- 骨粗しょう症の予防
- 整腸作用
- 高血圧の予防・改善

調理と組み合わせのコツ

ビタミンDの効力を生かして、カルシウムを多く含む食品との組み合わせを工夫したい。カルシウムを多く含む代表的な食材といえば、牛乳やチーズなどの乳製品。クリーミーなグラタンやシチューは、ほんしめじの旨みともよくなじむ。脂質やたんぱく質の代謝を高めるビタミンB群も豊富なので、肉類との相性も上々。鶏肉や豆腐、こんにゃく、根菜などをだしとみそで味つけする具だくさんのけんちん汁なら、一品でバランスよく栄養成分が補給ができる。

主な栄養成分

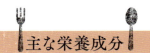

下の成分表示は数種類あるしめじのうちほんしめじの数値。一般に多く出回っているぶなしめじとは別品種。

- ビタミンB₂ 0.28mg（1.2mg）
- ビタミンB₆ 0.19mg（1.2mg）
- ビタミンD 0.6μg（5.5μg）
- カリウム 310mg（2,000mg）
- 食物繊維 1.9（18g）
- 糖質 0.9g

※可食部100g当たりの栄養素の量。カッコ内は成人女性の1日の推奨量または目安量で各年齢層別の最大値

食べ方のヒント

肉料理と好相性
煮物や汁物、炒め物など幅広く利用できる。

軸は固めで、しなびていないものを

かさが開きすぎておらず、小ぶりでしまっているものを選ぶ

保存方法

袋やパックに入ったものはそのまま冷蔵庫で保存できるが、風味は抜けていくので早めに食べよう。塩少々を加えたお湯にさっとくぐらせたものを冷凍で保存してもOK。

春の野菜｜夏の野菜｜秋の野菜｜冬の野菜｜周年の野菜

130

すだち【酢橘】

さわやかな酸味の果汁と青い皮の風味

主な効用

かぼすよりもひと回り小さく、穏やかな酸味が和風料理向き。免疫力を高めるビタミンCとクエン酸による多数の効能がある。

- ●疲労回復
- ●老化の抑制
- ●抗ストレス作用
- ●高血圧の予防・改善

調理と組み合わせのコツ

クエン酸は、エネルギー代謝に不可欠なビタミンB群と一緒に摂ると、疲労回復や風邪の予防効果が一段とアップ。ビタミンB_1が豊富な豚肉、ビタミンB_2が多いいわしやさんまなどの青魚は、特に相性が良好だ。

ビタミンCはビタミンEとの組み合わせで抗酸化パワーが格段に高まる。ビタミンEが豊富な牡蠣やししゃもなどの魚介類に、すだちの絞り汁をたっぷりとふりかけて食べるのもよい。

主な栄養成分

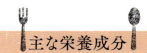

成分表示は全果に対する果汁分25%を100g摂取した時の数値。多量のビタミンC、カリウム、ナイアシンを含む。

成分	含有量（推奨量）
ビタミンC	40mg（100mg）
ビタミンE	0.3mg（6.0mg）
ナイアシン	0.2mg（12mg）
カリウム	140mg（2,000mg）
カルシウム	16mg（650mg）
糖質	6.5g

※可食部100g当たりの栄養素の量。カッコ内は成人女性の1日の推奨量または目安量で各年齢層別の最大値。ビタミンEはα－トコフェロールの含有量

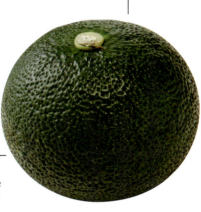

表面がなめらかで凹凸が少なく、きれいな緑色をしているものが上級品

熟しかけて黄色味をおびているものは、香りがやや弱くなる

食べ方のヒント

絞り汁を料理に
疲労回復効果のあるクエン酸を含み、美肌効果のあるビタミンCも多いので、料理にさっとひと振りして。

保存方法

保存はポリ袋に入れ、空気をよく抜いてから冷蔵庫で。たくさんあるときは、絞り汁を製氷皿に入れ、冷凍で保存しておくことも。

徳島県の特産で、未熟な青い実のうちに収穫し、全国に出荷されます。ゆず類のなかでも特に香りがよいとされ、鍋物や焼き魚に添えて絞り汁を薬味として使ったり、緑色の皮をすりおろしてあしらったりと、日本料理で多く使われる素材です。

酸味が強すぎず、さっぱりとさわやかな風味が特徴で、その成分には疲労回復効果のある**クエン酸**が含まれます。クエン酸は、食欲を増進させて、消化酵素の分泌を促します。また、乳酸の蓄積を抑える働きもあります。

また、ゆず類のなかでは、ゆずに次いでビタミンCが多く、クエン酸との相乗効果で肌のきめを整えたり、シミやしわを抑えたりといった美肌効果が期待できます。香り成分の**リモネン**には神経を休める作用もあり、ストレスを鎮めて気分をリフレッシュさせるのに有効です。

たけのこいも

秋の野菜

主な効用

ぬめり成分のガラクタンやムチンには免疫力を高める作用がある。ムチンには粘膜を保護する働きも。カリウムのナトリウム排出効果も見逃せない。

- ●便秘の予防・改善
- ●糖尿病の予防
- ●高血圧の予防・改善
- ●胃潰瘍の予防

調理と組み合わせのコツ

さといもに比べるとぬめりが少ないので調理しやすい。いもに含まれるでんぷんは加熱すると糊化して消化しやすくなる。たけのこいもはしっかりした肉質で煮崩れしにくいので煮物などにするとよい。また焼いたり揚げたりするとホクホクとした食感になるので、やや薄めに切ってフライパンで焼いたり、素揚げやてんぷらなどにしても。和食メニューだけでなく、グラタンなどのメニューにも活用できる。

主な栄養成分

さといもよりも炭水化物や脂質が多いので甘みがあるが、そのほかはさといもとあまり変わらない。

- 炭水化物 23.5g
- 脂質 0.4g
- ビタミンB₆ 0.21mg（1.2mg）
- 葉酸 41μg（240μg）
- カリウム 520mg（2000mg）
- 糖質 20.7g

※可食部100g当たりの栄養素の量。カッコ内は成人女性の1日の推奨量または目安量で各年齢層別の最大値

食べ方のヒント

水煮にすると…（100g中）
- 炭水化物　21.8g
- 脂質　0.4g
- ビタミンB₆　0.14mg
- 葉酸　39μg
- カリウム　410mg
- 糖質　19.4g

堅くしまったものがよい

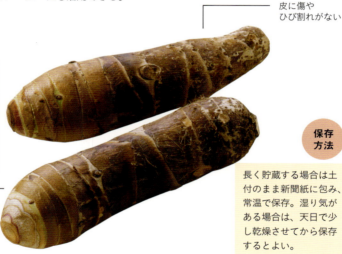

皮に傷やひび割れがない

保存方法

長く貯蔵する場合は土付のまま新聞紙に包み、常温で保存。湿り気がある場合は、天日で少し乾燥させてから保存するとよい。

ぬめりが少なく調理しやすい

たけのこいもは「京芋」とも呼ばれるさといもの一種で、先の丸い、円柱状をしています。さといもは、親いもの周りを囲むように子いもや孫いもができますが、たけのこいもはつけず、親いもが肥大して大きくなる品種で、これを食用にします。

主成分はでんぷん。たんぱく質、ビタミンB群、ビタミンCなどを含み、食物繊維も豊富です。ほかのいも類と同様にカリウムが多いので、過剰に摂取したナトリウムを排出する効果が期待できます。またカリウムは、筋肉の収縮や弛緩の働きを正常に保つための重要な栄養素のひとつです。

いものぬめり成分は**ガラクタン**や**ムチン**。ガラクタンには動脈硬化を防いだり、脳細胞の活性化や血圧を下げる効果があるといわれます。ムチンは肝臓や腎臓の機能を助けたり、胃腸の働きを活発にします。

132

とんぶり

滋養強壮効果満点の「畑のキャビア」

秋田県北部の特産品として知られるとんぶりは、「ホウキギ」「ホウキグサ」などとも呼ばれるアカザ科の野草の種を乾燥し、加熱してから果皮を取り除いたもの。プチプチと口のなかではじける食感がキャビアを思わせることから、「畑のキャビア」とも呼ばれます。

血圧を安定させるカリウムを比較的多く含むほか、血液中で酸素を運搬する鉄や、骨の形成を助けるビタミンKの含有量も多く、貧血や骨粗しょう症の予防に有効です。抗酸化性の強いビタミンEが多いのが特徴で、食物繊維も多く含んでいるので腸の働きを活発にし、便通を整えます。

また、とんぶりに含まれるサポニンには血糖値の上昇を抑える効果があり、高血圧の予防にも効果があり、またアルコールの吸収を抑えて悪酔いを防ぐ作用もあるといわれています。

主な効用

鉄を特に多く含むため、貧血予防に効果的。食物繊維も非常に多く、整腸作用はもちろん、大腸がんの予防にも有効性が高い。

- ●高血圧の予防・改善
- ●貧血の予防・改善
- ●血行促進
- ●便秘の予防・改善

調理と組み合わせのコツ

特産地の秋田では、やまいもや納豆、大根おろしなどと混ぜて酒の肴にするのが最もポピュラーな食べ方。やまいもや大根には**ジアスターゼ**などのでんぷん分解酵素が多く含まれ、胃腸の消化機能を助ける働きがある。この組み合わせはおいしくお酒を飲む工夫のひとつといえる。精白米のご飯とも味の相性もよく、栄養素を補完できるのでおすすめだ。

中国では漢方薬として使われており、泌尿器系の治療、胃炎の予防などに効果があるといわれている。

主な栄養成分

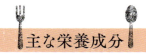

下の成分表示はホウキグサの種を水煮し、皮を取り除いた数値。カリウム、鉄、リンなどのミネラルが多く、ビタミンB群・E・Kが豊富に含まれる。

栄養素	含有量
ビタミンE	4.6mg (6.0mg)
ビタミンK	120μg (150μg)
カリウム	190mg (2,000mg)
鉄	2.8mg (10.5mg)
食物繊維	7.1g (18g)
糖質	5.8g

※可食部100g当たりの栄養素の量。カッコ内は成人女性の1日の推奨量または目安量で各年齢層別の最大値。ビタミンEはα-トコフェロールの含有量

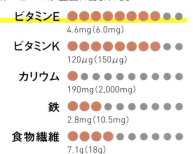

食べ方のヒント

酒の肴にぴったり
やまいもや大根と組み合わせて。

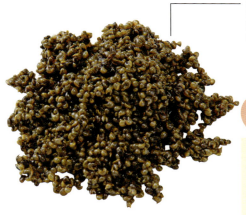

真空パックやびん詰めのものを選べば、開封前であれば常温保存が可能

保存方法

保存袋や密閉容器に移し替えて、冷凍保存も可能。いったん冷凍したものは、自然解凍して使用する。

秋の野菜

ながいも【長芋】

主な効用

でんぷん消化酵素が胃腸の働きを助け、消化促進や食欲増進に作用。ぬめり成分は生活習慣病全般の予防効果が注目される。

- ●糖尿病の予防
- ●疲労回復
- ●コレステロールの上昇抑制
- ●消化の促進

主な栄養成分

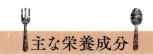

水溶性の食物繊維のなかに、ぬめり成分のムチンやペクチンが含まれる。ジアスターゼなどのでんぷん消化酵素やカタラーゼなどの酸化還元酵素を多く含む。

- ビタミンB₁　0.1mg(1.1mg)
- パントテン酸　0.61mg(5mg)
- カリウム　430mg(2,000mg)
- 食物繊維　1g(18g)
- 糖質　12.9g

※可食部100g当たりの栄養素の量。カッコ内は成人女性の1日の推奨量または目安量で各年齢層別の最大値

調理と組み合わせのコツ

一般にいも類はでんぷんが主成分なので、生食すると下痢などを起こしやすく、味もよくない。しかし、ながいもややまといもには、アミラーゼなどのでんぷん分解酵素が含まれているので、生で食べられる。ながいもは生で食べることが多いが、加熱するとほくほくした旨味が加わり、生とはまた違ったおいしさが味わえる。まぐろの赤身やかつお、鶏ささ身、豆腐などの食材を合わせる手軽な一品では、さらに滋養強壮効果が高まる。

食べ方のヒント

水煮にすると…（100g中）

- ビタミンB₁　0.08mg
- パントテン酸　0.5mg
- カリウム　430mg
- 食物繊維　1.4g
- 糖質　11.2g

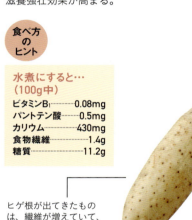

凹凸が少なく、太くて下部がしっかりと張っているものを選ぼう

ヒゲ根が出てきたものは、繊維が増えていて、歯ざわりが今ひとつ

保存方法

乾燥を嫌うので、新聞紙で包み、冷蔵庫か冷暗所で保存を。すりおろしたものを保存袋に入れ、パックして冷凍で保存しても重宝する。

ヌルヌルには消化を助ける成分がたっぷり

独特のねばりをもつヤマノイモ科に属し、同じグループの「やまといも」と同様に、生食ができます。ながいもは野球のバットに似た棒状のかたちで、水分が多く、やまといもに比べると粘りは少なめ。そのぶん、生食ではおろして食べるだけでなく、刻んだりたたいたりしてサラダや和え物の材料に使え、料理の用途も広がります。

カリウムを多く含み、体内の水分バランスを調整して利尿作用を高めたり、血圧のコントロールに役立ちます。消化酵素のジアスターゼ（でんぷん分解酵素のアミラーゼ）を多く含むので、米などのでんぷんを多く含む食品の消化を助け、胃にもたれません。

また、ぬめりに含まれる成分ムチンには滋養強壮効果があり、もうひとつの粘り成分であるデオスコランは血糖値を下げる働きがあるといわれます。

春の野菜　夏の野菜　秋の野菜　冬の野菜　周年の野菜

134

なし【梨】

主な効用

90％近くを占める水分とカリウムの作用でナトリウムの蓄積を防ぎ、高血圧を予防。たっぷりのクエン酸は疲労回復に役立つ。

- ●高血圧の予防・改善
- ●疲労回復
- ●整腸作用
- ●消化の促進

調理と組み合わせのコツ

なしには、たんぱく質を分解する酵素のプロテアーゼが含まれるので、肉類の消化を助ける働きがある。韓国料理では、肉の下味になしのすりおろしたものを加えたり、ユッケになしを添えるなどの使い方をするが、これも優れた消化作用を活用している食べ方のひとつといえる。
また、でんぷんの分解酵素を含むだいこんおろしと組み合わせて用いると、消化促進につながるほか、便秘の予防や改善、整腸作用などにもより効果的。

主な栄養成分

下の成分表示は日本なしの数値。体力維持に必要なリンゴ酸やクエン酸、たんぱく質分解酵素のプロテアーゼなどの成分を含む。

成分	含有量
ナイアシン	0.2mg（12mg）
カリウム	140mg（2,000mg）
食物繊維	0.9g（18g）
糖質	10.4g

※可食部100g当たりの栄養素の量。カッコ内は成人女性の1日の推奨量または目安量で各年齢層別の最大値

食べ方のヒント

缶詰にすると…
（100g中）

ナイアシン	0.1mg
カリウム	75mg
食物繊維	0.7g
糖質	18.4g

軸がしっかりしていて、実のかたちが横に広がりぎみのものが甘味が強いとされている

「二十世紀」などの青なしは、皮に透明感があることもポイント

保存方法

冷気に長くあてると甘味が抜けやすいので、常温で保存しておき冷蔵庫には食べる1日前〜数時間前に入れて、冷やしておく。

みずみずしい甘味が疲れた体を癒す

さくっとした歯切れのよさと、みずみずしい甘さが魅力の秋の果物です。赤なし系の「長十郎」、青なし系の「二十世紀」が日本の代表的な品種でしたが、現在は「幸水」「豊水」「新高」「新水」などの品種も豊富です。

ビタミンやミネラルなどの含量は総じて低いものの、アスパラギン酸、クエン酸、リンゴ酸など多種類の酸を含み、その疲労回復効果が昔からよく知られています。さわやかな甘味には、脂質の酸化やでんぷんの劣化を防ぐソルビトールという成分が含まれ、便秘の解消や腸内環境を整えるうえで有効に働くとされています。

また、なしのシャリシャリとした食感は、石細胞と呼ばれるリグニンと、ペントザンという成分によって生まれるもの。これらは食物繊維のかたまりで、ソルビトールと同様に便秘の改善に働きます。

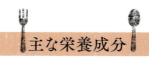

なめこ【滑子】

秋の野菜

主な効用
ムチンやペクチンなど水溶性の食物繊維は、糖尿病やコレステロール値の改善に有効。パントテン酸にはストレス軽減効果がある。
- 糖尿病の予防
- 高血圧の予防・改善
- 美肌効果
- 抗ストレス作用

主な栄養成分
適量のビタミン、ミネラルに加え、食物繊維に含まれるムチン、天然糖質のトレハロースなどの有効成分を含む。

成分	含有量
ビタミンB_2	0.12mg (1.2mg)
ナイアシン	5.1mg (12mg)
パントテン酸	1.25mg (5mg)
カリウム	230mg (2,000mg)
食物繊維	3.3g (18g)
糖質	1.9g

※可食部100g当たりの栄養素の量。カッコ内は成人女性の1日の推奨量または目安量で各年齢層別の最大値

調理と組み合わせのコツ
ぬめりの部分に有効成分が多く含まれているので、ぬめりを落とさないよう、洗わずに調理することがポイント。独特の匂いが苦手な場合でも、さっと湯通しする程度にとどめよう。
たんぱく質が豊富な豆腐を具材に加えたみそ汁、同じネバネバ系のやまいも類や納豆を合わせた和え物、でんぷん分解酵素を含むだいこんをプラスしたおろし和えはご飯の消化を助ける。雑炊、そば、鍋物などの煮込み物、めん類などにもよく使われる。

食べ方のヒント
ゆでると…(100g中)
- ビタミンB_2 ……0.11mg
- ナイアシン ……4.7mg
- パントテン酸 ……1.24mg
- カリウム ……210mg
- 食物繊維 ……2.7g
- 糖質 ……2.4g

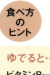

- かさが小粒で大きさがそろい、表面のぬめりが強いものが上質
- 茎、かさともに肉厚で、ピンと立っているものを選ぶ

保存方法
水分が多く、日もちがしないので、冷蔵庫での保存は2〜3日を限度に。さっと湯通しして冷凍保存もできるが、風味は落ちてしまう。

独特のぬめりは、二日酔いの予防に有効

日本特産のきのこで、市販品の多くは、おがくず栽培によるものです。

独特のぬめりは食物繊維のペクチンや、やまいも類やオクラにも含まれる糖たんぱく質の**ムチン**によるもの。ムチンは食物繊維の一種で、高血圧や糖尿病など、生活習慣病の予防から便秘症の改善、二日酔いの解消まで、さまざまな効果をもつとされています。

きのこ類のなかでは、パントテン酸とナイアシンを比較的多く含むことも特徴のひとつです。パントテン酸とナイアシンは、たんぱく質、炭水化物、脂質の三大栄養素がエネルギーに変わる際に、その補酵素として活躍する栄養素で、抗ストレス作用や美肌効果などの働きがあります。ナイアシンにはアルコールの分解を促す働きもあり、お酒の席では二日酔い防止に効果を発揮してくれそうです。

春の野菜 / 夏の野菜 / 秋の野菜 / 冬の野菜 / 周年の野菜

ビート

「飲む輸血」といわれるほどミネラルが豊富

主な効用

余分なナトリウムの排出を促すカリウムが豊富に含まれ、血圧の上昇を抑制したり、筋肉を収縮・弛緩させたりといった効用をもつ。

- ●高血圧の予防・改善
- ●便秘の予防・改善
- ●筋肉の収縮・弛緩作用
- ●疲労回復

調理と組み合わせのコツ

フレッシュサラダで食べる以外は、あらかじめ竹串が通るまで下ゆでをする。切ってしまうと、切り口からせっかくの美しい色が流れ出てしまうので、必ず茎を少し残して、まるごとゆでるのが原則。また、ゆでるときには、塩と酢少々をお湯に加えると、色止めになっておいしく仕上がる。
水煮したビートをスライスして缶詰にした市販品は、そのまま煮込み物やポテトサラダに使えて便利。

主な栄養成分

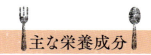

ビタミンは微量だが、赤色の色素成分アントシアニンには抗酸化作用が。腸の機能を活性化させる食物繊維が豊富。

- ビタミンC　5mg(100mg)
- パントテン酸　0.31mg(5mg)
- 葉酸　110μg(240μg)
- カリウム　460mg(2,000mg)
- 食物繊維　2.7g(18g)
- 糖質　6.6g

※可食部100g当たりの栄養素の量。カッコ内は成人女性の1日の推奨量または目安量で各年齢層別の最大値

食べ方のヒント

ゆでると…（100g中）
- ビタミンC　3mg
- パントテン酸　0.31mg
- 葉酸　110μg
- カリウム　420mg
- 食物繊維　2.9g
- 糖質　7.3g

泥付きのほうが鮮度は高く、切ったときの赤味も鮮やか

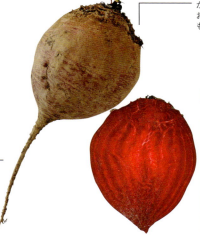

かたちがきれいな丸みをおび、表面に凹凸がないものを選ぶ

保存方法

乾燥を嫌うので、新聞紙などに包み、風通しのよい場所か冷蔵庫の野菜室で保存を。生育中のように立ててしまうほうが鮮度が長持ちする。

「ビーツ」とも呼ばれ、日本ではあまりなじみのない野菜ですが、アメリカやヨーロッパでは日常的に使われており、ロシア料理のボルシチには欠かせない野菜です。

鮮やかな赤色と、やや土臭さのある甘味が特徴ですが、この甘味のもとは主にショ糖で、体内で分解されるとブドウ糖に変わり、吸収されて、脳のエネルギー源となります。

赤血球の形成を助けるビタミンB群の一種、葉酸もたっぷりと含んでいます。葉酸は、造血や新しい細胞の増殖に必要ですが、特に妊娠初期の胎児の健全な発育に不可欠です。また、認知症の予防にも効果があるといわれています。

独特の赤い色素は、アントシアニンによるもので、抗酸化作用があり、生活習慣病の予防に効果があるとされています。

秋の野菜　ひらたけ

淡白な風味でどんな素材とも合わせやすい

平べったいかさと白い茎をもち、クセのない淡白な風味のきのこ。広葉樹の切り株などに自生する天然ものは、あわびにもたとえられる独特の風味がありますが、市販品のほとんどは、おがくずや米ぬかを利用した容器栽培によるもの。近年は、びん栽培のひらたけが「ほんしめじ」の名前で流通しています。

ビタミンB群を特に豊富に含み、エネルギー代謝をサポートするビタミンB₁・B₂、ナイアシン、パントテン酸は、きのこ類でもトップクラスの含有量。いずれも不足すると疲れやすくなるため、低カロリーのきのこでたっぷり摂り入れるのは賢明な方法です。食欲不振や倦怠感を招きやすく、カルシウムの吸収を高めるビタミンDが含まれ、カルシウムの吸収を高めるビタミンDが含まれ、カルシウムの吸収を高めるビタミンDが含まれ、腸の蠕動運動を促進する食物繊維も豊富で、肉食に偏りがちな食生活の改善に重宝する食材です。

主な効用

エネルギー代謝に関係するナイアシン、三大栄養素の代謝を助けるパントテン酸がともに豊富で、肥満予防のための食材に最適。

- ●疲労回復
- ●がん予防
- ●便秘の予防・改善
- ●肥満の防止

調理と組み合わせのコツ

ひらたけに含まれるビタミンB₁は、硫化アリルと一緒に摂ると、体内への吸収率が高まる。**硫化アリル**が豊富なにんにくやにらは、淡白なひらたけの風味と好相性。しかし、加熱すると、この効果はなくなるので、注意したい。

ビタミンDはカルシウムの吸収を高めて、体内のカルシウム濃度を調整するのでチーズや生クリームを使った料理もおすすめできる。

主な栄養成分

ビタミンB₁・B₂、ビタミンB群のひとつであるナイアシンの含有量が多い。たんぱく質やカリウムも豊富に含む栄養価の高いきのこのひとつ。

ビタミンB₁	0.4mg (1.1mg)
ビタミンB₂	0.4mg (1.2mg)
ビタミンD	0.3μg (5.5μg)
ナイアシン	10.7mg (12mg)
カリウム	340mg (2,000mg)
糖質	3.6g

※可食部100g当たりの栄養素の量。カッコ内は成人女性の1日の推奨量または目安量で各年齢層別の最大値

食べ方のヒント

ゆでると…（100g中）

ビタミンB₁	0.3mg
ビタミンB₂	0.27mg
ビタミンD	0.5μg
ナイアシン	7mg
カリウム	260mg
糖質	2.9g

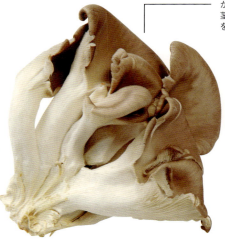

かさに艶と張りがあり、茎の太さが均一なものを選びたい

保存方法

使い残しが出た場合は、オリーブオイルで炒めてから冷ましたものを容器に入れ、ひらたけが完全に浸かるまでオリーブオイルを足してから密閉保存を。

ぶどう

ジューシーな甘味が疲労をとり除く

ジューシーでふくよかな甘味のぶどうの主成分は、脳のエネルギーになるブドウ糖や、果糖などの糖分。これらの糖分は体内に吸収されやすく、すばやくエネルギーに代謝されるため、即効性の疲労回復効果があります。

一方、赤ワイン人気の高まりで、ぶどうの皮や種に含まれる**ポリフェノール**の抗酸化作用に高い関心が寄せられるようになりました。ポリフェノールには活性酸素による酸化作用を抑える働きがあり、生活習慣病の予防に有効です。日本で多く食べられるデラウェアも同様です。赤い色素は**アントシアニン**系の一種・**レスベラトロール**という成分で、これが皮や種子に含まれるポリフェノールです。

製菓の材料に使われる干しぶどうにすると、成分が濃縮されてカリウムやカルシウム、鉄などのミネラルがぐっと増え、貧血や骨粗しょう症予防にも役立ちます。

主な効用

皮や種に含まれるポリフェノール成分、アントシアニンの抗酸化作用は、がん予防から美容効果まで多岐にわたる。

- ●疲労回復
- ●がん予防
- ●美肌効果
- ●貧血の予防・改善

調理と組み合わせのコツ

ぶどうの代表的な有効成分であるポリフェノールは、主に皮と種の部分に集中して含まれる。ただし、粒が大きいぶどうの皮や種を生で食べるのは、消化の面ですすめられない。そこで活用したいのが、ミキサーやフードプロセッサー。ジュースにして飲んだり、むいたぶどうの皮は捨てずに冷凍しておき、ある程度まとまったところでペースト状にし、ドレッシングに加えてみよう。適度な渋みが加わり、味わいにアクセントを添えてくれる。

食べ方のヒント

干しぶどうにすると…（100g中）

ビタミンB₁	0.12mg
ビタミンE	0.5mg
パントテン酸	0.17mg
カリウム	740mg
糖質	76.6g

実のつき方が密で、持ち上げても粒が落ちないものを

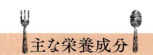

主な栄養成分

糖類でも最も吸収されやすいブドウ糖が主成分。体内で素早くエネルギーに変わるため、疲労回復に最適のフルーツ。

- ビタミンB₁　●●●●●●●●●●　0.04mg(1.1mg)
- ビタミンE　●●●●●●●●●●　0.1mg(6.0mg)
- パントテン酸　●●●●●●●●●●　0.1mg(5mg)
- **カリウム**　●●●●●●●●●●　**130mg(2,000mg)**
- 糖質　15.2g

※可食部100g当たりの栄養素の量。カッコ内は成人女性の1日の推奨量または目安量で各年齢層別の最大値。ビタミンEはα-トコフェロールの含有量

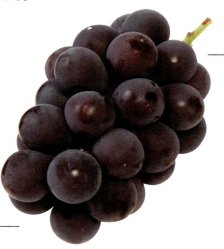

軸がしっかりと張っていて、実の表面に白い粉がふいているものが良品

保存方法

保存はポリ袋に入れ、冷蔵庫の野菜室で2～3日を目安に。長く冷蔵庫に入れたままにすると、甘味が抜けてしまうので注意しておこう。

ぶなしめじ

秋の野菜

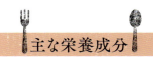

主な効用

ビタミンD、ナイアシンなど、エネルギーやカルシウムの代謝に有効性をもつ栄養素に加え、必須アミノ酸のリジン、レクチンなどの栄養成分を含む。

- がん予防
- 肥満の防止
- 整腸作用
- 高血圧の予防・改善

主な栄養成分

「ほんしめじ」として売られているものは大半がぶなしめじの栽培種。実は、天然のほんしめじと栄養効果にさほど大きな差はない。

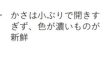

栄養素	含有量
ビタミンD	0.6μg (5.5μg)
ナイアシン	6.6mg (12mg)
カリウム	380mg (2,000mg)
リン	100mg (800mg)
食物繊維	3.7g (18g)
糖質	1.3g

※可食部100g当たりの栄養素の量。カッコ内は成人女性の1日の推奨量または目安量で各年齢層別の最大値

調理と組み合わせのコツ

「ほんしめじ」や「しいたけ」と同様に、カルシウムの吸収を高めるビタミンDを多く含むので、小骨を多く含む小魚やバターなどの乳製品、ごま、海藻など、カルシウムを多く含む食品と組み合わせるのがコツ。大豆やひじき、こんにゃくなどもカルシウムの多い食品なので、ヘルシーな組み合わせになる。食物繊維も豊富なので、腸の運動を促進させて腸内環境を整備し、頑固な便秘をすっきり解消。炊き込みご飯や汁物、おろし和えにも合う。

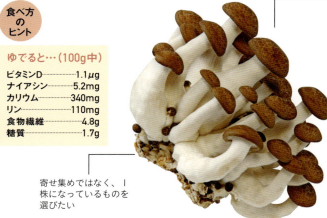

食べ方のヒント

ゆでると…（100g中）

ビタミンD	1.1μg
ナイアシン	5.2mg
カリウム	340mg
リン	110mg
食物繊維	4.8g
糖質	1.7g

かさは小ぶりで開きすぎず、色が濃いものが新鮮

寄せ集めではなく、1株になっているものを選びたい

保存方法

袋やパックに入っているものは、そのまま冷蔵庫へ。水気がついていると傷みやすい。冷凍保存もできるが、風味が落ちやすいので、1カ月程度を限度に。

旨味たっぷり、栄養価値も高いしめじの代表格

本来は、にれやぶなの倒木に自生しますが、現在では栽培種がもっぱらの主流で、しめじの仲間を代表するきのこのこととなっています。きのこ類全般に豊富なビタミンB₁・B₂、ナイアシン、パントテン酸などのビタミンB群を多く含みます。ビタミンB群は三大栄養素の代謝を助ける働きをするため、体や神経の働きを正常に保ち、疲労回復に役立ちます。カリウムは過剰なナトリウムを体外に排出し、高血圧を予防します。体内でビタミンDに変わる**エルゴステロール**も豊富。ビタミンDはカルシウムの吸収を高める働きがあり、高カルシウムの食品を一緒に摂ることで、骨や歯を丈夫に保つことが可能に。ほかにも、メラニン色素の生成を妨げる**チロシナーゼ阻害物質**（美白効果）など、さまざまな有効成分を含んでいます。

春の野菜　夏の野菜　秋の野菜　冬の野菜　周年の野菜

まいたけ

主な効用

疲労回復ビタミンといわれるB₁、美容ビタミンのB₂がともに豊富。食物繊維も多く、ダイエットや美肌のための効果も上々。

- ●疲労回復
- ●皮膚・粘膜の保護
- ●便秘の予防・改善
- ●がん予防

調理と組み合わせのコツ

まいたけのもち味は、その豊かな風味とシャキシャキと軽快な歯ざわり。火を通しすぎると、せっかくの香りも歯ごたえも損なわれてしまうので、手早く調理することがポイント。β-カロテンを多く含む緑黄色野菜、ビタミンEの豊富なごま、植物油などの組み合わせで抗酸化力が増し、抗がん効果もアップ。グルカンは水溶性なので、汁の出ない炒め物やてんぷらなどに適する。

主な栄養成分

ビタミンB₁・B₂およびビタミンB群のひとつ、ナイアシンの含有量が多い。食物繊維に有効成分のグルカンが含まれる。

成分	含有量
ビタミンB₁	0.09mg (1.1mg)
ビタミンB₂	0.19mg (1.2mg)
ビタミンD	4.9μg (5.5μg)
ナイアシン	5.0mg (12mg)
カリウム	230mg (2,000mg)
糖質	0.9g

※可食部100g当たりの栄養素の量。カッコ内は成人女性の1日の推奨量または目安量で各年齢層別の最大値

食べ方のヒント

ゆでると…(100g中)

ビタミンB₁	0.04mg
ビタミンB₂	0.07mg
ビタミンD	5.9μg
ナイアシン	1.8mg
カリウム	110mg
糖質	2.1g

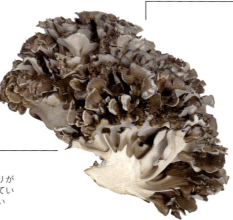

かさが肉厚でしっかりしているもの

軸はピンとした張りがあり、よくしまっているものを選ぶとよい

保存方法

保存は、新聞紙で包んでからポリ袋に入れ、冷蔵庫の野菜室で。水分があまり多くないため、きのこのなかでは比較的日持ちがするほうだ。

ビタミンB₂の含有量はきのこのトップ

数あるきのこのなかでも、しめじと並んで旨味の多いきのこです。たんぱく質、脂質、炭水化物の三大栄養素の代謝に不可欠なビタミンB₁・B₂の含有量は、きのこでもトップ。B₁は神経機能を正常に維持するのに欠かせず、B₂は皮膚や粘膜の健康を維持し、口内炎の予防にも役立ちます。B₁・B₂以外のビタミンB群では、ナイアシンが炭水化物、脂質の代謝をサポート。アルコール分解作用もあり、二日酔いの予防にも有効とされています。

多糖体の**グルカン**をほかのきのこに比べて多く含むことも、まいたけの特徴。グルカンは食物繊維の一種で、抗がん、制がんに働くとされています。免疫機能を正常に保つ作用に加え、腸の蠕動活動を活発にし、腸内をきれいに掃除する役割も果たすため、大腸がんをはじめとするがん、脂質異常症（高脂血症）などの予防効果でも注目されています。

秋の野菜

まったけ【松茸】

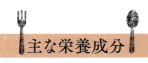

主な効用

右の表示成分以外ではカリウムが多く、高血圧予防に効果的。香り成分のマツタケオールやケイ皮酸メチルにはがん予防のほか、食欲増進作用も。

- 高血圧の予防・改善
- がん予防
- コレステロールの上昇抑制
- 食欲の増進

調理と組み合わせのコツ

香りが命なので、加熱のしすぎは禁物で、まつたけご飯にするときも、最初に米にだしと調味料を合わせて炊き、炊き上げる直前にまつたけを加えるようにする。不溶性食物繊維が多く含まれ、便秘の予防や改善などに役立つが、まつたけばかりは栄養効率よりも香りを楽しむことが第一。シンプルなバター焼きにすだちなどの酸味を添えた一皿なら、香りの高さと歯ごたえのよさを存分に楽しめる。定番のどびん蒸しなども、かぐわしい一品だ。

主な栄養成分

きのこ類の特徴であるビタミンB群、ナイアシンの豊富さに加え、鉄、食物繊維もたっぷり。香り成分にも注目。

ビタミンB₁	●●●●●●●●●● 0.1mg(1.1mg)
ビタミンB₂	●●●●●●●●●● 0.1mg(1.2mg)
ナイアシン	●●●●●●●●●● 8mg(12mg)
食物繊維	●●●●●●●●●● 4.7g(18g)
糖質	●●●●●●●●●● 3.5g

※可食部100g当たりの栄養素の量。カッコ内は成人女性の1日の推奨量または目安量で各年齢層別の最大値

食べ方のヒント

状態に合わせて料理
かさの開ききってないものは、どびん蒸しに、開いたものは焼きものに。

軸の太さが均一で弾力のあるものが上等

かさ・軸ともに汚れが少なく、かさが開ききっていないもの

保存方法

保存するときは、水気をよく拭き取ってから新聞紙に包み、さらにポリ袋に入れて冷蔵庫の野菜室へ。風味が落ちやすいので、なるべく早く食べること。

香り、歯ざわり、栄養価値に優れるきのこの王様

「香りまつたけ、味しめじ」のたとえどおり、芳醇な香気がまつたけの魅力です。その香りの主成分は、**ケイ皮酸メチル**や**マツタケオール**と呼ばれるもの。特有の香りで食欲を刺激し、消化酵素の分泌を促すとともに、がん予防にも有効に働くとされています。

エネルギー代謝をサポートするビタミンB₁・B₂、ナイアシン、パントテン酸などのビタミン類は、いずれもほかのきのこに劣らず充実。高血圧予防に働くカリウム、カルシウムの吸収を高めるビタミンDの前駆体**エルゴステロール**の含有量も多く、香りだけでなく、栄養成分でも十分な実力をもつきのこであることが分かります。

食物繊維は、可食部100g中に4.7gと比較的多く含まれていて、腸の蠕動運動を促進し、便秘を予防して腸内環境を整えます。

春の野菜 | 夏の野菜 | 秋の野菜 | 冬の野菜 | 周年の野菜

むかご

秋の味覚として懐石料理でおなじみ

丸くてつるりとした外見ですが、ヤマノイモ科に属するいもの一種で、ながいもやや自然薯の葉の付け根にできる5〜10mm程度の小さな球芽（きゅうが）を指します。やまいも類にしては粘り、水分が少なめで、さといもに近い食感。

一般的に、塩ゆでにしたり、蒸してそのまま食べるほか、炊きこみご飯にも使われます。ほかのやまいも類と同様にでんぷんが多く、口に含むとねっとりとした甘味があります。血圧を安定させる働きのあるカリウムを多く含み、食物繊維もたっぷり。また、血糖値やコレステロール値の上昇を抑制する水溶性食物繊維を比較的多く含みます。

ほかには炭水化物の代謝を助けるビタミンB1や、三大栄養素の代謝に必要で、抗ストレス作用をもつパントテン酸の含有量も多く、心身の健康づくりでさまざまなよい効果が期待できる野菜といえます。

主な効用

カリウムを含み、体の水分バランス調整に役立つ。パントテン酸は、三大栄養素の代謝をサポートし、副腎皮質ホルモンの合成でも大きな役割を担う。

- 高血圧の予防・改善
- 抗ストレス作用
- 便秘の予防・改善
- 疲労回復

調理と組み合わせのコツ

ゆでたり、蒸したり、炒ったりするほか、生で刻んでもシャキシャキとした歯ざわりのよさが楽しめる。ゆでたものや蒸したものは、そのまま塩をつけて食べる方法が一般的だが、血圧の高めな方は塩分は控えめに。便秘の予防効果を高めるためには、秋が旬のきのこ類やごぼう、オクラなどとの食べ合わせがおすすめ。

にんじん、しいたけ、ぎんなんなどと炊くむかご飯（めし）は、秋らしい一品。むかごはよく洗い、皮をむかずに入れよう。

主な栄養成分

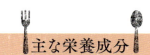

主成分は糖質で、ビタミンではB1、パントテン酸を比較的多く含む。ミネラルではカリウムが特に多く、食物繊維も豊富。

- ビタミンB1　0.11mg（1.1mg）
- パントテン酸　0.6mg（5mg）
- カリウム　570mg（2,000mg）
- リン　64mg（800mg）
- 食物繊維　4.2g（18g）
- 糖質　16.4g

※可食部100g当たりの栄養素の量。カッコ内は成人女性の1日の推奨量または目安量で各年齢層別の最大値

食べ方のヒント

加熱して食べよう
ゆでるか電子レンジで加熱あるいは素揚げして塩をふるのが簡単。

まれに出回ることのある自然薯のむかごは、皮が薄くてまるごと食べられ、風味も格段にまさる

秋に出回るもののほとんどは、栽培種のながいもを親いもにもつもの

保存方法

水分が少ないため、日持ちは比較的よく、冷蔵庫の野菜室でも数週間は鮮度を保てる。

むらさきいも

秋の野菜

主な効用

アントシアニンにより生活習慣病全般の予防に対する効果が期待できる。またビタミンCやEとも合わせ、抗酸化作用を発揮する。便秘予防にも。

- 生活習慣病の予防・抑制
- がん予防
- 老化の抑制
- 便秘の予防・改善

主な栄養成分

さつまいもと同様に炭水化物が主成分で主食としてエネルギー源にも。ビタミンB_1、C、E、食物繊維も豊富。

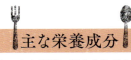

栄養素	含有量
ビタミンB_1	0.12mg (1.1mg)
ビタミンC	29mg (100mg)
ビタミンE	1.3mg (60mg)
カリウム	370mg (2000mg)
食物繊維	2.5g (18g)
糖質	29.2g

※可食部100g当たりの栄養素の量。カッコ内は成人女性の1日の推奨量または目安量で各年齢層別の最大値。ビタミンEはα-トコフェロールの含有量

調理と組み合わせのコツ

いも類のビタミンCは加熱しても失われにくいのが特徴。さつまいもに含まれるでんぷん分解酵素のアミラーゼは、ゆっくり加熱すると活発化するので、オーブンなどでじっくり焼くと甘みが増しておいしい。実はきれいな紫色を利用してお菓子などに使うことが多いが、ダイエット中には糖質や脂質を加え過ぎてカロリー過多にならないよう注意したい。また、皮も千切りにしてきんぴらや大学芋風にするとおいしく食べられる。

食べ方のヒント

蒸すと…（100g中）

ビタミンB_1	0.13mg
ビタミンC	24mg
ビタミンE	1.9mg
カリウム	420mg
食物繊維	3.0g
糖質	28.4g

- ひげ根の穴が浅いものを選ぼう
- 皮につやがあり、傷がなく、表面がなめらか

保存方法

乾燥や低温に弱いので、新聞紙に包んで冷暗所で保存。使いかけのものはラップを切り口に貼り付けて包み、冷蔵庫の野菜室へ。早めに使いきること。

ポリフェノールをおいしく摂る

むらさきいもは、肉色が紫色のさつまいも。沖縄などで栽培される紫色のいもも、むらさきいもと呼ぶことがありますが、こちらは「だいじょ」「紅いも」とも呼ばれるヤムイモ系のいもで別種です。

この特徴的な紫色の色素に含まれる**アントシアニン**は**ポリフェノール**の一種で、優れた抗酸化作用があり、活性酸素の働きを抑制したり、悪玉コレステロールの酸化を抑制するなど、生活習慣病の予防に有効とされています。また視力の回復や肝機能の改善などにも効果を発揮します。

さらに乳酸などの疲労物質がたまらないよう代謝を促すビタミンB_1や高血圧予防となるカリウムも豊富。抗酸化作用が高くメラニン色素の沈着を防ぐビタミンC、細胞を若々しく保つビタミンEが揃っているので、美容面での効果も期待できます。

春の野菜 / 夏の野菜 / 秋の野菜 / 冬の野菜 / 周年の野菜

144

もち米

精白米に混ぜれば毎日でも摂りやすい

主な効用
主成分であるでんぷんは体内でブドウ糖に分解され、良質なエネルギー源として作用する。また、噛みごたえがあるので食べすぎの防止にも役立つ。

- ●疲労回復
- ●肥満の予防
- ●エネルギーの向上
- ●体力不足の予防・改善

調理と組み合わせのコツ
もち米はうるち米よりも糊化温度が低いため、早く糊化する。炊くとベタベタになるので、なるべく水が入らないようにして蒸すほうがよい。ただ、うるち米に混ぜて炊くともちもちした食感が加わり食味が増すので、やや古いうるち米などを利用するときは混ぜて炊飯するとよい。

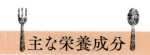

主な栄養成分

主成分は炭水化物であるでんぷん。ビタミンB₁はうるち米に比べ多く、そのほかの栄養素はうるち米と同じく少なめ。

- 炭水化物　77.2g
- たんぱく質　6.4g(50g)
- ビタミンB₁　0.12mg(1.1mg)
- 糖質　76.7g

※可食部100g当たりの栄養素の量。カッコ内は成人女性の1日の推奨量または目安量で各年齢層別の最大値

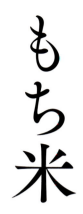

食べ方のヒント

炊飯すると…（100g中）
- 炭水化物……43.9g
- たんぱく質……3.5g
- ビタミンB₁……0.03mg
- 糖質……43.5g

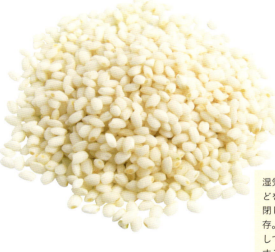

保存方法

湿気や匂い移りなどを防ぐため、密閉して冷暗所で保存。少量なら密閉して冷蔵庫で保存するのも手。

もち米は、うるち米に比べるとねばり気のある米です。これはもち米のでんぷんはほとんどがアミロペクチンなのに対し、うるち米のでんぷんには20〜30％のアミロースが含まれるからです。

もち米の主成分はでんぷん。主食として十分にエネルギーを摂取できる食材です。多糖類であるでんぷんは体内で消化され、単糖類であるブドウ糖に分解されて、血液を通して全身の細胞に運ばれ、エネルギーとして利用されます。体を動かすエネルギーとなるのはもちろんですが、体を維持するためにもエネルギーは必要です。

うるち米と同様に精白米ではビタミンやミネラルの量は少ないのですが、もち米はうるち米よりもビタミンB₁を多く含んでいます。炊飯したりもちにするとうるち米よりも炭水化物の割合が多く、良質なエネルギー源に。

秋の野菜

やまといも【大和芋】

体力回復、スタミナ増強に欠かせない成分

やまといもには黒皮と白皮の品種があり、前者では大分の「豊後いも」や兵庫の「丹波いも」、後者では三重の「伊勢いも」が有名です。粘りが強く、とろろに最適な高級品種ですが、関東では扇状の形をしたいちょういもや、ながいもを除くやまいも類全般を「やまといも」と総称することが多いようです。

疲労回復に役立つ成分を多く含むため、昔からやまといもに栄養強壮によい野菜とされてきました。

やまといもに含まれる酵素のジアスターゼ（アミラーゼ）は、でんぷんを分解して、消化を助けます。また、ぬめり成分である**ムチン**、**マンナン**などの水溶性食物繊維が胃粘膜を保護し、胃潰瘍や胃炎から体を守るほか、糖尿病や高血圧の予防、コレステロールの上昇抑制に役立ちます。新陳代謝を促すコリン、血液浄化作用のある**サポニン**なども含む、優れものの野菜です。

主な効用

豊富なたんぱく質と補酵素の働きで、滋養強壮、疲労回復に効果を発揮。水溶性食物繊維に含まれるぬめり成分は、コレステロールの上昇を抑える。

- ●疲労回復
- ●糖尿病の予防
- ●高血圧の予防・改善
- ●消化の促進

調理と組み合わせのコツ

すりおろしてとろろいもとして生食できるのは、酵素のジアスターゼ（アミラーゼ）によりでんぷんの一部が分解されるから。そのため、生食しても下痢を起こさない。酵素の働きは高温で失われるので、とろろ汁にする場合も、だしでのばすときに40℃を超えないようにする。同じネバネバ系のモロヘイヤやなめこ、オクラ、納豆などをプラスして調理すれば、コレステロール値の上昇抑制や血糖値の低下、消化促進、体力増強などの健康効果が期待できる。

主な栄養成分

表示成分は、伊勢いも、丹波いもを含む数値。たんぱく質と糖質に富み、ぬめり成分がたんぱく質の吸収を高める。

- たんぱく質 4.5g(50g)
- ビタミンB₁ 0.13mg(1.1mg)
- カリウム 590mg(2,000mg)
- 食物繊維 2.5g(18g)
- 糖質 24.6g

※可食部100g当たりの栄養素の量。カッコ内は成人女性の1日の推奨量または目安量で各年齢層別の最大値

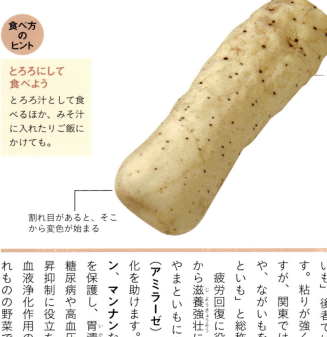

- 皮が張っていて傷がないものを
- 割れ目があると、そこから変色が始まる

食べ方のヒント
とろろにして食べよう
とろろ汁として食べるほか、みそ汁に入れたりご飯にかけても。

保存方法
白皮のいもなら皮が薄く、表面がなめらかで白っぽいものが美味。湿らせたおがくずのなかに入れて箱詰めしておくか、ポリ袋や保存袋に入れて空気をしっかり抜き、冷蔵庫の野菜室で保存を。

ゆず【柚子】

果汁は薬味に、皮は香り付けに重宝

黄色い成熟果の「黄ゆず」が秋に出回るほか、夏には未熟果の「青ゆず」も市場に登場します。果汁は酸味が強く、絞り汁がぽん酢の材料に使われますが、料理用にはむしろ皮を刻んだりすったり、果肉をくり抜いて器に見立てたりするなどして、その香りを楽しむことが多いようです。

栄養素では、ビタミンCが多く、コラーゲンの合成、皮膚の美白効果をはじめ、活性酸素の働きを抑えます。強い抗酸化作用、抗ストレス作用などもあります。吸収されにくい鉄を体に取り込むうえでも、ビタミンCが有効に働きます。

さらに、果汁には抗酸化作用を向上させる**クエン酸**がたっぷり含まれるため、ビタミンCとのダブル効果が発揮されます。香り付けとして幅広い食材と合わせられるので、食べ合わせ次第でさまざまな効能が期待できます。

主な効用

ビタミンCが多いため、かぜの予防に役立つ。肌のトラブル防止にも一役買ってくれる。さわやかな香りが食欲を増進させる効果も。

- ●疲労回復
- ●食欲の増進
- ●高血圧の予防・改善
- ●美肌効果

調理と組み合わせのコツ

酸味が強いので生食には不向きだが、薬味や風味付けには最適。ビタミンEとの組み合わせで抗酸化力がさらに高まるので、がんなどの生活習慣病予防には、Eを多く含む食材との組み合わせがすすめられる。あん肝をゆず果汁入りのぽん酢で食べたり、かぼちゃのバター焼きの薬味にゆずを添えても。ほうれんそうの和風サラダ、あさりの酒蒸し、レバーの焼き物などに薬味として絞り汁をかければ、鉄を効率的に吸収でき、貧血予防に役立つ。

主な栄養成分

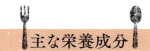

下の表示成分は全果に対する果汁分25％の数値。料理などに使う皮にはβ-カロテンやビタミンC、食物繊維がより豊富。

成分	含有量
ビタミンB1	0.05mg (1.1mg)
ビタミンC	40mg (100mg)
パントテン酸	0.29mg (5mg)
カリウム	210mg (2,000mg)
カルシウム	20mg (650mg)
糖質	6.6g

※可食部100g当たりの栄養素の量。カッコ内は成人女性の1日の推奨量または目安量で各年齢層別の最大値

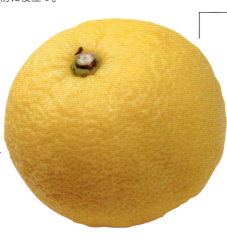

張りのある実を選ぼう

食べ方のヒント

薬味や風味付けに
クエン酸とビタミンCのダブル効果が期待できる。

黄ゆずは皮を削って凍らせるか、乾燥させて保存をする

保存方法
未熟果の青みが残っている七分着色のころが、最も果汁が多く香味も高いよう。果汁を絞って冷凍保存、もしくは丸ごと保存袋に入れて冷凍しても1〜2カ月は風味が変わらない。

ライム

秋の野菜

主な効用

ビタミンCが有害な活性酸素の力を低減させる。精油成分の香りにはストレスを解き、気分をリフレッシュさせてくれる効果も。

- ●血行促進
- ●疲労回復
- ●抗ストレス作用
- ●免疫力の増強

調理と組み合わせのコツ

レモンに比べて酸味がよりストレートで、香りもフレッシュなライム。このもち味は、お酒のカクテルなど以外にもぜひ生かしたいもの。いわしのマリネ、まぐろやほたてがいのカルパッチョなど、生の魚介類が主役の冷菜にライムをきゅっとひと振りしよう。クエン酸の強い殺菌効果とともに新陳代謝も高めてくれる。また、青魚や貝類には鉄分が多いので、鉄の吸収を高めるビタミンCの特性もしっかりと生かせる。

主な栄養成分

下の成分表示は全果に対する果汁分35％の100g分の数値。ビタミンCが豊富。栄養素のほかに健康効果のある成分として、リモネンなどの精油成分、クエン酸などの有機酸を含む。

ビタミンC 33mg（100mg）
パントテン酸 0.16mg（5mg）
葉酸 17μg（240μg）
カリウム 160mg（2,000mg）
カルシウム 16mg（650mg）
糖質 9.1g

※可食部100g当たりの栄養素の量。カッコ内は成人女性の1日の推奨量または目安量で各年齢別の最大値

食べ方のヒント

マリネにひと振り
特有の香りと酸味が食欲をそそる。

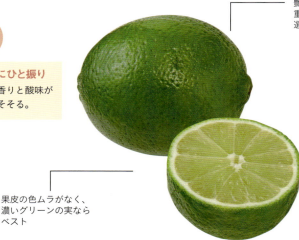

- 艶と張りがあり、重みのあるものを選ぼう
- 果皮の色ムラがなく、濃いグリーンの実ならベスト

保存方法

酸が強いため、常温でも比較的長く日持ちするが、密閉式の保存袋に入れ、冷蔵庫で保存を。絞って果汁にしたものを冷凍保存しておくこともできる。

ストレートな酸味と香味をカクテルや冷菜で楽しむ

コロンと丸みのあるかたちと、青い果皮が特徴です。独特の香味と強い酸味があり、カクテルには欠かせない存在。日本に多く輸入されている「メキシカンライム」は、レモンよりひと回り小さいサイズですが、それより2倍以上大きい「タヒチライム」、酸味の少ない「スイートライム」などの種類があります。

酸味の主成分は**クエン酸**で、新陳代謝を高め、血液の浄化にも作用する抗酸化パワーが知られています。レモンやライムの皮に多く含まれる色素成分**エリオシトリン**も、強い抗酸化力で注目される**フラボノイド**の一種。精油成分の**リモネン**は、さわやかな香りで神経を鎮め、ストレス解消に有効に働きます。100g中で33mgものビタミンCが含まれ、これらの成分が相乗的に作用することで、体の免疫力を高め、疲労回復に効果を発揮します。

春の野菜　夏の野菜　**秋の野菜**　冬の野菜　周年の野菜

らっかせい【落花生】

生活習慣病予防の不飽和脂肪酸が豊富

たんぱく質、脂質、炭水化物が豊富で、脂質には悪玉コレステロールの生成を抑制するオレイン酸がたっぷり。ビタミンでは、ビタミンB₁・B₆、葉酸、ナイアシン、パントテン酸などのB群やビタミンEを豊富に含みます。

ビタミンB₁は炭水化物の代謝を助け、疲労物質の発生を抑えて疲労回復に優れた効果を発揮します。B₆はたんぱく質の代謝と深い関係があり、ホルモン機能を調整する働きもあります。ナイアシンにはエネルギー代謝のみならず、アルコール代謝を促進するので、お酒のおつまみにピーナッツが登場するのも、その健康効果によい組み合わせの一例です。

そのほかにも、脳の老化抑制に有効とされる**コリン**や**レシチン**、抗酸化物質の**サポニン**を含むなど、生活習慣病予防に有効な栄養成分に富む種実です。

主な効用

脂質には、健康に有用なオレイン酸が含まれている。悪玉コレステロールの上昇抑制や生活習慣病予防に効果を発揮する。

- ●コレステロールの上昇抑制
- ●動脈硬化の予防
- ●高血圧の予防・改善
- ●整腸作用

調理と組み合わせのコツ

ビタミンEの抗酸化力は、β-カロテンやビタミンCの働きが組み合わされると、その作用が高まる。このため、両栄養素が豊富な「あしたば」「こまつな」「なばな（菜の花）」などの青菜類との組み合わせは、脳の老化抑制や美肌効果、生活習慣病の予防効果を高めることに。乾燥らっかせいならミルなどで砕いて細かくすれば、サラダや和え衣として気軽に利用できる。また、そのままお酒のおつまみとして食べれば、アルコールの代謝にも有効だ。

主な栄養成分

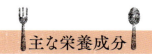

下の表示成分は乾燥らっかせい（小粒種）の数値。炒ったものは、全体に栄養価値が高くなる傾向にある。

- たんぱく質　25.4g（50g）
- ビタミンB₁　0.85mg（1.1mg）
- **ビタミンE　10.1mg（6.0mg）**
- カリウム　740mg（2,000mg）
- マグネシウム　170mg（290mg）
- 糖質　11.4g

※可食部100g当たりの栄養素の量。カッコ内は成人女性の1日の推奨量または目安量で各年齢層別の最大値。ビタミンEはα-トコフェロールの含有量

食べ方のヒント

炒ると…（100g中）
- たんぱく質　26.5g
- ビタミンB₁　0.23mg
- ビタミンE　10.6mg
- カリウム　770mg
- マグネシウム　200mg
- 糖質　12.4g

生のらっかせいは殻に黒ずみがなく、ふくらみの大きさが均一なものを

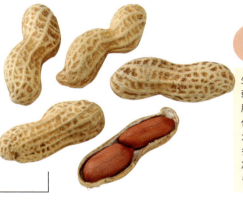

保存方法

生は特に高温や湿気に弱く、放置しておくと脂肪やたんぱく質が酸化して風味が落ちたり、カビが生える原因に。多湿をさけ、密閉して冷暗所に保存すると長もちする。

リーキ

秋の野菜

主な効用

ビタミンCと硫化アリルの抗酸化作用で活性酸素の働きを抑え、血液の流れを改善。がん細胞の抑制や老化防止に効果が期待できる。

- ●がん予防
- ●疲労回復
- ●高血圧の予防・改善
- ●便秘の予防・改善

調理と組み合わせのコツ

食用にするのは、主に白い茎の部分。加熱すると特有の甘味が増し、煮くずれしにくいので、下煮をしてからサラダやマリネに使いたい。ビタミンCは鉄の吸収を助けるので、レバーや生クリームと一緒にフードプロセッサーにかけ、口当たりのよいムースに仕立ててもよい。ビタミンEが豊富なオリーブオイルは、ビタミンCや硫化アリルの抗酸化作用を高めてくれる。グリルしたリーキをオリーブオイルに漬けたマリネは、風邪予防の効果も抜群。

主な栄養成分

適量のビタミン、ミネラル類のほか、ねぎ類に特有の辛味成分、硫化アリルを含む。ただし、加熱すると、有効作用はやや低下。

- ビタミンB6　0.24mg（1.1mg）
- ビタミンC　11mg（100mg）
- ビタミンK　9μg（150μg）
- カリウム　230mg（2,000mg）
- 食物繊維　2.5g（18g）
- 糖質　4.4g

※可食部100g当たりの栄養素の量。カッコ内は成人女性の1日の推奨量または目安量で各年齢層別の最大値

食べ方のヒント

ゆでると…（100g中）

- ビタミンB6………0.2mg
- ビタミンC………9mg
- ビタミンK………8μg
- カリウム………180mg
- 食物繊維………2.6g
- 糖質………4.2g

茎葉に張りと艶があり、巻きがしっかりとして固そうなものを選ぼう

根元部分にふっくらとした厚みがあるものは、切ったときにみずみずしく、甘味の多い優良品

保存方法

乾燥しないようにラップなどで包み、冷蔵庫へ。立ててしまうと鮮度が長持ちする。

フランス料理ではポピュラーな西洋ねぎ

ながねぎの茎をもっと太く短くしたような西洋ねぎで、「ポロねぎ」、フランス語の「ポワロー」などの呼び名がポピュラー。軟白栽培による白い茎の部分を、スープ煮やグラタンなどに使います。やわらかくゆでてビネガーソースをかけたシンプルなホットサラダも、独特の甘味があっておいしいものです。

ねぎ類に共通の匂い成分である**硫化アリル**を含み、この成分の抗酸化作用が、がん予防やコレステロール値の改善に有効に働きます。また、硫化アリルの一種・**アリシン**にはビタミンB1の吸収を高める働きもあり、炭水化物の代謝をスムーズにし、疲労回復に効果があるとされます。

独特の香りには胃液の分泌を促進し、消化吸収を高める作用も。腸の活動を活発にする食物繊維も含んでいるので、便秘がちな人にもぴったりの野菜です。

150

りんご

主な効用

ポリフェノール成分が果肉と皮の両方に含まれる。生活習慣病予防のほか、疲労を緩和し、肌のトラブルを改善する働きも。

- 老化の抑制
- 便秘の予防・改善
- コレステロールの上昇抑制
- がん予防

主な栄養成分

下の成分表示は皮つきの数値。水溶性食物繊維のペクチンが多く、生活習慣病の予防に役立つリンゴ酸、クエン酸、ポリフェノールなどの成分がぎっしり。

栄養素	含有量
ビタミンC	6mg (100mg)
ビタミンE	0.4mg (6.0mg)
ナイアシン	0.1mg (12mg)
カリウム	120mg (2,000mg)
食物繊維	1.9g (18g)
糖質	14.3g

※可食部100g当たりの栄養素の量。カッコ内は成人女性の1日の推奨量または目安量で各年齢層別の最大値。ビタミンEはα－トコフェロールの含有量

調理と組み合わせのコツ

皮の赤い色素は**ポリフェノール**の一種の**アントシアニン**で、抗酸化作用がある。皮も一緒に食べれば、活性酸素の働きを抑えて、老化の抑制やがん予防に効果がある。加熱すると、また独特の旨味が加わり、調理法次第ではペクチンやポリフェノールを含む皮の部分を一緒に摂れるメリットも。芯をくり抜いて、そのままオーブン焼きにする焼きりんごにしたり、ミキサーで砕いて果肉と一緒にりんごジャムに加えるなど、皮も捨てずに食べる工夫をしたい。

食べ方のヒント

ジュースにすると（ストレートジュースの場合）…（100g中）

栄養素	含有量
ビタミンC	3mg
ビタミンE	0.1mg
ナイアシン	0.1mg
カリウム	77mg
食物繊維	Tr
糖質	11.8g

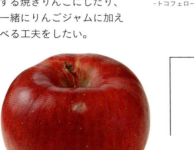

皮に張りと艶があり、実がよくしまっているものを

赤味が尻の部分まで回ったら、完熟のサイン

保存方法

温度差に弱いので、ポリ袋などに入れて冷蔵庫で保存を。エチレンガスを発生するため、他の果物と一緒に袋に入れると、傷ませてしまうことがあるので要注意。

多種類の有機酸が美容と健康をバックアップ

りんごの甘味成分は果糖やブドウ糖などの糖分で、どちらも吸収されやすく、素早くエネルギーに代謝される成分です。栄養素では、体内の過剰なナトリウムを排出する効果のあるカリウムが多く含まれます。りんごの産地の多くは寒い地方であるにもかかわらず、その地方に高血圧の人が少ないというデータがありますが、これもりんごのカリウムが関係しているといえそうです。

酸味を構成している**クエン酸、リンゴ酸、酒石酸**などの有機酸は、いずれも活性酸素の除去に役立ちます。また疲労物質の蓄積を防ぎ、疲労回復効果を高めてくれます。水溶性食物繊維の**ペクチン**にも富み、血糖値や血中コレステロールの上昇を防いで糖尿病を予防したり、便秘を改善し老廃物の排泄をするなどさまざまな効果が期待できます。

秋の野菜 レモン

主な効用

ビタミンC＋クエン酸が疲労物質を除去し、ストレス解消にも作用。皮には食物繊維やビタミンEも多く、健康効果も格段にアップ。

- ●疲労回復
- ●免疫力の増強
- ●抗ストレス作用
- ●高血圧の予防・改善

調理と組み合わせのコツ

ビタミンCは、体内で強い抗酸化作用を発揮する。青魚に含まれるDHA※やEPA※などの不飽和脂肪酸は動脈硬化予防や認知症の予防に有効とされるが、ビタミンCは、その効果をより高める。
また、鉄の吸収を高める働きもあるので、あさりや生牡蠣のように鉄の多い貝類とも好相性。

主な栄養成分

成分は、全果に対する果汁分30%を100gとした時の数値。抗酸化作用の高いビタミンCとクエン酸が多い。

ビタミンC ●●●●●●●○○○
50mg（100mg）

ナイアシン ○●●●●●●●●●
0.1mg（12mg）

パントテン酸 ○●●●●●●●●●
0.18mg（5mg）

葉酸 ●○○○○○○○○○
19μg（240μg）

カリウム ●○○○○○○○○○
100mg（2,000mg）

糖質 8.6g

※可食部100g当たりの栄養素の量。カッコ内は成人女性の1日の推奨量または目安量で各年齢層別の最大値

食べ方のヒント

料理に振りかけて
絞ったレモンの果汁を加えて貝類を食べるのは、鉄の吸収をよくする。

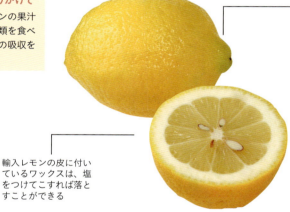

皮に張りがあり、きれいな紡錘形をしていて、重みのあるものを選ぶ

保存方法
常温でも数日はもつが、ポリ袋に入れて冷蔵庫で保存すれば1カ月ほどは日もちする。

輸入レモンの皮に付いているワックスは、塩をつけてこすれば落とすことができる

春の野菜／夏の野菜／秋の野菜／冬の野菜／周年の野菜

病気予防と美容・健康に欠かせないビタミンCが豊富

抗酸化ビタミンや有機酸を多く含み、美容効果が高いフルーツの代表的な存在です。なかでもビタミンCは、かんきつ類でトップの含有量。細胞のコラーゲン生成を促進するビタミンCは、抗酸化作用があり、血管を丈夫にして血栓や動脈硬化、高血圧などの症状を防ぎ、美肌づくりにも有効に働きます。苦味成分はヘスペリジン（ビタミンP）。こちらも毛細血管を健全に保ち、内出血を抑制します。
レモンの果汁にには殺菌作用や抗酸化作用にすぐれるクエン酸が含まれ、ビタミンCの働きをサポートする役割を果たします。クエン酸は体内に溜まりがちな疲労物質を分解し、また特有の香り成分は心身のストレス症状を緩和します。レモンは、若さを保つために有効な果物といえるでしょう。

※DHA＝ドコサヘキサエン酸、EPA＝エイコサペンタエン酸

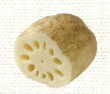
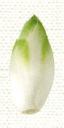

冬の野菜

凍てつく寒さで凍りつかないように、
糖分をたっぷり蓄えた野菜たちは、
とびっきりのおいしさになります。

地面の下では養分を蓄えた
だいこん、れんこん、ごぼうなどの
根菜類が、大きく太っています。
白菜、小松菜、冬締めほうれんそうなどの、
葉ものも味が濃くなる季節。

冬の旬は、寒くなればなるほど、
おいしくなる野菜を楽しみます。

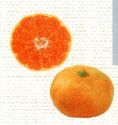
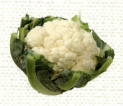
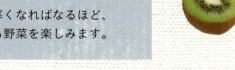

冬の野菜

あしたば【明日葉】

主な効用

がん予防効果があるとされるビタミンA・C・Eのすべてが高水準にあるため、国外でもその働きが注目されている。

- がん予防
- 疲労回復
- 皮膚・の粘膜保護
- 血行促進

調理と組み合わせのコツ

おひたしに、和え物に、炒め物にと用途の広い野菜だが、豊富な栄養素を逃さずに摂取するなら、天ぷらがおすすめ。あしたばに特に多く含まれるβ-カロテンは、油に溶けると吸収力がよくなるからだ。また、あしたばには独特の強いクセやアクがあるが、揚げ物にするとえぐみもそれほど気にならず、おいしく食べられる。
逆にビタミンCは水溶性で水に溶けるため、短い加熱時間で煮汁を逃さない調理法が理想的といえる。

主な栄養成分

β-カロテン、ビタミンB群・C・Eはいずれも豊富。カリウム、カルシウム、鉄などのミネラルや、食物繊維にも富み、栄養バランスは抜群。

栄養素	含有量
ビタミンA	440μg (700μg)
ビタミンB2	0.24mg (1.2mg)
ビタミンC	41mg (100mg)
ビタミンE	2.6mg (6.0mg)
カリウム	540mg (2,000mg)
糖質	1.1g

※可食部100g当たりの栄養素の量。カッコ内は成人女性の1日の推奨量または目安量で各年齢別の最大値。ビタミンAはカロテンのレチノール活性当量、Eはα-トコフェロールの含有量

食べ方のヒント

ゆでると…(100g中)

ビタミンA	440μg
ビタミンB2	0.16mg
ビタミンC	23mg
ビタミンE	2.7mg
カリウム	390mg
糖質	1.3g

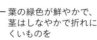

- 葉の緑色が鮮やかで、茎はしなやかで折れにくいものを
- 一般に茎が細めでやわらかいほうが、繊維が少なく食べやすい

保存方法

強いアクが苦手な人は、やわらかい色の若葉を選んで食べるとよい。乾燥を嫌うので、水で湿らせた新聞紙で包み、冷蔵庫で立てて保存を。

葉を摘んでも翌日に生えてくる力強さ

「あしたば(明日葉)」の名前は、葉を摘んでも明日になればまた生えてくるといわれるほどの生命力の強さに由来します。主要産地の八丈島では、昔から高血圧を防ぐ山菜として食用にされてきました。

最近は都市部でも健康野菜として人気を呼んでいますが、その理由は、数ある緑黄色野菜のなかでもビタミン、ミネラルともトップレベルの多さから。細胞の酸化によるさまざまな病気をブロックするβ-カロテン、ビタミンC・E、エネルギー代謝の鍵を握るビタミンB群が、ともに豊富。過剰なナトリウムの一部を体外に排出する働きのあるカリウムも多く、高血圧予防に役立ちます。また、ビタミンKも多く、貧血症の人にとっても心強い野菜といえそう。また、あしたば特有の色素成分である**カルコン**は、強い抗菌作用とがんの予防効果が注目されています。

春の野菜 | 夏の野菜 | 秋の野菜 | 冬の野菜 | 周年の野菜

エンダイブ

独特のほろ苦さが サラダにも肉にも合う

主な効用

カルシウムやマンガン、ビタミンKなど、丈夫な骨の生成にかかわる栄養素が充実。ビタミンA・Eの効果で、体の内外から老化を抑制。

- 骨粗しょう症の予防
- 高血圧の予防・改善
- がん予防
- 老化の抑制

調理と組み合わせのコツ

β-カロテンは油と一緒に摂ることで吸収率が高まる。油で和えたシンプルなグリーンサラダのほか、ルッコラやトレビスと合わせて肉料理の付け合わせにも。エンダイブ独特のほろ苦さは、肉の脂の旨味と抜群の相性。鮮度の落ちかけたものは、バター少々を加えてスープや蒸し煮に仕立て、煮汁ごと一緒に食べると栄養素を損なわず、生とはひと味違った野菜の甘味が味わえる。

主な栄養成分

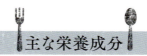

ビタミン類を多く含み、なかでもβ-カロテンの量はほうれんそうの約半分近く（1,700μg）。カルシウム、カリウムなどのミネラルも豊富に含む。

ビタミンA	●●●○○○○○○○ 140μg (700μg)
ビタミンE	●○○○○○○○○○ 0.8mg (6.0mg)
ビタミンK	●●●●●●●●○○ 120μg (150μg)
カリウム	●○○○○○○○○○ 270mg (2,000mg)
食物繊維	●○○○○○○○○○ 2.2g (18g)
糖質	0.7g

※可食部100g当たりの栄養素の量。カッコ内は成人女性の1日の推奨量または目安量で各年齢層別の最大値。ビタミンAはカロテンのレチノール活性当量、Eはα-トコフェロールの含有量

食べ方のヒント

サラダや肉の付け合わせに
サラダにするときは油を使ったドレッシングなどを用いるとよい。

1株が大きく、しっかりと巻いているもの、葉全体にボリュームがあるものがよい

茎の切り口がみずみずしいものを選ぼう

保存方法

保存は、冷蔵庫の野菜室で。水で湿らせた新聞紙で包み、ポリ袋に入れて、茎を下にして立ててしまっておくと鮮度が長持ちする。

ヨーロッパでポピュラーなサラダ用の葉野菜ですが、現在は日本でも多く出回るようになっています。ちりちりと細かく縮れた葉形で、シャリッとした歯ごたえがあり、特有のほろ苦さと香味があります。

葉の部分には、β-カロテンを含みます。抗酸化作用でがん予防や細胞の老化、あるいは動脈硬化を抑制するほか、体内でビタミンAに変わって皮膚や粘膜を健康に保ちます。抗酸化力に優れるビタミンEとの相乗作用で、老化による皮膚のトラブルを解消し、美肌づくりにも効果的です。ミネラルでは、体の水分を調整する働きをもつカリウムが豊富。利尿作用を高めて、余分なナトリウムの一部を一緒に排出させるため、血圧を安定させるうえで有効に働きます。丈夫な骨づくりに欠かせないカルシウムも、野菜としては多く含みます。

冬の野菜

かぶ【蕪】

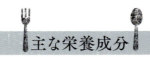

主な効用

白い根（実）の部分に含まれる消化酵素ジアスターゼは、だいこんと同様に消化を助け、胃の働きを整える作用をもつ。
- ●高血圧の予防
- ●便秘の予防・改善
- ●老化の抑制
- ●消化促進

調理と組み合わせのコツ

根の部分を食べるときは、生のままスライスしてサラダなどにするとジアスターゼの効用が生かせる。また、ジアスターゼの効用はやや落ちてしまうが、すりおろしたかぶで白身魚や海老を包み、ふっくらと蒸す「かぶら蒸し」も胃にやさしい一品。
葉の部分は緑黄色野菜で、β-カロテンが豊富。カロテンと相性のよい、油を使った炒め物やきんぴらなどにして無駄なく食べたい。

主な栄養成分

下の成分表示は、皮つきの根の数値。栄養上では葉や茎のほうが優れており、カロテンの含有量は、ほぼこまつなと同等レベル。

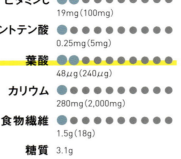

ビタミンC　19mg(100mg)
パントテン酸　0.25mg(5mg)
葉酸　48μg(240μg)
カリウム　280mg(2,000mg)
食物繊維　1.5g(18g)
糖質　3.1g

※可食部100g当たりの栄養素の量。カッコ内は成人女性の1日の推奨量または目安量で各年齢層別の最大値

食べ方のヒント

ゆでると…（100g中）

ビタミンC	16mg
パントテン酸	0.22mg
葉酸	49μg
カリウム	310mg
食物繊維	1.8g
糖質	2.9g

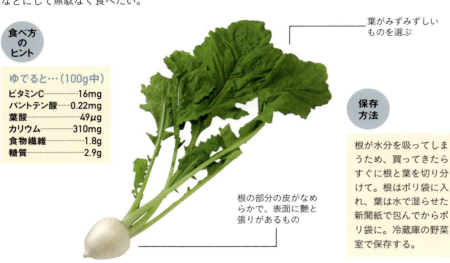

- 葉がみずみずしいものを選ぶ
- 根の部分の皮がなめらかで、表面に艶と張りがあるもの

保存方法

根が水分を吸ってしまうため、買ってきたらすぐに根と葉を切り分けて。根はポリ袋に入れ、葉は水で湿らせた新聞紙で包んでからポリ袋に。冷蔵庫の野菜室で保存する。

栄養価値の高い葉や茎も捨てずに食べ尽くしたい

根の白い部分にも緑の葉にも、それぞれの栄養効果があり、特に甘味を増す冬にはたっぷり食べたい野菜です。

根の部分は、だいこんとよく似た栄養構成で、カリウム、ビタミンC、食物繊維のほか、でんぷん分解酵素の**ジアスターゼ**を含みます。ジアスターゼは消化を助け、胃もたれや胸やけを防ぎますが、加熱に弱いところが難点です。ただ、かぶの場合、だいこんのように生でおろして食べる機会が少ないので、ジアスターゼの恩恵は受けにくくなっています。

一方、葉のほうは、こまつなに近い量のβ-カロテンをはじめ、ビタミンC・E、カリウム、カルシウム、鉄、食物繊維の含有量が、そろって多いことが特徴。がんなどの生活習慣病予防から骨粗しょう症予防、貧血や便秘の改善まで、幅広い作用が期待できます。

春の野菜　夏の野菜　秋の野菜　冬の野菜　周年の野菜

156

カリフラワー

キャベツを上回りみかん2個以上のビタミンCを含む

主な効用

みかんの約2倍に相当するビタミンCが強い抗酸化パワーを発揮。ストレスを抑制したり、美肌をつくる効果も期待できる。

- がん予防
- 老化の抑制
- 風邪や感染症の予防
- 高血圧の予防・改善

調理と組み合わせのコツ

カリフラワーの甘味成分は、花蕾（中心の白い部分）より、茎の部分に多く含まれるので上手に利用しよう。ただし、水溶性なので、加熱や下ゆでは水分を閉じ込めやすい電子レンジや蒸し器がおすすめ。花蕾に多いビタミンCはビタミンEとの組み合わせで、生活習慣病予防に有効な抗酸化作用を高めることができる。サラダにナッツを砕いて加えたり、いかと合わせて煮物に仕立てるなどのアレンジをすると血行促進や、高血圧の予防などに効果が期待できる。

主な栄養成分

ビタミンCが豊富。最近増えてきたオレンジ色や紫色の有色品種には、カロテンや有効な色素成分が含まれる。

- ビタミンB₂　0.11mg (1.2mg)
- ビタミンC　81mg (100mg)
- ビタミンK　17μg (150μg)
- パントテン酸　1.3mg (5mg)
- カリウム　410mg (2,000mg)
- 糖質　2.3g

※可食部100g当たりの栄養素の量。カッコ内は成人女性の1日の推奨量または目安量で各年齢層別の最大値

食べ方のヒント

ゆでると…（100g中）

- ビタミンB₂　0.05mg
- ビタミンC　53mg
- ビタミンK　31μg
- パントテン酸　0.84mg
- カリウム　220mg
- 糖質　1.9g

- シミのない真っ白なもの
- つぼみのきめが細かく、固くしまっている

保存方法

ポリ袋に入れて冷蔵庫で保存するが、傷むのが早いので、固めにゆでて冷凍保存するのがよりおすすめ。解凍後も歯ざわりを残すには、しっかりと水気を切ってから冷凍するのがコツ。

カリフラワーは、地中海東部の地域で野生のキャベツの改良種として生まれたアブラナ科の野菜。そのため、形はブロッコリーに似ていても、キャベツにより近い栄養成分を含んでいます。その代表的なものがビタミンCですが、含有量はキャベツの約2倍。ビタミンCは風邪のウイルスの働きを抑えるので、冬の風邪対策にもうれしい野菜。コラーゲンの合成を促進し、メラニン色素の沈着を防いでくれ、美肌対策に有効です。

さらに、高血圧を予防するカリウム、腸をきれいにする食物繊維とも、こちらもキャベツを大きく上回るレベル。栄養素以外でも、発がん性物質を抑える働きのある含硫化合物の**アリルイソチオシアネート**を含み、豊富なビタミンCの効能とあわせて、がん予防の効果が注目されています。

冬の野菜

寒締めほうれんそう

主な効用

カリウムが血圧の上昇を抑えるほか、筋肉の収縮運動にも有効に作用する。また、ビタミンA・Cによるがん予防、老化抑制や美容効果も。

- 貧血の予防・改善
- がん予防
- 老化の抑制
- 高血圧の予防・改善

主な栄養成分

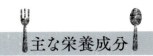

寒気に晒すと、夏ものに比べ数倍のビタミンCを含むなど、ビタミン・ミネラルの宝庫。糖含量も約9倍。

ビタミンA	ビタミンB_2
カリウム	ビタミンC
鉄	

調理と組み合わせのコツ

冬の寒さにあたることにより、葉が凍りつかないように水分を減らし糖分を溜め込むので、甘味が増し葉は凸凹に縮んだ形状になる。葉は厚みがあるが、火の通りは早く、熱湯で10秒ゆでれば十分。炒めたりスープに入れたりするときは、ゆでずに手でちぎって使うが、葉の凸凹した部分や茎の間には土が入っているので、水を張ったボウルでしっかりと洗ってから使おう。

主な使い方

おひたし、ごま和え、白和え、バターソテー、スープ、サラダ、炒め物。

食べ方のヒント

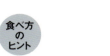

炒め物やスープに
β-カロテンは糖質と合わせて摂るとよいので油で炒めたりベーコンなどとスープに。

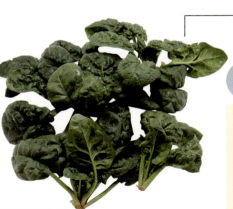

葉先がピンとして色鮮やか

根元はみずみずしいものを

保存方法

根ごと保存するときは水で湿らせた新聞紙に包み、ポリ袋に入れてから野菜室に立ててしまうと鮮度が長持ちする。ほうれんそうと同様に、軽くゆでてしっかり水気を切り、冷凍することもできる。

甘くておいしいビタミン・ミネラル

寒締めほうれんそうの収穫は12月半ば頃から始まり、寒さが増すほど甘味が増し、トマトと同等の糖度になることもあります。「寒締め」とは、収穫前に冷温にさらす処理のことです。ほうれんそうが収穫可能な大きさに育ったら、ハウスの両袖や出入口を開放し、冷たい外気が自由に吹き抜けるようにして、そのまま昼夜を通し放置します。ほうれんそうは約5℃を下回ると伸長を止め、低温ストレスにより糖度の上昇、ビタミンC・E、β-カロテンの濃度の上昇が起こります。寒さに耐えるためタンポポのような横広に平べったく伸びた茎と葉は、一見ほうれんそうに見えません。その姿かたちから、「ちぢみほうれんそう」とも呼ばれます。虫による被害も少ないため、農薬に頼らず育てられる利点もあります。

春の野菜 | 夏の野菜 | 秋の野菜 | 冬の野菜 | 周年の野菜

キウイフルーツ

疲労回復、美容に効く栄養成分

酸味と甘味のバランスがとれたジューシーな味わい、グリーンのさわやかな色合い、切り口の模様の美しさが魅力のキウイフルーツ。最近は、黄色い果肉で甘味が強いゴールドキウイも人気です。

栄養面での特徴は、ビタミンCを特に多く含むこと。100g中69mgの含有量は、いちごを上回るレベル。ビタミンCと同様に抗酸化力の強いビタミンEも豊富に含まれるため、がん予防、感染症予防、美肌効果などが期待できます。また、体内に素早く吸収されてエネルギーに変わる糖分のブドウ糖が多く含まれ、疲労物質の乳酸の生成を抑える**クエン酸**や**リンゴ酸**もたっぷり。これらの相乗作用により、疲労回復にも抜群の効果を発揮します。食物繊維のなかには、血糖値の上昇や糖尿病の予防に有効とされる水溶性食物繊維の**ペクチン**を含んでいます。

主な効用

ビタミンC・Eの抗酸化力で老化の抑制、がん予防も。疲労回復作用をもつクエン酸は、カリウム、ビタミンEとともに高血圧の予防にも貢献。

- 老化の抑制
- 美肌効果
- 高血圧の予防・改善
- 疲労回復

調理と組み合わせのコツ

そのままデザートとして食べるほか、サラダのドレッシングに仕立てても。きゅうりやオクラなど、利尿作用の高い食材との食べ合わせは、体内の老廃物の除去に役立ち、むくみの改善にも効果がある。キウイには、たんぱく質分解酵素の**アクチニジン**が含まれている。ハムなどと一緒に生で食べると、たんぱく質の分解が助けられて消化がよくなるので、肉料理のデザートにも向いている。
ヨーグルトに入れるとペプチド（苦み成分）の効果で苦くなるので、すぐ食べること。

主な栄養成分

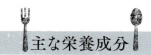

下の成分表示は緑肉種の数値。抗酸化ビタミンといわれるビタミンC・Eを多く含む。食物繊維もほどほどに含んでいて、果物のなかではカリウムも高め。ビタミンB₆はたんぱく質の代謝に活躍。

成分	含有量
ビタミンB₆	0.12mg (1.1mg)
ビタミンC	69mg (100mg)
ビタミンE	1.3mg (6.0mg)
カリウム	290mg (2,000mg)
食物繊維	2.5g (17g)
糖質	11.0g

※可食部100g当たりの栄養素の量。カッコ内は成人女性の1日の推奨量または目安量で各年齢層別の最大値。ビタミンEはα-トコフェロールの含有量

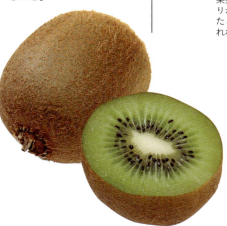

果実から熟れた甘い香りがして、皮をさわったときに弾力を感じられれば食べ頃

食べ方のヒント

サラダのドレッシングにも
すりおろした果肉を裏ごしし、ワインビネガーと合わせて。

保存方法

固さが残るものは、ポリ袋に入れて冷蔵庫で保存すれば長くもつ。りんごやバナナと一緒に袋に入れておくと、追熟が進んでやわらかくなり、食べやすくなる。

冬の野菜

きくいも【菊芋】

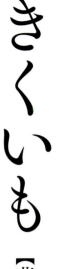

主な効用

イヌリンの働きにより、整腸作用や便秘の予防効果が期待できる。またカリウムとの相乗効果で血圧の上昇抑制などにも働く。

- ●整腸作用
- ●高血圧の予防・改善
- ●便秘の予防・改善
- ●糖尿病の予防

調理と組み合わせのコツ

でんぷんが少なく、クセがないので生でも食べられる。シャキシャキした食感を生かすなら、千切りにしてサラダや和え物に。炒め物や煮物など加熱してもよい。にんじんと合わせてきんぴらにすれば、彩りがきれいで食欲が増し、きくいもにはほとんど含まれないβ-カロテンも摂ることができる。

主な栄養成分

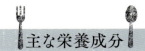

炭水化物は少なめで、カリウムなどのミネラルをバランス良く含む。ビタミンはパントテン酸などを含んでいる。

炭水化物　14.7g

カリウム　●●●●●●●●●●
　　　　　610mg（2000mg）

リン　●●
　　　66mg（800mg）

パントテン酸　●●
　　　　　　　0.37mg（5mg）

糖質　12.8g

※可食部100g当たりの栄養素の量。カッコ内は成人女性の1日の推奨量または目安量で各年齢層別の最大値

食べ方のヒント

水煮にすると…（100g中）

炭水化物	11.3g
カリウム	470mg
リン	56mg
パントテン酸	0.29mg
糖質	9.2g

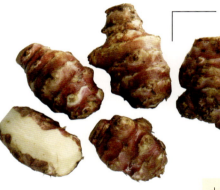

丸みがありふっくらとしている

硬くしまっているものがよい

保存方法
土をつけたまま新聞紙で包み、冷暗所か冷蔵庫の野菜室で保存。

春の野菜／夏の野菜／秋の野菜／冬の野菜／周年の野菜

腸内を整える成分が見逃せないいも

きくいもはキク科ヒマワリ属の多年草の根茎。地上で咲く花が菊に似ているのでこの名はついたそうです。まるでしょうがのような見た目ですが、**イヌリン**という水溶性の食物繊維が豊富に含まれていることで注目されている食材です。

イヌリンは腸内で分解されると**フラクトオリゴ糖**として働き、腸内の善玉菌を増やす役割を担います。また腸内で水分を含むとゲル状になり、糖の吸収を抑制して血糖値の上昇を抑える働きもあります。またナトリウムと結合してその吸収を抑える働きもあるといわれます。

イヌリンそのものは消化吸収されず、腸の働きを整えたり、腸内の有害物質を排出するのに役立つというわけです。

さつまいもに比べると糖質は控えめ。でんぷんが少ないので生でも食べられるいもです。

きんかん【金柑】

主な効用

ビタミンC・E、かつてビタミンPと呼ばれたヘスペリジンの抗酸化作用で生活習慣病を予防。美肌づくりや疲労回復効果も。

- ●動脈硬化の予防
- ●高血圧の予防・改善
- ●骨粗しょう症の予防
- ●整腸作用

調理と組み合わせのコツ

きんかんは皮が甘くてやわらかいため、栄養分がぎっしり詰まった皮を、果肉と一緒に食べられるのが魅力。そのまま生食するが、砂糖やはちみつでシロップ漬けにしたり、ジャムやマーマレードにすれば、季節に関係なくスプレッド※として、あるいは料理にも活用できて重宝する。

鶏肉や豚肉の煮込みに加えると、肉質がやわらかくなり、フルーティーな香りや甘酸っぱさが加わって風味もよくなり、いっそうおいしく食べられる。

主な栄養成分

ビタミンCを含み、皮や袋にはCの吸収を高めるヘスペリジンが多い。かんきつ類には珍しくカルシウムも豊富。

栄養素	含有量
ビタミンC	49mg (100mg)
ビタミンE	2.6mg (6.0mg)
カリウム	180mg (2,000mg)
カルシウム	80mg (650mg)
食物繊維	4.6g (18g)
糖質	12.9g

※可食部100g当たりの栄養素の量。カッコ内は成人女性の1日の推奨量または目安量で各年齢層別の最大値。ビタミンEはα-トコフェロールの含有量

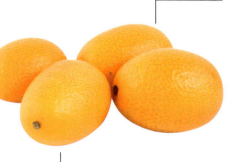

食べ方のヒント

皮ごと食べよう
すじや袋にはヘスペリジンがあるので皮ごと食べたい。

表面に張りと艶があるものを選ぶ

ヘタが枯れていないこと、実にしまりがあり、重量感があることも大切なポイント

保存方法

保存は冷蔵庫の野菜室が適しているが、低温障害が出ることがあるので、冷やしすぎには注意を。冷暗所であれば、常温でも1週間は日持ちする。

小粒でも凝縮された栄養成分がぎっしり

中国原産のかんきつ類で、果皮に甘味があり、薄くなめらかなことから、皮ごと食べられるところに特徴があります。

皮は多くの栄養素が凝縮されている部分でもあり、レモンに匹敵するビタミンCのほか、ビタミンB₁・E、β-カロテンなどのビタミン類が充実。すじや袋の部分には、ビタミンPの別名をもつフラボノイドの一種、**ヘスペリジン**がたっぷり含まれています。

ヘスペリジンが動脈硬化や心筋梗塞の予防に働くほか、ビタミンCはメラニン色素の沈着を防いで美肌づくりをサポートするなど、体の内外をきれいにする効果があります。

民間療法では、粘膜の炎症を鎮める働きがよく知られており、昔からのど風邪に効く民間薬として広く利用されてきました。

※スプレッド：「延ばす」という英語から、食パンやクラッカーなどに薄く延ばして塗るものの総称。

冬の野菜 コールラビ

主な効用

ビタミンCは体内でコラーゲンの生成や体の酸化を防ぐ働きをする。ビタミンUは胃酸の分泌を抑え、傷ついた粘膜の回復などに働く。

- 抗潰瘍性作用
- 風邪や感染症の防止
- がん予防
- 便秘の予防・改善

主な栄養成分

ビタミン群ではビタミンC、Kや葉酸を含むほか、アミノ酸類の一種であるビタミンUも含む。

成分	含有量(推奨量)
ビタミンC	45mg(100mg)
ビタミンK	7mg(150mg)
葉酸	73μg(240μg)
食物繊維	1.9g(18g)
糖質	3.2g

※可食部100g当たりの栄養素の量。カッコ内は成人女性の1日の推奨量または目安量で各年齢層別の最大値

調理と組み合わせのコツ

アクが少なく生で食べられる。葉や柄を落として皮をむくが、皮がやわらかければそのままでも。ビタミンCは水溶性のビタミンなので、生のままのほうが栄養成分が摂りやすい。表皮が赤紫のものはアントシアニンを摂取できる。酢などを使うと色が引き立つ。加熱調理するときはポトフなど汁ごと食べるものがおすすめ。

食べ方のヒント

ゆでると…（100g中）

ビタミンC	37mg
ビタミンK	8mg
葉酸	71μg
食物繊維	2.3g
糖質	2.9g

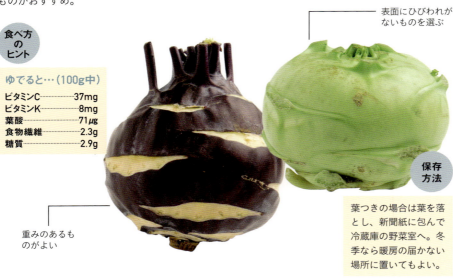

- 表面にひびわれがないものを選ぶ
- 重みのあるものがよい

保存方法：葉つきの場合は葉を落とし、新聞紙に包んで冷蔵庫の野菜室へ。冬季なら暖房の届かない場所に置いてもよい。

形はかぶ似だが、栄養成分はキャベツ

コールラビは「球茎かんらん」「かぶかんらん」とも呼ばれるキャベツの一変種。かんらんというのはキャベツの別名です。かぶのように肥大した茎の根元の部分を食用にします。ほんのりと甘みがあり、ブロッコリーの茎のような風味と食感です。外皮の色は薄緑と赤紫がありますが、色が付いているのは表皮だけで、中はどちらも白色です。

栄養成分はキャベツと似ており、キャベツと同様に、抗酸化作用が高く活性酸素の働きを抑制し、老化防止や動脈硬化防止に役立つビタミンCが比較的多く含まれています。胃潰瘍の予防や肝臓の機能回復などに効果があるとされるビタミンUも含まれています。またコールラビなどのアブラナ科の野菜に含まれる**グルコシノレート**という成分は、噛むことで抗がん作用のある**イソチオシアネート**に変化します。

春の野菜 / 夏の野菜 / 秋の野菜 / 冬の野菜 / 周年の野菜

162

さんとうさい【山東菜】

カルシウム、ビタミンKで骨粗しょう症予防

中国の山東省が原産で、葉のかたちや味わいははくさいによく似ていますが、結球しないのが特徴です。

抗酸化作用に優れるβ-カロテンを多く含んでいるので、活性酸素の作用を抑える働きがあります。また、体内に吸収されると必要な分だけがビタミンAに変わり、皮膚や粘膜を健康に保つほか、眼精疲労を解消するうえでも効果を発揮します。

骨や歯の形成に欠かせないカルシウムも豊富に含まれ、その含有量は牛乳の100g当たり110mgをしのぐほど。丈夫な骨づくりに寄与するビタミンKが多いこともあり、骨粗しょう症対策のためにも積極的に摂りたい野菜です。

また、葉酸も多く含有しているので造血作用や認知症予防の働きも期待できます。葉酸は妊娠中に欠乏しやすいので注意して摂るようにしましょう。

主な効用

抗酸化ビタミンのビタミンA・Cがともに多く、がんの予防効果のほか、皮膚の老化を防いで肌を艶やかに保つ美肌効果も期待できる。

- がん予防
- 老化の抑制
- 高血圧の予防・改善

調理と組み合わせのコツ

β-カロテンは脂溶性なので、油と組み合わせて調理するのが、効率よく摂取するためのコツ。手早く炒めれば、シャキッとした歯ざわりが楽しめ、熱に弱いビタミンCの損失を抑えられる利点もある。和風なら油揚げやがんもどきと合わせた含め煮※、洋風ならブイヨンで煮て、牛乳を加えて仕上げるクリーム煮などが代表料理。ビタミンDの豊富なしいたけやきくらげを加えれば、カルシウムの吸収に効果的。

主な栄養成分

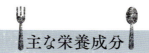

ビタミン、ミネラルとも豊富で、カルシウムやビタミンKなど、丈夫な骨づくりに欠かせない栄養素をバランスよく含む。

- ビタミンA　96μg（700μg）
- ビタミンC　35mg（100mg）
- **ビタミンK　100μg（150μg）**
- カリウム　360mg（2,000mg）
- カルシウム　140mg（650mg）
- 糖質　0.5g

※可食部100g当たりの栄養素の量。カッコ内は成人女性の1日の推奨量または目安量で各年齢層別の最大値。ビタミンAはカロテンのレチノール活性当量

食べ方のヒント

ゆでると…（100g中）
- ビタミンA　130μg
- ビタミンC　22mg
- ビタミンK　140μg
- カリウム　240mg
- カルシウム　130mg
- 糖質　0.4g

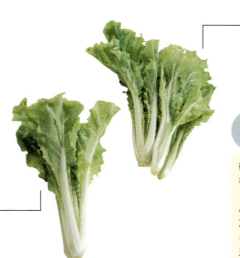

葉は黄変がなく、ふんわりと広がってやわらかそうなものを選ぶ

株がしっかりとしていて、張りのあるものを

保存方法

乾燥に弱いので、株の根元の部分を中心に湿らせた新聞紙などで包み、ポリ袋に入れて、冷蔵庫の野菜室で保存を。立てて保存すると、比較的長もちする。

※含め煮：材料をたっぷりのだしで、ゆっくりと煮て、味をしみこませる煮方。煮あがっても煮汁はひたひたと━、冷めるまで置いてだしの味を芯まで含ませる。

冬の野菜

じねんじょ【自然薯】

主な効用

ムチンの生活習慣病予防における全般的な予防効果が期待される。でんぷん消化酵素の働きで消化促進や食欲の増進も。

- 食欲増進
- 疲労回復
- コレステロールの上昇抑制
- 高血圧の予防・改善

主な栄養成分

水溶性の食物繊維としてムチンが含まれる。ビタミンB群やカリウムなども多い。

成分	含有量
ビタミンB₁	0.11mg (1.1mg)
ビタミンB₆	0.18mg (1.2mg)
パントテン酸	0.67mg (5mg)
カリウム	550mg (2000mg)
食物繊維	2.0g (18g)
糖質	24.7g

※可食部100g当たりの栄養素の量。カッコ内は成人女性の1日の推奨量または目安量で各年齢層別の最大値

調理と組み合わせのコツ

生で食べるとシャキシャキとした歯ごたえがあるので千切りにしてそのまま食べるとおいしい。すりおろしてごはんやまぐろの刺身などにかけるのも一般的。加熱するとホクホクした食感が楽しめるので焼いたり煮物などにも。すりおろしたとろろは、加熱するとふんわりとするので、熱い汁を張ったそばなどにのせたり、汁物に入れてもおいしい。

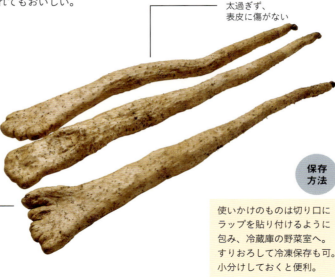

食べ方のヒント — だしなどでのばす
じねんじょはねばりが強いので、すりおろしたあとにだしなどでのばすと食べやすい。

- 太過ぎず、表皮に傷がない
- ひげ根が乾燥していない

保存方法
使いかけのものは切り口にラップを貼り付けるように包み、冷蔵庫の野菜室へ。すりおろして冷凍保存も可。小分けしておくと便利。

濃くて強い味を楽しみたい

じねんじょは日本が原産のいもで、60cm～1mもの長さになります。国内に広く自生していますが、現在は栽培されたものが多く出回っているようです。むかごはじねんじょにつく実です。

じねんじょには、ビタミンB群、ビタミンC、ミネラル、食物繊維などがバランス良く含まれていますが、そのほかにも有効な成分が多く、古くから滋養強壮、食欲増進、免疫力向上などに効果があるとされてきました。そのひとつがねばり成分のムチン。新陳代謝や細胞の増殖を促進する作用があり、血糖値の上昇を抑えたりコレステロールを下げるなどの作用もあります。

またでんぷん分解酵素であるジアスターゼ（アミラーゼ）含んでいるので、消化を促進し栄養の吸収率を高めます。じねんじょが生で食べられるのもジアスターゼのおかげです。

164

しゅんぎく【春菊】

日常で不足しがちな栄養素が結集

冬の代表的な緑黄色野菜として、鍋物やおひたしに大活躍。関西では「菊菜」の呼び名で親しまれています。

こまつなやほうれんそうをしのぐ量のβ-カロテンを含み、ビタミンB₂・E、葉酸なども豊富です。ミネラルではカリウム、カルシウム、鉄をいずれも多く含むほか、食物繊維も豊富。また、特有の香りは、**α-ピネン、ベンズアルデヒド**などの精油成分によるもので、胃腸の働きを整えて、のどの炎症を防ぐ働きがあるとされています。

これらの成分が集まって、冬に流行しやすい風邪や感染症の予防、高血圧の予防や便秘の予防・改善、貧血予防、コレステロールの上昇抑制による動脈硬化の予防といった健康効果が得られます。アク成分のシュウ酸が少なめなので、下ゆでの必要がなく、栄養素の損失を抑えられるのもメリットのひとつです。

主な効用

カルシウムの含有量は牛乳以上。骨の健康に関与するビタミンKも多く、骨粗しょう症対策には有望な野菜といえる。

- ●骨粗しょう症の予防
- ●がん予防
- ●老化の抑制
- ●貧血の予防・改善

調理と組み合わせのコツ

風邪対策には、体を温める作用のあるしょうがとの組み合わせが適している。しゅんぎくにはビタミンCが少なめなので、ビタミンCを補うことでβ-カロテンやビタミンEの抗酸化力がパワーアップ。また、ウイルスの感染予防にも効果的。グレープフルーツと生のしゅんぎくをサラダに仕立て、マスタードを効かせたドレッシングで和える一皿も、その好例といえる。肌荒れ防止には、ごま和えやくるみ和えなどのメニューもおすすめ。

主な栄養成分

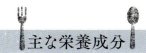

ビタミンA・B群・E、β-カロテン、カルシウム、鉄など、食生活で不足しがちな栄養素が充実している。冬の緑黄色野菜のお手本のような存在。

ビタミンA	380μg(700μg)
ビタミンB₂	0.16mg(1.2mg)
ビタミンE	1.7mg(6.0mg)
カリウム	460mg(2,000mg)
カルシウム	120mg(650mg)
糖質	0.7g

※可食部100g当たりの栄養素の量。カッコ内は成人女性の1日の推奨量または目安量で各年齢層別の最大値。ビタミンAはカロテンのレチノール活性当量、Eはα-トコフェロールの含有量

食べ方のヒント

ゆでると…（100g中）

ビタミンA	440μg
ビタミンB₂	0.08mg
ビタミンE	2mg
カリウム	270mg
カルシウム	120mg
糖質	0.8g

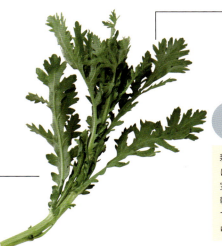

茎は細く短め、葉は色が濃く、密生しているものが良品

生で食べる場合は、葉が小さめで切れ込みが細かく、やわらかい緑色のものを

保存方法

新聞紙で包み、ポリ袋に入れて冷蔵庫の野菜室に入れておけば、比較的長持ちする。余ってしまったら、固めにゆでて冷凍を。

すぐきな【酸茎菜】

冬の野菜

主な効用

乳酸発酵したすぐき漬けから、坑がん作用や整腸作用などがあるといわれる**ラブレ菌**が発見された。ビタミンKやビタミンB₂などの含有量はすぐき漬けでもほとんど変わらない。

- ●がん予防
- ●成長作用
- ●老化防止
- ●高血圧の予防・改善

主な栄養成分

ビタミンKや葉酸はほうれんそうに匹敵。ビタミンCは2倍の含有量がある。カリウムも多い。

ビタミンB₂	葉0.13mg・根0.03mg (1.2mg)
ビタミンC	葉73mg・根13mg (100mg)
ビタミンK	葉280μg・根0μg (150μg)
カリウム	葉680mg・根310mg (2000mg)
糖質	葉1.4g・根3.0g

※可食部100g当たりの栄養素の量。カッコ内は成人女性の1日の推奨量または目安量で各年齢層別の最大値

調理と組み合わせのコツ

すぐき漬けは切ってそのまま食べるほか、細かく刻んで炒飯にしたり、卵焼きなどに混ぜてもよい。ただし塩分を摂り過ぎないよう注意したい。

食べ方のヒント

すぐき漬け…（100g中）

ビタミンB₂	0.11mg
ビタミンC	35mg
ビタミンK	270μg
カリウム	390mg
糖質	0.9g

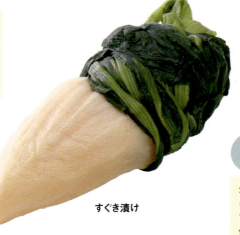

すぐき漬け

保存方法

生のすぐきなは新聞紙に包んで冷蔵庫で保存。すぐき漬けも冷蔵庫で保存し、賞味期限を確認しておいしく食べきりたい。

乳酸菌発酵で腸内環境を良好に

すぐきなは「加茂菜（かもな）」とも呼ばれるかぶの一種で、京都の伝統野菜のひとつ。葉は肉厚でしっかりとしており、根は短い円すい形で、葉も根も食用にしますが、ほとんどがすぐき漬けとして食べられています。すぐき漬けは塩漬けにした後、自然に乳酸発酵させる、ほどよく酸味のある漬物です。

すぐきなの葉の部分はβ-カロテンが多く含まれる緑黄色野菜で、ビタミンKや葉酸、B₂なども豊富に含まれています。

ビタミンKはたんぱく質のはたらきを補い、出血予防にも役立ちます。葉酸は赤血球の生成を助けるほか、たんぱく質や細胞をつくるときに必要な核酸を合成する働きがあり、ビタミンB₂もたんぱく質の合成に関わり皮膚を正常に保つなどの働きがあるビタミンです。根にも葉の部分ほどではありませんが、カリウムなどが含まれています。

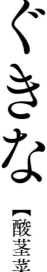

セレベス

主な効用

ビタミンB₂やB₆が糖質やたんぱく質の代謝をサポート。ムチンが胃腸の機能を高めたり、血中コレステロールの上昇を抑える。

● **胃潰瘍の予防**
● **糖尿病の予防**
● **コレステロールの上昇抑制**
● **高血圧の予防・改善**

調理と組み合わせのコツ

さといもほどぬめりがないので、下ゆでしなくても味がしみ込みやすい。ねっとりした食感を生かすなら煮物などに。食物繊維の多いごぼうやこんにゃくなどと合わせると、便秘の予防や高血圧の予防・改善の効果を高められる。また、薄切りにして焼いたり、棒切りにして素揚げにするとホクホクとした食感になる。

主な栄養成分

ビタミンB群やカリウムが豊富。ムチンなどの食物繊維も含む。糖質はいも類の中では比較的控えめ。

栄養素	量	（最大値）
ビタミンB₂	0.03mg	(1.2mg)
ビタミンB₆	0.21mg	(1.2mg)
葉酸	28μg	(240μg)
カリウム	660mg	(2000mg)
食物繊維	2.3g	(18g)
糖質	17.5g	

※可食部100g当たりの栄養素の量。カッコ内は成人女性の1日の推奨量または目安量で各年齢層別の最大値

食べ方のヒント

水煮にすると…（100g中）

栄養素	量
ビタミンB₂	0.02mg
ビタミンB₆	0.16mg
葉酸	23μg
カリウム	510mg
食物繊維	2.2g
糖質	16.9g

ふっくらと丸みがあり、表面に傷がない

重みのあるものを選ぼう

保存方法

低温と乾燥に弱いので、土をつけたまま新聞紙で包み、冷暗所へ。

さっぱり食べられエネルギー源にも

インドネシアのセレベス島から伝わったとされる、さといもの仲間のいもです。芽の部分が赤身を帯びるので「あかめいも」とも呼ばれます。親いも子いも食用にしますが、子いものほうが粘質性が高いようです。

さといもよりはやや水分が少なく炭水化物が多いので甘みがありますが、さつまいもなどに比べると低カロリーです。

ビタミンB₂やB₆、葉酸などを含んでいます。ビタミンB₂は糖質の代謝をサポートし、B₆はたんぱく質のエネルギー代謝をサポートします。さらにB₆はたんぱく質を再合成するときの補酵素としても働きます。

ぬめり成分である水溶性食物繊維のムチンは胃の粘膜を保護して胃腸の機能を高めたり、血中コレステロールの上昇を抑えるなどの働きがあるとされています。ナトリウムの排出に役立つカリウムも豊富です。

冬の野菜 セロリー

主な効用

フラボノイドの抗酸化作用はがんの予防効果が報告されている。独特の香りはイライラを鎮め、食欲をアップさせる効果も。

- ●がん予防
- ●抗ストレス作用
- ●高血圧の予防・改善
- ●疲労回復

主な栄養成分

栄養成分はそれほど多くないが、葉に含まれる香り成分、セリ科の野菜に多いフラボノイドなど機能性成分が含まれる。

- ビタミンC 7mg（100mg）
- 葉酸 29μg（240μg）
- カリウム 410mg（2,000mg）
- 食物繊維 1.5g（18g）
- 糖質 2.1g

※可食部100g当たりの栄養素の量。カッコ内は成人女性の1日の推奨量または目安量で各年齢層別の最大値

調理と組み合わせのコツ

イライラを抑える香り成分を有効に生かすために、やはり抗ストレス作用に優れるビタミンCやカルシウムを含む食材との組み合わせを。赤や黄色のパプリカとの炒め物や、カリフラワーやブロッコリーとのクリーム煮など、加熱調理にすることで生では味わえない甘味も生まれる。
葉の部分は、ざくざく切って、にんじんやだいこんなどの残り野菜と即席ピクルスに。歯ごたえよく、豊富な栄養素もムダなく活用できる。

食べ方のヒント

炒め物で食べよう
生食できる野菜なのでサッと炒めればOK。さくらえびなどの組み合わせも◎。

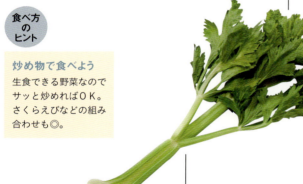

- 葉の緑色が鮮やかなものを選ぶ
- 選ぶときは表面に張りと艶があるものがよい

保存方法

水に濡れると傷みやすく、ビタミンも損なわれるので、洗わずにパックの上からラップやポリ袋で覆い、冷蔵庫の野菜室へ。洗って水気を切った後に砂糖をまぶし、冷凍保存することも可能。

香り成分がイライラを鎮め、食欲を刺激する

栄養素以上に、その香り成分に薬用植物としての効用をもつ香辛野菜です。特有の香りのもとである香気成分の**アピイン**は、神経系統に働いてイライラを抑える働きが。さわやかな香りで胃液の分泌を促進し、食欲を高める効果もあります。

微量ながらビタミンB₂・B₁群、Cを含みます。また血糖値の上昇を抑えて糖尿病を予防する水溶性の食物繊維も多く含んでいます。栄養素で多いのはカリウムで、過剰なナトリウムの一部を体外へ排出し、高血圧の予防・改善に役立ちます。葉の部分は緑色が濃い分、β-カロテンが豊富。また利尿が促されるので、腎臓病の予防にも効果を発揮します。葉に多く含まれる香り成分のピラジンには、血栓を防ぎ、血液をサラサラにする作用があります。

タアサイ【塌菜】

チリチリ縮んだ緑色の葉に栄養がぎっしり

地面に沿って扁平状に生育し、スプーン型の濃い緑色の葉をもつアブラナ科の中国野菜。見た目よりも葉や茎がやわらかく、味にもクセがありません。

β-カロテンを非常に多く含み、同様に抗酸化力の強いビタミンCやEも豊富なことから、相乗作用でがん予防や老化抑制に強い効果を発揮します。また、β-カロテンは必要量がビタミンAに変わり、皮膚や粘膜を強化して風邪を予防する働きがあります。ミネラルではカリウムが多く、過剰なナトリウムを排出し、高血圧を予防するほか、筋肉の働きや神経の伝達を正常に保つうえでも有効に働きます。骨や歯の形成に欠かせないカルシウムも豊富で、骨粗しょう症の予防のほか、カリウムの働きとあわせて血圧安定にも効果が。

主な効用

多種類のミネラル、ビタミンを豊富に含むため、生活習慣病全般の予防や更年期以降の女性の健康づくり、老化抑制に幅広い効果を発揮する。

- ●がん予防
- ●高血圧の予防・改善
- ●骨粗しょう症の予防
- ●老化の抑制

調理と組み合わせのコツ

炒め物から煮物まで幅広く活用できる。β-カロテンの吸収率を高めるには、植物油を使った青菜炒めを。ビタミンEが特に豊富なごま油を使えば、抗酸化力も一段と高まる。良質なたんぱく質を含む食材と組み合わせると、さらに効果が高くなるので、レバーと合わせてオイスターソースで仕上げる炒め物や、卵とじなど、いろいろな組み合わせや調理法を工夫しよう。

主な栄養成分

ビタミンA・C・E、β-カロテンを多く含む（2,200μg）中国野菜。ミネラルではカリウムに次いでカルシウムが多く、同様に骨の生成に関係するビタミンKも豊富に含む。

ビタミンA	180μg (700μg)
ビタミンC	31mg (100mg)
ビタミンK	220μg (150μg)
カリウム	430mg (2,000mg)
カルシウム	120mg (650mg)
糖質	0.3g

※可食部100g当たりの栄養素の量。カッコ内は成人女性の1日の推奨量または目安量で各年齢層別の最大値。ビタミンAはカロテンのレチノール活性当量

食べ方のヒント

ゆでると…（100g中）

ビタミンA	200μg
ビタミンC	14mg
ビタミンK	230μg
カリウム	320mg
カルシウム	110mg
糖質	0.2g

葉の縮みは細かいほうが甘味が多く、おいしい

1株がたっぷりと大きく、葉にも茎にもみずみずしい張りと艶があるものを

保存方法

乾燥に弱いので、軽く水で湿らせた新聞紙に包み、ポリ袋に入れてから、冷蔵庫の野菜室で保存。

冬の野菜

だいこん【大根】

主な効用

根の部分に多く含まれる消化酵素が、胃腸の働きを整え、消化を促進。近年は発がん性物質を抑える効用でも注目されている。

- ●食欲の増進
- ●消化の促進
- ●疲労回復
- ●がん予防

調理と組み合わせのコツ

だいこんの根（実）は淡色野菜、葉の部分は緑黄色野菜。下の部分はジアスターゼの働きが強く、ジアスターゼは加熱に弱いので、だいこんおろしで活用しよう。上の部分は煮物などの加熱料理に。皮の周囲には特にビタミンCが多いので、皮も利用を。食物繊維の働きで大腸がんの予防にも。葉には根の部分に少ないβ-カロテン、ビタミンC、カリウムが含まれるので、細かく刻んでじゃこやごまと一緒にチャーハンに加えれば、栄養バランスも満点。

主な栄養成分

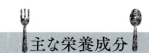

下の成分表示は皮つきの根の数値。葉の栄養素はビタミン、ミネラルともに、根より格段に優れている。酵素ジアスターゼの働きが大きい。

- ビタミンC　12mg（100mg）
- パントテン酸　0.12mg（5mg）
- 葉酸　34μg（240μg）
- カリウム　230mg（2,000mg）
- 食物繊維　1.4g（18g）
- 糖質　2.7g

※可食部100g当たりの栄養素の量。カッコ内は成人女性の1日の推奨量または目安量で各年齢層別の最大値

食べ方のヒント

ゆでると…（100g中）

- ビタミンC　9mg
- パントテン酸　0.1mg
- 葉酸　38μg
- カリウム　210mg
- 食物繊維　1.6g
- 糖質　2.9g

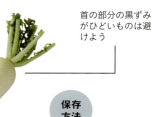

首の部分の黒ずみがひどいものは避けよう

根の部分は肌が白く、張りと艶があるものを

保存方法

保存する際は、葉と根を切り離し、それぞれ軽く湿らせた新聞紙で包み、ポリ袋に入れて、冷蔵庫の野菜室へ。葉は、さっとゆでて水気をしぼれば、冷凍保存もできる。

胃腸の働きを整える消化酵素がいっぱい

「自然の消化剤」といわれるだいこんには、胃腸の働きを助ける多種類の酵素が詰まっています。でんぷん分解酵素の**ジアスターゼ**（別名アミラーゼ）は、でんぷんの消化を促し、胸やけや胃もたれを予防する効果があります。だいこんの根の先端のほうが酵素活性が強まります。また特有のピリッとした辛味は**アリルからし油**。胃液の分泌を高め、消化を促す作用もあります。

また、だいこんには食物繊維も多く含まれ、コレステロールの上昇を抑える効果も。だいこんに含まれるビタミンCやジアスターゼなどの成分は、大根おろしにして生で利用することで効率よく摂取できます。

焼き魚には大根おろしがつきものですが、焦げた皮の発がん物質の解毒作用があるといわれています。

春の野菜　夏の野菜　秋の野菜　冬の野菜　周年の野菜

たかな【高菜】

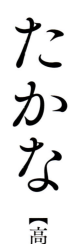

漬物だけでは惜しい 栄養価値と旨味

塩漬けの材料としておなじみのアブラナ科の野菜。ピリッとした辛味がありますが、からしなほどには辛味が強くなく、しっかりした旨味もあるので、煮びたしやおひたしにしてもおいしく食べられます。

俗に「抗がんビタミン」といわれるβ-カロテン、ビタミンC・Eを豊富に含み、相乗作用で発がん物質の生成を抑制するほか、血液浄化作用で血栓を防ぎ、動脈硬化や心臓病の予防にも効果が期待的です。

辛味成分の**アリルからし油**にも血液をサラサラにする作用があり、コレステロールの上昇抑制や脂質異常症（高脂血症）予防に働くほか、さわやかな香りが胃液の分泌を促し、食欲を高めてくれます。

丈夫な骨の形成に必須のカルシウムも含まれます。更年期の骨粗しょう症予防や、精神を鎮める効果も期待できます。

主な効用

ビタミンA・C・Eによる抗酸化作用に加え、アブラナ科特有の辛味成分アリルイソチオシアネートの薬理作用も。

- ●がん予防
- ●皮膚・粘膜の保護善
- ●老化の抑制
- ●貧血の予防・改善

調理と組み合わせのコツ

たかなの塩漬けは、発酵食品ならではの風味があり、チャーハンやパスタの具としても活躍する。ただし、塩分があるので、調理をするときは調味料を控えて、たかなの塩漬けの塩分を利用して。

ビタミンAの効力を高めるには、高たんぱくの納豆やじゃことの組み合わせがおすすめ。ビタミンEが豊富なえのきだけと合わせたおひたしは、手軽な一品になる。

主な栄養成分

下の表示成分のほかに、ビタミンE・K、葉酸、食物繊維などを豊富に含み、栄養価値は非常に高い。

ビタミンA	190μg (700μg)
ビタミンC	69mg (100mg)
カリウム	300mg (2,000mg)
カルシウム	87mg (650mg)
鉄	1.7mg (10.5mg)
糖質	1.7g

※可食部100g当たりの栄養素の量。カッコ内は成人女性の1日の推奨量または目安量で各年齢別別の最大値。ビタミンAはカロテンのレチノール活性当量

食べ方のヒント

塩漬けにすると…（100g中）

ビタミンA	300μg
ビタミンC	30mg
カリウム	450mg
カルシウム	150mg
鉄	2.1mg
糖質	1.8g

1株が大きく、茎と葉にみずみずしさがあるものを

葉に紫色が混じったもののほうが、より多くのβ-カロテンが含まれる

保存方法

保存は、軽く湿らせた新聞紙に包み、ポリ袋に入れて、立てた状態で冷蔵庫の野菜室に。固めにゆでれば冷凍保存もできる。

冬の野菜 チコリー【菊苦菜】

主な効用

食物繊維が腸の働きを整え、便秘をスッキリ改善。苦味成分にはコレステロールを抑える薬効があるとされ、ヨーロッパでは民間薬に使われていた。

- ●便秘の予防・改善
- ●整腸作用
- ●肝機能の強化
- ●糖尿病の予防

調理と組み合わせのコツ

チコリーのほろ苦さは、脂っこい肉料理と相性が抜群。特有の歯ごたえと淡白な味の面でも肉との組み合わせが効果的なので葉にたんぱく質が摂れるハムなどをのせて食べるのもよい。鉄が豊富なあさりやはまぐり、ほうれんそうなどと合わせて、やさしい味わいのコンソメスープに仕立てると、貧血予防の効果が期待できる。レモン汁を加えて下ゆでしておくと、黒ずみを防ぐことができる。

主な栄養成分

ビタミン、ミネラルの含有量は共に少なく、食物繊維をわずかに多く含む程度。苦味成分によるほのかなえぐみがある。

栄養素	含有量（1日の推奨量/目安量）
ビタミンE	0.2mg (6.0mg)
ビタミンK	8μg (150μg)
カリウム	170mg (2,000mg)
カルシウム	24mg (650mg)
食物繊維	1.1g (18g)
糖質	2.8g

※可食部100g当たりの栄養素の量。カッコ内は成人女性の1日の推奨量または目安量で各年齢層別の最大値。ビタミンAはカロテンのレチノール活性当量

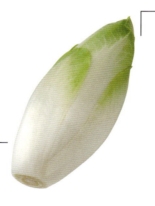

- 葉の巻きがしっかりとしていて、表面にみずみずしい艶があるものを選ぶ
- 緑色がかっているものは、鮮度の面でいまひとつ

食べ方のヒント

魚介の付け合せに
イタリアではソテーしたホタテの付き合わせにオーブンなどで加熱したチコリーを使う。

保存方法

乾燥と冷気に弱いので、なるべく買ったその日のうちに食べきること。保存が必要なときは、きっちりとラップに包み、冷蔵庫の野菜室で。

独特のほろ苦さが肉料理と相性抜群

フランス料理でおなじみで、「アンディーブ」の呼び名で知られています。はくさいの芯を小さくしたような形と色合いで、葉にはわずかなほろ苦さがあります。軟白栽培の野菜に共通の特徴として、ビタミンやミネラルは少なめですが、俗に**チコリ酸**と呼ばれる苦味成分に数々の効果があるとされます。

チコリ酸は**ポリフェノール**と**酒石酸**の結合したもので、ポリフェノール特有の強い抗酸化力により、活性酸素の働きを抑え、肝臓の機能を高める働きがあるといわれます。チコリ酸は根の部分に特に多く含まれ、ドイツでは根を乾燥、焙煎、粉砕したものが、糖尿病の特効薬として「チコリコーヒー」の名で売られているほど。

また、チコリー特有の香気成分や苦味成分は、胃酸の分泌を促し、消化を助けて胃もたれや胸やけを防いでくれます。

春の野菜／夏の野菜／秋の野菜／冬の野菜／周年の野菜

172

チンゲンサイ【青梗菜】

ビタミン群の相乗作用で免疫力アップ

代表的な中国野菜のひとつで、肉厚で淡い緑色の茎と、スプーン型の葉が特徴です。栄養豊富なアブラナ科の中国野菜の例にもれず、ビタミンではβ-カロテン、ビタミンC・Eなどを多く含みます。この3者の協働で抗酸化作用が高まり、高血圧や動脈硬化を予防。メラニン色素の沈着を抑えて美白効果を高めたり、肌のキメを整えたりといった美容効果も期待できます。

ミネラルでは、高血圧の予防に有効に働くカリウムをはじめ、カルシウムや鉄も多く含まれます。カルシウムは更年期以降に増える骨粗しょう症に高い予防効果をもち、カリウムは血圧の安定にも有効。また、わさびに多い辛味成分の**アリルイソチオシアネート**を含み、消化を助けたり、血栓を防いでがんを予防する効果があるとされます。

主な効用

抗酸化ビタミンのA・C・Eは、がん予防や細胞の老化の抑制に有効。カルシウムやビタミンKは、骨の形成に働き、骨粗しょう症予防に有効。

- ●高血圧の予防・改善
- ●がん予防
- ●疲労回復
- ●骨粗しょう症の予防

調理と組み合わせのコツ

チンゲンサイに含まれる豊富なカロテンの吸収を高めるには、油炒めがおすすめだ。風味のよいしいたけ、良質のたんぱく質を含む豚の赤味肉を具材に加えれば、さらに栄養効果もアップ。美肌づくりには、コラーゲンたっぷりの牡蠣との食べ合わせもおすすめだ。

豊富なカルシウムの吸収を高めるためには、きくらげや干ししいたけ、しらす干しなど、ビタミンDを多く含む食材を組み合わせるとよい。大きめに切ると、より一層旨味が引き立つ。

主な栄養成分

抗酸化作用のあるビタミンCやβ-カロテン、ミネラルをバランスよく含む。アクが少ないため、下ゆでがいらず、調理による栄養素の損失が少ない。

ビタミンA	170μg (700μg)
ビタミンC	24mg (100mg)
ビタミンK	84μg (150μg)
カリウム	260mg (2,000mg)
カルシウム	100mg (650mg)
糖質	0.8g

※可食部100g当たりの栄養素の量。カッコ内は成人女性の1日の推奨量または目安量で各年齢層別の最大値。ビタミンAはカロテンのレチノール活性当量

食べ方のヒント

ゆでると…（100g中）
- ビタミンA——220μg
- ビタミンC——15mg
- ビタミンK——120μg
- カリウム——250mg
- カルシウム——120mg
- 糖質——0.9g

茎は肉厚で幅広く、下部の切り口がみずみずしいものを選びたい

葉は緑色、茎は薄緑色がはっきりしたものを

保存方法

保存する際は、ラップで包むかポリ袋に入れ、冷蔵庫で立てて保存する。水分が多く、しおれるのも早いので、買ってきたらなるべく早く食べきるのが原則。

冬の野菜

トレビス

色素のアントシアニンが活性酸素を抑制

キャベツに似たかたちですが、キク科の野菜であるチコリーの仲間で、同じようなほろ苦さとコクがあり、サクサクした歯ざわりも特徴のひとつです。

鮮やかな赤紫色の葉に含まれる色素成分は、ポリフェノールの一種であるアントシアニン。ブルーベリーにも含まれる青紫系の色素の仲間で、活性酸素の働きを抑えて動脈硬化や血栓を防ぐほか、脳血管障害や肝機能障害の改善、がんの予防効果などにも期待されている成分です。

アントシアニンは目の健康にもよい成分として知られ、眼精疲労や近視予防にも効果が期待できるとされています。

栄養素ではカリウムが多く、過剰なナトリウムの一部を体外に排出する働きから、利尿を促し、高血圧を予防します。腸の働きを整える食物繊維も、多く含まれています。

主な効用

血圧を安定させる働きのあるカリウムが比較的豊富。アントシアニンは生活習慣病予防のほか、目の健康に及ぼす効果で知られる。

- ●高血圧の予防・改善
- ●がん予防
- ●糖尿病の予防
- ●目の健康維持

調理と組み合わせのコツ

アントシアニンは水溶性で、ゆでるとゆで汁のなかに一部溶け出してしまうため、サラダや付け合わせなどでの生食がおすすめ。トレビスのほろ苦さは、牛肉や鶏のもも肉などの脂質が多い肉の味わいを引き立てる。ルッコラやエンダイブ、リーフレタスなどの葉野菜を合わせるグリーンサラダに加えると、鮮やかなワインレッドの色合いがアクセントになって食欲をそそる一品になる。パプリカやドライトマトなど、甘味のある食材ともよく合うのが特徴。

主な栄養成分

栄養素は全体にそれほど多くないが、赤紫色の葉の色素成分であるアントシアニンの生理作用で注目される野菜。

成分	含有量
ビタミンE	0.1mg (6.0mg)
ビタミンK	13μg (150μg)
葉酸	41μg (240μg)
カリウム	290mg (2,000mg)
食物繊維	2g (18g)
糖質	1.9g

※可食部100g当たりの栄養素の量。カッコ内は成人女性の1日の推奨量または目安量で各年齢層別の最大値。ビタミンEはα-トコフェロールの含有量

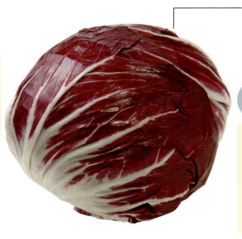

葉の色がくっきりしていて、全体に丸みがあり、巻きがしっかりしているものを

食べ方のヒント

サクサクとした歯ざわり
歯ざわりを生かしアントシアニンも摂りやすいサラダがおすすめ。

保存方法

鮮度が落ちやすいため、ラップできっちりと包み、冷蔵庫の野菜室で保存。ゆでて冷凍するときは、加熱すると苦味が増すため、火の通しすぎに注意して。

春の野菜 / 夏の野菜 / 秋の野菜 / 冬の野菜 / 周年の野菜

174

なばな【菜花】

ビタミン、ミネラルが横綱級の優良野菜

主な効用

β-カロテン、抗酸化ビタミン、辛味成分アリルイソチオシアネートの複合作用による高いがん予防効果が期待される。

- がん予防
- 高血圧の予防・改善
- 老化の抑制
- 骨粗しょう症予防

主な栄養成分

下の成分表示は「菜の花」とも呼ばれる和種の数値。ビタミン、ミネラル、食物繊維ともトップクラスの優良野菜。ビタミンB群・Eも非常に豊富。

成分	量
ビタミンA	180μg（700μg）
ビタミンC	130mg（100g）
カリウム	390mg（2,000mg）
カルシウム	160mg（650mg）
鉄	2.9mg（10.5mg）
糖質	1.6g

※可食部100g当たりの栄養素の量。カッコ内は成人女性の1日の推奨量または目安量で各年齢層別の最大値。ビタミンAはカロテンのレチノール活性当量

調理と組み合わせのコツ

なばなはアクが強いため、基本的には下ゆでの処理を必要とする。含まれているビタミンCは水溶性。ゆでると水に溶け出して損失するので、さっとゆでるようにしよう。
疲労回復の効果を高めるには、高たんぱくの豆腐や、ビタミンEの多いきのこ類を組み合わせるとよい。ビタミンCは鉄の吸収を高めるので、レバーや小魚とのコンビもおすすめ。おひたしやからし和えにすると、独特の苦味と香りが引き立つ。

食べ方のヒント

ゆでると…（100g中）

ビタミンA	200μg
ビタミンC	44mg
カリウム	170mg
カルシウム	140mg
鉄	1.7mg
糖質	0g

切り口がみずみずしく、変色していないもの、茎や葉がやわらかいものを選ぼう

つぼみが開ききると、独特のえぐみが強くなるため、固くしまっているものがベスト

保存方法

束ねてあるものは、ゴムやテープを外し、水で湿らせた新聞紙に包んで冷蔵庫の野菜室で保存しよう。

「菜の花」「芯摘菜」の別名をもつアブラナ科の代表的な野菜で、ビタミン、ミネラルを多く含む緑黄色野菜の仲間です。特に豊富なビタミンCは、ほうれんそうよりもかなり多く、食物成分表によれば、わずか2分の1束で1日の摂取目安量を軽くクリアします。β-カロテン、ビタミンB₂・Eなどの抗酸化作用をもつビタミンもそろって豊富で、活性酸素の働きを抑え、細胞の老化やがんから体をガードします。ほかにも免疫力を高めて風邪のウイルスから体を守る、肌荒れを防ぐなどの健康効果が得られます。

高血圧の予防に働くカリウムも、豊富に含まれます。こまつなと同じように多いカルシウムも、血行をよくして高血圧の予防に働くほか、骨粗しょう症の予防に効果を発揮します。貧血に効く葉酸や鉄などの栄養素も、含まれています。

にら【韮】

冬の野菜

老化防止・がん予防、スタミナ強化にも

主な効用

β-カロテンやビタミン群によるがん抑制効果、肌のトラブル改善などの作用に加え、硫化アリルによる滋養強壮効果も。

- がん予防
- 美肌効果
- コレステロールの上昇抑制
- 血行促進

主な栄養成分

β-カロテン、ビタミンA・B群・C・Eなどの主要ビタミン、ミネラルのほか、辛味成分の硫化アリルを含む。

栄養素	含有量
ビタミンA	290μg (700μg)
ビタミンB$_2$	0.13mg (1.2mg)
ビタミンC	19mg (100mg)
ビタミンE	2.5mg (6.0mg)
カリウム	510mg (2,000mg)
糖質	1.3g

※可食部100g当たりの栄養素の量。カッコ内は成人女性の1日の推奨量または目安量で各年齢別別の最大値。ビタミンAはカロテンのレチノール活性当量、Eはα-トコフェロールの含有量

調理と組み合わせのコツ

おなじみの料理といえば、レバにら炒め。にらの硫化アリルにはレバーに豊富なビタミンB$_1$の吸収効率を高める働きがあり、さらにβ-カロテンは油と共に摂ると吸収率が高まるため、栄養面でのバランスもとれる。おひたしやスープでにらを食べるときにも、仕上げにごま油をひとふりするだけで、β-カロテンの効力がアップ。体を温めて胃腸の機能を整えるので、油との調理が効果的。ゆでると匂いがやわらぐので、鍋料理などでたっぷり摂りたい。

食べ方のヒント

ゆでると…（100g中）

ビタミンA	370μg
ビタミンB$_2$	0.12mg
ビタミンC	11mg
ビタミンE	3.1mg
カリウム	400mg
糖質	1.4g

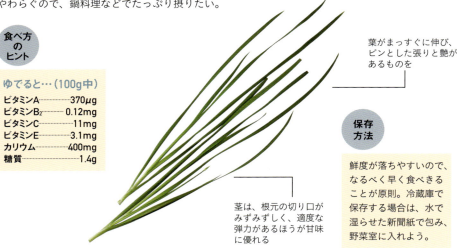

葉がまっすぐに伸び、ピンとした張りと艶があるものを

茎は、根元の切り口がみずみずしく、適度な弾力があるほうが甘味に優れる

保存方法

鮮度が落ちやすいので、なるべく早く食べきることが原則。冷蔵庫で保存する場合は、水で湿らせた新聞紙で包み、野菜室に入れよう。

薬用として古い歴史をもつ香辛野菜です。体内でビタミンAに変わるβ-カロテン、ビタミンB$_2$・B$_6$・C・E・Kなどのビタミン類を豊富に含む優れた野菜です。これらの相乗作用でがんや老化抑制、風邪の予防、疲労回復など広い範囲にわたって健康効果を発揮します。

にらの成分で、もうひとつ注目したいのは、匂い成分の**硫化アリル**の仲間の**アリシン**。アリシンは、ビタミンB$_1$の吸収を助け、糖の代謝を円滑にします。疲労回復やスタミナ強化に貢献するほか、特有の刺激的な匂いで胃酸の分泌を促し、消化をサポートします。にらには老化抑制や動脈硬化の予防が期待されるミネラルのセレンも含まれ、抗酸化ビタミンや硫化アリルとともに体内の過酸化脂質の生成を抑え、がん予防に役立ちます。

『古事記』や『万葉集』にも登場します。

春の野菜／夏の野菜／秋の野菜／冬の野菜／周年の野菜

176

ねぎ【葱】

硫化アリルの作用で血液がサラサラに

関東では、ねぎといえば軟白栽培の「長ねぎ（根深ねぎ）」、関西以南では九条ねぎに代表される「青ねぎ（葉ねぎ）」が一般的です。

ともに、緑色の部分にはβ-カロテン、ビタミンC、カリウムなどの栄養素を、白い部分には含硫化合物の**硫化アリル**を多く含みます。

硫化アリルは、ねぎ類に特有の強い香り成分です。この仲間の**アリシン**は、ビタミンB₁の吸収を助け、糖の代謝を円滑にする働きがあります。また、疲労回復や冷え症の改善に持続的な効果を発揮するほか、ビタミン類とともに、がんや動脈硬化の予防にも役立つと考えられています。

また、硫化アリル特有の強い匂いには、胃酸の分泌を促し、消化促進の働きも。温熱作用や消炎作用にも優れ、民間療法では、風邪やしもやけの外用薬として欠かせない野菜とされてきました。

主な効用

硫化アリルは血液をサラサラにし、血栓予防に働くほか、がんの抑制効果ももつとされる。カロテンが多い葉の部分を利用すれば、効果もさらにアップ。

- 血行促進
- がん予防
- 高血圧の予防・改善
- 便秘の予防・改善

調理と組み合わせのコツ

硫化アリルはビタミンB群と同様に水溶性（すいようせい）なので、長く水にさらすと、その効力も薄れてしまう。生で刻んで、しばらく空気に触れさせてから使うと、優れた薬効を発揮する。旬の時期のねぎは、加熱することで生まれる甘味が身上。鍋や汁物、あるいは焼いてからマリネにするなどの方法で、溶け出した成分も一緒に摂れるような調理法を工夫しよう。食べ合わせでは、ビタミンB₁を多く含む豚肉やうなぎ、鴨肉、大豆、鶏レバーなどが好相性。

主な栄養成分

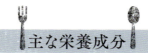

下の成分表示は一般に「長ねぎ」と呼ばれる軟白栽培のねぎの数値。表示の栄養素のほかに、多くの薬理作用をもつ硫化アリルを含む。

ビタミンB₆	0.12mg (1.1mg)
ビタミンC	14mg (100mg)
葉酸	72μg (240μg)
カリウム	200mg (2,000mg)
食物繊維	2.5g (18g)
糖質	5.8g

※可食部100g当たりの栄養素の量。カッコ内は成人女性の1日の推奨量または目安量で各年齢層別の最大値

食べ方のヒント

鍋や汁物で食べよう
小口切りやつつ切りなど、切り方で味わいや食感が変わるので料理に合わせて工夫しよう。

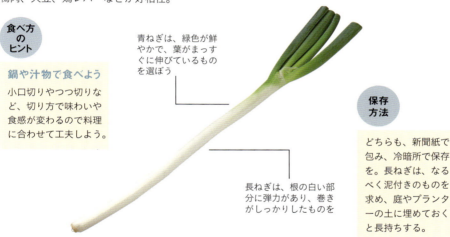

青ねぎは、緑色が鮮やかで、葉がまっすぐに伸びているものを選ぼう

長ねぎは、根の白い部分に弾力があり、巻きがしっかりしたものを

保存方法

どちらも、新聞紙で包み、冷暗所で保存を。長ねぎは、なるべく泥付きのものを求め、庭やプランターの土に埋めておくと長持ちする。

冬の野菜

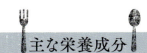

はくさい【白菜】

主な効用

アブラナ科の野菜にはがん予防作用のある成分が含まれるが、はくさいも例外ではない。量を食べられるので、栄養を効率的に摂取できる点が強み。

- がん予防
- 高血圧の予防・改善
- 老化の抑制
- 利尿作用

調理と組み合わせのコツ

白菜のビタミンCは、部位によってその含有量が違う。最も多いのが外の色の濃い葉なので、この部分は鍋物やスープで栄養を逃さずに摂取したい。内側の葉は塩もみや即席漬け、サラダなどの生食にも向いている。β-カロテンを多く含むにんじんやほうれんそう、食物繊維に富むえのきたけやしいたけなどのきのこ類を合わせれば、がん予防の効果もさらに高まる。クセがなく、どんな食材とも合うが、豚肉やベーコンとは特に好相性。

主な栄養成分

水分が95％を占め、栄養成分は全体的に少なめだが、アブラナ科特有の機能性有効成分のグルコシノレート類を含む。

成分	含有量
ビタミンC	19mg (100mg)
ビタミンK	59μg (150μg)
葉酸	61μg (240μg)
カリウム	220mg (2,000mg)
カルシウム	43mg (650mg)
糖質	1.9g

※可食部100g当たりの栄養素の量。カッコ内は成人女性の1日の推奨量または目安量で各年齢層別の最大値

食べ方のヒント

ゆでると…（100g中）

ビタミンC	10mg
ビタミンK	87μg
葉酸	42μg
カリウム	160mg
カルシウム	43mg
糖質	1.5g

半分にカットされている場合は、切り口の白さが鮮度の目安になる

葉がすき間なくしっかりと巻いていて、適度な弾力があるものを

保存方法

丸のままのものは新聞紙で包み、冷暗所で保存を。カットしたものは、ラップで包んでからポリ袋に入れ、冷蔵庫の野菜室へ。

鍋物やスープで、たっぷりと栄養補給

淡色野菜の仲間ですが、緑色の濃い部分は緑黄色野菜のように、β-カロテンを多く含んでいます。成分の95％を水分が占め、カリウムが豊富に含まれることから、利尿作用に優れ、高血圧の予防にも有効に働きます。

アブラナ科の野菜には、がん予防成分のグルコシノレートが含まれており、噛んだり、すりおろしたりすると、アリルイソチオシアネートという辛味成分に変化します。この成分の一種スルフォラファンには発がん物質を抑制する働きがあり、がんの予防効果が注目されています。

また、ビタミンCは、風邪の予防やストレスの軽減、疲労回復などに大きな効果を発揮。汁ごとたっぷり食べられる鍋物やスープなどで、はくさいは、水溶性のビタミンCやカリウムの損失を低く抑えられるのも強みです。

ひのな【日野菜】

主な効用

β-カロテンの抗がん作用、ビタミンCとの相乗効果による美肌効果などが期待できる。アミラーゼなどにより整腸作用も。

- がん予防
- 美肌・美髪効果
- 整腸作用
- 動脈硬化の予防

調理と組み合わせのコツ

一般的には漬物として食べることが多い。塩漬けしたものはそのまま切って食べたり、細かく刻んで炒飯やパスタの具にしてもよい。生のひのなが手に入れば葉と根に分けて揚物や炒め物などにしてもおいしい。酢を使ったたれを用いて南蛮漬けや甘酢あんかけなどにするとアントシアニンの紫色が引き立つ。

主な栄養成分

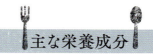

β-カロテン、ビタミンB群、C、Kなどが含まれており、ビタミンのバランスがよい。カリウムなどのミネラルも含有。

ビタミンA	98μg（700μg）
ビタミンB₆	0.14mg（1.2mg）
ビタミンC	52mg（100mg）
ビタミンK	93μg（150μg）
カリウム	480mg（2000mg）
糖質	1.7g

※可食部100g当たりの栄養素の量。カッコ内は成人女性の1日の推奨量または目安量で各年齢層別の最大値

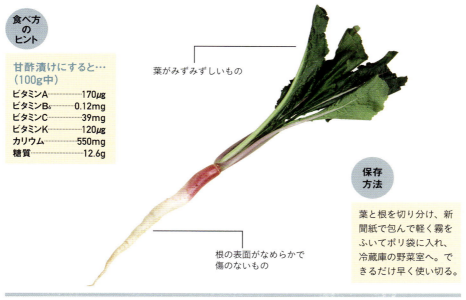

食べ方のヒント

甘酢漬けにすると…（100g中）

ビタミンA	170μg
ビタミンB₆	0.12mg
ビタミンC	39mg
ビタミンK	120μg
カリウム	550mg
糖質	12.6g

- 葉がみずみずしいもの
- 根の表面がなめらかで傷のないもの

保存方法

葉と根を切り分け、新聞紙で包んで軽く霧をふいてポリ袋に入れ、冷蔵庫の野菜室へ。できるだけ早く使い切る。

アントシアニンもしっかり摂りたい

ひのなは滋賀県の日野町が発祥のかぶの一種。かぶとはいえ、根はだいこんのように細長く、上のほうは紫赤色。葉をつけたまま漬物などに利用されています。

表面の赤い部分はアントシアニン。葉はβ-カロテンの多い緑黄色野菜で、ビタミンCも比較的多く含んでいます。ビタミンK、B₂、B₆も多い野菜です。根には胃もたれなどを解消するでんぷん消化酵素の**アミラーゼ**が含まれます。

β-カロテンは抗がん作用が期待できるほか、体内でビタミンAとなり肌や髪を健やかに保つなどの働きがあります。コラーゲンの生成に関わるビタミンCとの相乗効果で美肌などに効果が期待できます。またビタミンB₂は糖質の代謝を、ビタミンB₆はたんぱく質の代謝をサポートします。ビタミンKは丈夫な骨づくりに欠かせないビタミンです。

冬の野菜

ふきのとう 【薹】

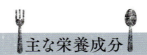

主な効用

独特のえぐみがあり、量を多く食べられる野菜ではないが、女性に多い貧血や便秘などの症状改善に期待できる。

- ●コレステロールの上昇抑制
- ●皮膚・粘膜の保護
- ●便秘の予防・改善
- ●貧血の予防・改善

調理と組み合わせのコツ

苦味を抑え、栄養素を効率よく吸収するには、油を使う料理法がおすすめ。低めの温度からてんぷらに揚げると、次第につぼみが開いて苦味が和らぐ。ふきのとうをゆでてから水にさらしてアクを抜き、みじん切りにしてみそやみりん、酒などと混ぜる「ばっけみそ」(「ばっけ」は東北地方での呼称)は、ごはんのおかず、酒の肴にぴったり。みそには良質なたんぱく質や食物繊維が含まれるため、栄養バランスの面でも優れた一品になる。

主な栄養成分

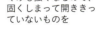

糖や脂質の代謝に不可欠なビタミンB群、老化抑制に有効なビタミン、豊富なミネラルなど、女性の美と健康に欠かせない栄養成分がたっぷり。

ビタミンB₁　0.1mg(1.1mg)
ビタミンB₂　0.17mg(1.2mg)
ビタミンE　3.2mg(6.0mg)
カリウム　740mg(2,000mg)
食物繊維　6.4g(18g)
糖質　3.6g

※可食部100g当たりの栄養素の量。カッコ内は成人女性の1日の推奨量または目安量で各年齢層別の最大値。ビタミンEはα-トコフェロールの含有量

食べ方のヒント

ゆでると…(100g中)
ビタミンB₁ ——— 0.06mg
ビタミンB₂ ——— 0.08mg
ビタミンE ——— 2.4mg
カリウム ——— 440mg
食物繊維 ——— 4.2g
糖質 ——— 2.8g

つぼみが開くほど、えぐみも強くなるので、固くしまって開ききっていないものを

かたちに丸みがあり、緑色の鮮やかなものが良品

保存方法

乾燥に弱いので、水で湿らせた新聞紙に包み、ポリ袋に入れて冷蔵庫の野菜室へ。1〜2日はもつが、早く食べるのが基本。

独特のほろ苦さに早春の訪れを満喫

春先に出てくるフキの花のつぼみで、風味を楽しみたい野菜です。フキ本体よりも栄養素が多く、フキには微量しか含まれないβ-カロテンは約8倍、カリウムも約2倍の量を含みます。

独特の苦味は**アルカロイド**系の成分によるもので、新陳代謝を活発にし、食欲増進や消化促進に作用します。民間療法では「苦味健胃薬」として胃もたれの回復に使われるほか、咳や痰を鎮めるのにも有効とされてきました。体内でビタミンAに変わるβ-カロテンのほか、ビタミンB₁・B₂・B₆・葉酸・E・Kを多くに含みます。ミネラルでは高血圧の予防に効果があるカリウムやリン、鉄を含むほか、食物繊維もたっぷりです。時季が限られ、えぐみも強いため、たくさん食べられないのが難点ですが、口に含むだけで一足早い春の訪れを感じさせてくれる貴重な山菜です。

春の野菜 / 夏の野菜 / 秋の野菜 / 冬の野菜 / 周年の野菜

180

ブロッコリー

がん予防効果の高い緑黄色野菜の代表

主な効用

高いがん抑制効果を期待されるβ-カロテン、ビタミンC・E、スルフォラファンの効果で、がんやその他生活習慣病の予防に有効。
- がん予防
- 老化の抑制
- 肥満の予防・改善
- 整腸作用

調理と組み合わせのコツ

β-カロテンの有効性を生かすには、油と組み合わせた調理を。下ゆでするとビタミンCが損なわれやすくなるが、含有量が多いので、さほど気にしなくてもよい。ドレッシングや酢などを使うときは、酸の働きで緑色が褐変するので、すぐに食べるようにしよう。また、軸の部分には甘味があっておいしいので、薄切りにして利用したい。食物繊維の供給源にもなる。炒め物、クリーム煮などのほか、おひたしやサラダなどがおすすめ。

主な栄養成分

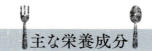

野菜に含まれるほぼすべてのビタミンを豊富に含み、ミネラル、食物繊維も豊富。抗がん性物質スルフォラファンも。

ビタミンB₁	0.14mg (1.1mg)
ビタミンB₂	0.2mg (1.2mg)
ビタミンC	120mg (100mg)
ビタミンE	2.4mg (6.0mg)
食物繊維	4.4g (18g)
糖質	0.8g

※可食部100g当たりの栄養素の量。カッコ内は成人女性の1日の推奨量または目安量で各年齢層別の最大値。ビタミンEはα-トコフェロールの含有量

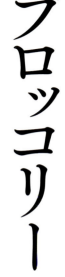

食べ方のヒント

ゆでると…（100g中）
- ビタミンB₁ 0.06mg
- ビタミンB₂ 0.09mg
- ビタミンC 54mg
- ビタミンE 1.7mg
- 食物繊維 3.7g
- 糖質 0.6g

つぼみや葉の緑色が濃く、茎に空洞がなく、しっかりしたものを

つぼみの粒は、細かいほうが上等

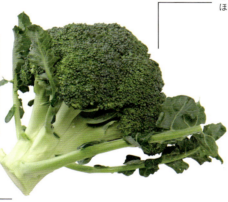

保存方法

日がたつにつれてつぼみが開き、栄養素も目減りしていくので、すぐに食べきるのがベター。冷蔵庫で保存する場合は、茎を下にしてしまおう。

なばなと同じアブラナ科の緑黄色野菜で、体内でビタミンAに変わるβ-カロテン、ビタミンB群・C・Eなど、多種類のビタミンを豊富に含みます。認知症の予防にもつながる葉酸、高血圧の予防に働くカリウム、骨の形成に必要なカルシウム、貧血の予防に効果のある鉄などを含む万能選手です。特に、ビタミンCの含有量は100ｇ中120mgと群を抜いており、風邪などのウイルスに対抗するほか、肌荒れやシミを防ぎ、肌を若く保つうえで有効に作用します。

また、発芽部分に多く含まれる抗がん物質の**スルフォラファン**、胃潰瘍の予防に効果があるとされる**ビタミンU**、抗アレルギー作用で注目される**α-リノレン酸**、抗酸化作用をもつ辛味成分の**アリルイソチオシアネート**など、さまざまな機能性成分の薬理作用が確認されています。

ブロッコリースプラウト

冬の野菜

主な効用

ビタミンEとスルフォラファン、さらにビタミンCの働きから、がんを抑制する効果が期待できる。肌荒れやシミの防止などにも効果を発揮。

- がん予防
- 老化の抑制
- 肌荒れの改善
- 整腸作用

主な栄養成分

ビタミンEが摂れる貴重な野菜。ビタミンKやB群も含む。生で食べる機会が多いのでビタミンCも効率的に摂りやすい。

栄養素	含有量（推奨量/目安量）
ビタミンB₁	0.08mg (1.1mg)
ビタミンC	64mg (100mg)
ビタミンE	1.9mg (6.0mg)
ビタミンK	150μg (150μg)
糖質	0.8g

※可食部100g当たりの栄養素の量。カッコ内は成人女性の1日の推奨量または目安量で各年齢層別の最大値。ビタミンEはα-トコフェロールの含有量

調理と組み合わせのコツ

細い茎の間に種が入っていることが多いので、スポンジ部分を持って逆さにし、たっぷりの水の中で振り洗いしてから根の部分を切り落とすとよい。生食することが多いが、スープなどに入れても。栽培するときは、スプラウト専用の種子を使用。保存容器にキッチンペーパーなどを敷き、十分に湿らせたら種子を蒔いて光を遮る。発芽するまで毎日霧吹きなどで湿った状態に保ち、発芽したら日光にあて、葉が色づいたら収穫できる。

食べ方のヒント

薬味としても
家庭で育てれば少量ずつ使いやすい。刻んで豆腐や麺類を食べるときの薬味にしても。

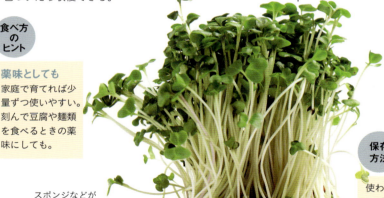

- 全体に張りがありみずみずしい
- スポンジなどが汚れていない

保存方法

使わない分はスポンジをつけたままで保存。早めに食べきるほうがよい。

ビタミンを摂って輝く笑顔に

発芽したてのブロッコリーの芽生え部分を食用にするのがブロッコリースプラウト。成長点を食べるので栄養成分が濃厚です。野菜には珍しくビタミンEが多く含まれているのが特徴。またビタミンKも豊富で葉酸やビタミンB₁やCは、ブロッコリーそのものよりも少ないものの、バランスよく含まれているといってよいでしょう。

ビタミンEは、強い抗酸化力をもっているため「老化抑制ビタミン」とも呼ばれ、内臓などに沈着しようとする過酸化脂質の生成を抑え、がんや動脈硬化、脳の老化などを予防する働きがあります。また血液の循環をよくしたり、新陳代謝を促す働きもあります。

またブロッコリースプラウトには、がんを抑制する効果が高いとされる**スルフォラファン**が多く含まれており、ビタミンEの働きと合わせて考えると、心強い野菜です。

春の野菜／夏の野菜／秋の野菜／冬の野菜／周年の野菜

ほうれんそう【菠薐草】

高い造血作用で女性に多い貧血を防ぐ

各種のビタミンやミネラルを多量に含む点で、緑黄色野菜の王様ともいえる野菜。**鉄**の含有量は野菜でもトップクラスです。鉄は血液中の酸素を全身に運搬する働きをもつヘモグロビンの成分で、不足すると貧血や筋肉疲労、頭痛、息ぎれなどの症状が現れます。また、赤血球の形成に欠かせず、認知症予防でも注目される葉酸も豊富に含むので、貧血には効果絶大。β-カロテンやビタミンC多く、がんの予防や老化抑制のほか、Cによるコラーゲンの合成促進、Aによる皮膚の健康維持作用など、美肌づくりを助ける美容効果も見逃せません。

濃い緑の葉には葉緑素の**クロロフィル**がたっぷり含まれ、ビタミンCの抗酸化作用と協働して、悪玉コレステロールの酸化を防止。クロロフィルにはアルコールを中和する働きがあり、二日酔いにもよいとされています。

主な効用

ビタミン類や鉄に負けず劣らず、カリウムが豊富。血圧の上昇を抑えるほか、筋肉の収縮運動にも有効に作用する。

- ●貧血の予防
- ●がん予防
- ●老化の抑制
- ●高血圧の予防・改善

調理と組み合わせのコツ

抗がん作用を高めるには、β-カロテンとビタミンCの豊富なほうれんそうに、ビタミンEをプラスしたい。ビタミンEが豊富なうなぎやたらこ、卵、かぼちゃ、アボカドといった野菜との組み合わせがより有効だ。

ほうれんそうは、アク成分のシュウ酸を含むので、ゆでるか、生で大量に食べすぎないようにしたい。

主な栄養成分

下の成分表示は冬採りの数値。にんじんと並び、β-カロテンの多い代表的な緑黄色野菜のひとつ。鉄を多く含む野菜としても知られ、その量はレバー並み。

ビタミンA	350μg (700μg)
ビタミンC	60mg (100mg)
ビタミンE	2.1mg (6.0mg)
カリウム	690mg (2,000mg)
鉄	2mg (10.5mg)
糖質	0.3g

※可食部100g当たりの栄養素の量。カッコ内は成人女性の1日の推奨量または目安量で各年齢層別の最大値。ビタミンAはカロテンのレチノール活性当量、Eはα-トコフェロールの含有量

食べ方のヒント

ゆでると…（100g中）

ビタミンA	450μg
ビタミンC	30mg
ビタミンE	2.6mg
カリウム	490mg
鉄	0.9mg
糖質	0.4g

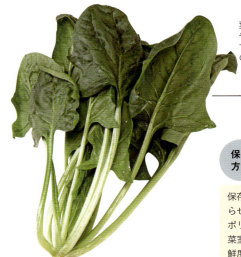

葉先がピンとして色鮮やかで、根元はみずみずしく、赤味が強いものが新鮮

根元の赤い部分にはマンガンが含まれるので、捨てずに使い切ろう

保存方法

保存するときは水で湿らせた新聞紙に包み、ポリ袋に入れてから野菜室に立ててしまうと鮮度が長持ちする。

みかん【温州蜜柑】

冬の野菜

主な効用

温州みかんは、色素成分のβ-クリプトキサンチンを多く含み、抗酸化ビタミンとの相乗効果によるがん予防効果が注目の的。

- がん予防
- 風邪や感染症の予防
- 動脈硬化の予防
- 抗ストレス作用

調理と組み合わせのコツ

みかんに多く含まれるビタミンCは、水にも熱にも弱いため、生で食べるのが一番。みかんの酸味であるクエン酸には疲労を回復する効果もある。また、ペクチン、フラボノイドなどの有効成分は、いずれもみかんの袋や皮、白い筋の部分に多く含まれているので、積極的に食べるようにしたい。
乾燥させたみかんの皮は「陳皮（ちんぴ）」といい、香りがよく、七味唐辛子の原料になっている。ケーキやお団子などのお菓子の香り付けにも使える。

主な栄養成分

下の成分表示は「温州みかん〈じょうのう〉普通」の数値。ビタミンのなかではCをたっぷり含むほか、糖代謝に欠かせないビタミンB_1も含む。

- ビタミンA　84μg（700μg）
- ビタミンB_1　0.1mg（1.1mg）
- **ビタミンC　32mg（100mg）**
- カリウム　150mg（2,000mg）
- 糖質　11.0g

※可食部100g当たりの栄養素の量。カッコ内は成人女性の1日の推奨量または目安量で各年齢層別の最大値。ビタミンAはカロテンのレチノール活性当量

食べ方のヒント

ジュースにすると（ストレートジュースの場合）…（100g中）

- ビタミンA　　35μg
- ビタミンB_1　0.06mg
- ビタミンC　　29mg
- カリウム　　130mg
- 糖質　　　　10.6g

濃いオレンジ色で、表面がなめらかで、ヘタの切り口が大きくないものがおすすめ

皮が薄く実にしっかり張りつき、フカフカしていないこともポイント

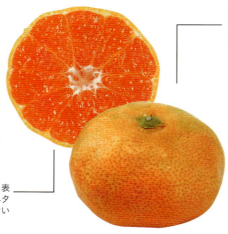

保存方法

高温と湿度に弱いので、ダンボールや紙袋に入れて冷暗所に置くか、ポリ袋に小分けして、冷蔵庫で保存を。

袋や皮も食べればがん予防効果がアップ

かんきつ類は全体にビタミンCを多く含むのが特徴ですが、「温州みかん」も例外ではありません。中サイズのものを3～4個食べれば、1日のビタミンC摂取目安量100mgをクリアできてしまうほど。また、白い筋の部分には、毛細血管を強くして、動脈硬化予防に働く**ビタミンP**を含みます。

一方、β-カロテンよりも抗酸化力が高いとされる色素成分の**β-クリプトキサンチン**が特異的に多く含まれます。さらに、苦味成分の**リモネン**、**テルペノイド**など、抗がんに有効とされる成分が含まれ、これらの作用とビタミンC・Eの抗酸化力が組み合わさって、脳卒中や心臓病予防にも効果を発揮します。

また、みかんの袋に含まれる水溶性食物繊維の**ペクチン**には、便秘を改善したり、コレステロールや血糖値の上昇を抑え、糖尿病を予防する働きもあります。

春の野菜／夏の野菜／秋の野菜／冬の野菜／周年の野菜

184

みずな【水菜】

サラダにも鍋料理にも向く、あっさりした風味

主な効用
β-カロテン、ビタミンC・Eの抗酸化作用、ポリフェノール類の働きにより、がん抑制効果が期待できるほか、鉄も豊富で貧血予防にも最適。
- 美肌効果
- 貧血の予防・改善
- がん予防
- 高血圧の予防・改善

調理と組み合わせのコツ
味わいはあっさりとしていてクセがなく、生でも火を通してもおいしく食べられる、利用しやすい野菜。水溶性のビタミンB群、Cの効用を生かすなら、生のままでサラダに。ビタミンEが豊富なごま油やくるみ油をドレッシングに使えば、β-カロテンの吸収率が上がり、抗酸化パワーも上がる。鍋料理では、鉄の豊富なあさりや牡蠣など、貝類との食べ合わせがおすすめ。ビタミンCには鉄の吸収を高める作用があるので、貧血予防にも有効だ。

主な栄養成分
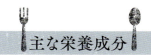

生活習慣病の予防や美容に高い効果をもつ抗酸化ビタミンC・E・A・B群に加え、ポリフェノール類が豊富に含まれる。鉄、カルシウムなどミネラルも多い。

栄養素	含有量
ビタミンA	110μg (700μg)
ビタミンB₂	0.15mg (1.2mg)
ビタミンC	55mg (100mg)
カリウム	480mg (2,000mg)
カルシウム	210mg (650mg)
糖質	1.8g

※可食部100g当たりの栄養素の量。カッコ内は成人女性の1日の推奨量または目安量で各年齢層別の最大値。ビタミンAはカロテンのレチノール活性当量

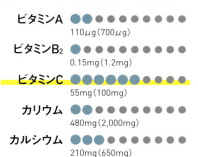

水耕栽培のものと露地栽培のものがあるが、露地もののほうが風味が濃く、栄養成分も高め

茎がみずみずしく、葉は濃い緑色でやわらかく、先までピンと伸びたものを選ぼう

食べ方のヒント

ゆでると…（100g中）
ビタミンA	140μg
ビタミンB₂	0.08mg
ビタミンC	19mg
カリウム	370mg
カルシウム	200mg
糖質	1.1g

保存方法
冷蔵庫で保存する際は、全体を新聞紙などで包み、ポリ袋に入れて野菜室へ。

京都が原産で、京菜とも呼び、以前は関西方面の地域のみに出回っていたものでしたが、近年は全国区の人気野菜となり、関東でも多く栽培・出荷されるようになりました。

一見淡白そうに見えて、実はβ-カロテンやビタミンB₂・B₆・C・Eなどのビタミンを豊富に含む実力派。これら、抗酸化性に優れるビタミンに加えて、**ポリフェノール**類も含むことから、生活習慣病や老化を抑制するほか、肌のシミやすみをなくすアンチエイジングにも有効に働きます。

アブラナ科の野菜とあって、ミネラルの含有量も極めて高く、高血圧を予防するカリウム、骨の生成に欠かせないカルシウム、貧血予防に働く鉄が、そろって多く含まれます。リン、マグネシウムも多く、更年期以降の骨粗しょう症予防にも最適の野菜といえます。

みぶな【壬生菜】

冬の野菜

主な効用

β-カロテンには強い抗酸化作用がある。カルシウムなどのミネラルとビタミンKにより丈夫な骨づくりが期待できる。

- 骨粗しょう症予防
- 眼精疲労の改善
- 美肌、美髪効果
- がん予防

主な栄養成分

β-カロテンが体内でビタミンAの働きをする。そのほかビタミンCやK、カルシウムなどのミネラルも豊富。

栄養素	含有量（推奨量）
ビタミンA	150μg（700μg）
ビタミンC	38mg（100mg）
葉酸	110μg（240μg）
ビタミンK	160μg（150μg）
カルシウム	110mg（650mg）
糖質	1.1g

※可食部100g当たりの栄養素の量。カッコ内は成人女性の1日の推奨量または目安量で各年齢層別の最大値

調理と組み合わせのコツ

みずなに比べるとややくせがあるが、葉はやわらかいので生でも食べられる。β-カロテンを効率良く摂取するなら植物油などを使ったドレッシングをかけたり、ベーコンなどと組み合わせるとよい。加熱する場合は、火の通りが早いので加熱時間に注意。さっとゆでて和え物やおひたし、炒め物や鍋の具などにもよく合う。

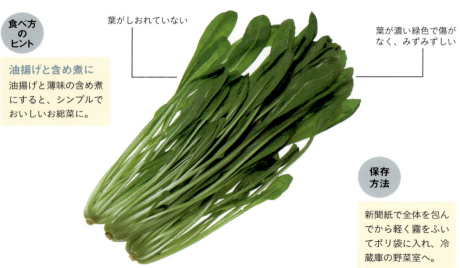

食べ方のヒント
油揚げと含め煮に
油揚げと薄味の含め煮にすると、シンプルでおいしいお総菜に。

- 葉がしおれていない
- 葉が濃い緑色で傷がなく、みずみずしい

保存方法
新聞紙で全体を包んでから軽く霧をふいてポリ袋に入れ、冷蔵庫の野菜室へ。

生食でもおひたしでもアクがなく食べやすい

みずな（京菜）とともに京野菜と呼ばれる京の伝統野菜のひとつ。みずなの葉がギザギザしているのに対し、みぶなの葉は丸みを帯びており、みずなの変種と考えられています。

みずなと同じようにβ-カロテンやビタミンB₂、B₆、葉酸、Cなどを含む野菜です。肌や髪の健康を維持したり、視神経や網膜など眼を健やかに保ったり、疲労回復などに役立つビタミンが揃っています。

またカリウムのほかにカルシウムも含んでいます。カルシウムは牛乳などの乳製品や小魚などで摂るものと思いがちですが、野菜からもしっかり吸収できるので、見逃せません。合わせてビタミンKや鉄、リン、マグネシウムも含まれており、骨をしっかりと保つことにも効果が期待できます。育ち盛りの子どもや骨密度が減少してくる更年期以降の女性を中心に注目したい野菜です。

春の野菜 / 夏の野菜 / 秋の野菜 / 冬の野菜 / 周年の野菜

186

めキャベツ【芽キャベツ】

キャベツを凌ぐ栄養価値の高さ

秋から春にかけて出回ります。栄養素はキャベツと似ていますが、含有量ははるかに多く、ビタミンCは群を抜きます。ビタミンB₁・B₂・B₆・K・葉酸もそろって豊富です。

β-カロテンは、体内で必要量がビタミンAに変わり、皮膚や粘膜を保護したり、働きを正常に保つ役割を果たします。また強い抗酸化作用で抗がんや老化抑制に効果を発揮。ビタミンB₁・B₂は、炭水化物や脂質の代謝に不可欠な栄養素で、不足すると疲労が溜まったり、神経障害をきたすこともあります。豊富に含まれるビタミンB₁は、筋肉内の乳酸の分解を進めることから、疲労回復に欠かせない栄養素のひとつです。

さらにキャベツの約3倍に相当する食物繊維は、便秘の予防に有効。血糖値の上昇を抑えて糖尿病を予防し、コレステロールの上昇抑制効果の高い水溶性食物繊維も含みます。

主な効用

非常に多く含有するビタミンCによる抗酸化作用が発揮され、老化を抑制。ミネラルではカリウムが血圧値の改善に、鉄が貧血予防に有効に働く。

- ●便秘の予防・改善
- ●老化の抑制
- ●動脈硬化の予防
- ●高血圧の予防・改善

調理と組み合わせのコツ

調理するときは必ずアク抜きをしよう。外側の葉をむき、軸に十文字の切り込みを入れてから、塩を加えた熱湯でゆでる。

めキャベツは煮込料理に合うので、たまねぎやベーコンなどと一緒にシチューにしたり、また、ガーリックバターのソースを添えた温野菜にして味わうのもよいだろう。しいたけ、しめじなどのビタミンEの豊富なきのこ類との食べ合わせもおすすめ。

主な栄養成分

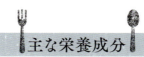

一般的なキャベツより栄養分に富み、特にビタミンCの量は群を抜いて多い。ビタミンB群やカリウム、鉄などのミネラル、食物繊維も極めて豊富。

栄養素	含有量 (推奨量)
ビタミンB₁	0.19mg (1.1mg)
ビタミンB₂	0.23mg (1.2mg)
ビタミンB₆	0.27mg (1.2mg)
ビタミンC	160mg (100mg)
カリウム	610mg (2,000mg)
糖質	4.4g

※可食部100g当たりの栄養素の量。カッコ内は成人女性の1日の推奨量または目安量で各年齢層別の最大値

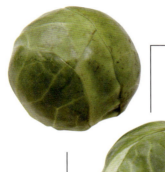

食べ方のヒント

ゆでると…（100g中）

ビタミンB₁	0.13mg
ビタミンB₂	0.16mg
ビタミンB₆	0.22mg
ビタミンC	110mg
カリウム	480mg
糖質	4.6g

小ぶりのサイズで、固そうなもののほうが、旨味は強くある

葉の緑色が鮮やかで、巻きがしっかりとしたものを選ぼう

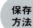

保存方法

乾燥を嫌うので、水で湿らせたキッチンペーパーなどで包んでから、ポリ袋に入れて冷蔵庫の野菜室で保存

冬の野菜

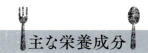

ヤーコン

主な効用

フラクトオリゴ糖やクロロゲン酸の効果で胃や腸の健康を保つ効果に期待できる。
- がん予防
- 整腸作用
- 便秘予防
- コレステロールの上昇抑制

調理と組み合わせのコツ

シャキシャキとした歯ごたえを生かすなら生で食べたり、さっと炒めて。千切りにしてきんぴらにしたり、煮物にしてもおいしい。切って空気に触れると変色するのでさっと水にさらすとよい。ただしこのアクはポリフェノールの一種なので、あまり水に浸けすぎないようにしたい。

主な栄養成分

ほとんどが水分だが、カリウムなどのミネラル、ビタミンB群などを含んでいる。でんぷんは少なくカロリーは控えめ。

成分	含有量
炭水化物	12.4g
ビタミンB₁	0.04mg (1.1mg)
ビタミンB₆	0.08mg (1.2mg)
葉酸	25μg (240μg)
カリウム	240mg (2000mg)
糖質	11.3g

※可食部100g当たりの栄養素の量。カッコ内は成人女性の1日の推奨量または目安量で各年齢層別の最大値

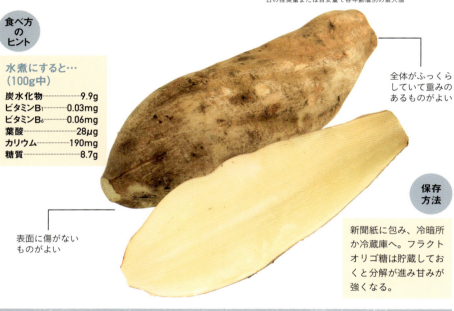

食べ方のヒント

水煮にすると…（100g中）
- 炭水化物 9.9g
- ビタミンB₁ 0.03mg
- ビタミンB₆ 0.06mg
- 葉酸 28μg
- カリウム 190mg
- 糖質 8.7g

表面に傷がないものがよい

全体がふっくらしていて重みのあるものがよい

保存方法

新聞紙に包み、冷暗所か冷蔵庫へ。フラクトオリゴ糖は貯蔵しておくと分解が進み甘みが強くなる。

なしのようなシャキシャキの食感

ヤーコンは、キク科の根菜。見た目の色や形はさつまいもに似ていますが、食感と味はまったくの別物で、なしのようなみずみずしさとシャキシャキとした食感があります。

ほかのいも類と同じようにカリウムなどが含まれていますが、ながいもやさといもに比べると半分程度。それよりも特徴的なのは、腸内でビフィズス菌を増やし、腸の調子を整えることで知られている**フラクトオリゴ糖**を多く含んでいることです。食物繊維も豊富なので、便秘予防などに効果を発揮するでしょう。コレステロールを抑制したり、胃液の分泌を促すといわれる**クロロゲン酸**も含まれています。

また、ヤーコンの葉のお茶には血糖値を下げる働きのある成分があるといわれ、糖尿病の予防や高血圧の予防などに飲まれることもあります。

春の野菜　夏の野菜　秋の野菜　冬の野菜　周年の野菜

188

やまごぼう

歯ごたえのよさで食欲も増進

一般にやまごぼうの名前で知られているのは、本州中南部の山野に自生するキク科のもりあざみで、「ごぼうあざみ」「きくごぼう」とも呼ばれます。山地に自生するヤマゴボウ科のヤマゴボウという植物とは別種で、こちらの根は有毒なので食用にしません。やまごぼう（もりあざみ）の直径1〜2cmくらいの細い根は、おもにみそ漬けなどにして用います。利用されているものの大半は栽培品です。

"腸内のお掃除係"とでもいうべき食物繊維が多く、ごぼうと同じように噛みごたえがあります。よく噛むことで食欲を増進したり、だ液がたくさん出るので消化を助けるなどの効果も期待できます。

ただし、やまごぼうのみそ漬けを利用する場合は、塩分に注意しなくてはいけません。

主な効用

食物繊維は不溶性のほうがやや多いが、水溶性も3.1g含まれるなど、胃腸をすっきりさせる効果が期待できる。

- ●便秘解消
- ●食欲増進
- ●がん予防
- ●消化促進

調理と組み合わせのコツ

生のやまごぼう（もりあざみ）が入手できたら、よく洗うか表皮をこそげてさっとゆで、好みのたれなどに漬ければ箸休めの一品に。やまごぼうの漬物はカリウムを含むにんじんなどを合わせると、塩分の摂り過ぎを予防しやすい。

主な栄養成分

下の成分表示はやまごぼうのみそ漬けの数値。食物繊維が多く、カリウムやマグネシウムなどのミネラルも含まれている。

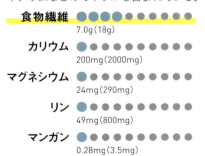

成分	量
食物繊維	7.0g (18g)
カリウム	200mg (2000mg)
マグネシウム	24mg (290mg)
リン	49mg (800mg)
マンガン	0.28mg (3.5mg)
糖質	8.6g

※可食部100g当たりの栄養素の量。カッコ内は成人女性の1日の推奨量または目安量で各年齢層別の最大値

注意
ヨウシュヤマゴボウという植物もあり、こちらの根茎や根もごぼうに似ているが、有毒なので食べられない。

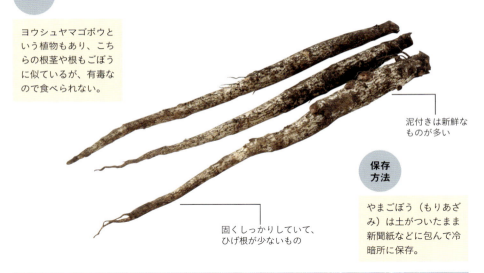

- 泥付きは新鮮なものが多い
- 固くしっかりしていて、ひげ根が少ないもの

保存方法
やまごぼう（もりあざみ）は土がついたまま新聞紙などに包んで冷暗所に保存。

冬の野菜

ゆりね【百合根】

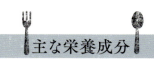

ほっくりとした甘味とほろ苦さがおいしい

でんぷんが主成分で、かすかな甘味とほろ苦さ、ほっくりとした食感がもち味です。昔から滋養強壮の薬としても重用され、中国や韓国でもその薬用効果が知られてきました。栄養素ではミネラルの豊富さが際立っており、特にカリウムは100g中に740mgも含んでいます。カリウムは、ナトリウムとともに細胞の機能を支える大事な栄養素で、塩分が多すぎた場合はナトリウムを排出するなどして、体内の水分バランスを整える役割を負っています。このため、カリウムをしっかり摂取することによって、利尿作用が高まり、高血圧の予防にも有効に働くとされています。食物繊維を含むことも特徴です。水溶性の食物繊維は、ゼリー状の壁でコレステロールや糖を吸着して排泄し、糖尿病を予防。満腹感が得られやすく、肥満防止にも効果的です。

※含め煮：材料をたっぷりのだしで、ゆっくりと煮て、味をしみこませる煮方。煮あがっても煮汁はひたひたとし、冷めるまで置いてだしの味を芯まで含ませる。

主な効用

ナトリウムの排出を促すカリウムの働きが、高血圧の予防に有効。水溶性食物繊維はコレステロールの上昇を抑制する。

- ●コレステロールの上昇抑制
- ●整腸作用
- ●高血圧の予防・改善
- ●貧血の予防・改善

調理と組み合わせのコツ

疲労回復ビタミンのB₁は、筋肉疲労だけでなく、神経のイライラを鎮める効果もある。**クエン酸**を多く含む梅肉との食べ合わせは、ストレスの撃退にさらなる効果が期待できる。**硫化アリル**を多く含む長ねぎ、にらなどとの組み合わせも、イライラの解消に役立つ。特有のほろ苦さが苦手なら、軽く下ゆでをしてから、含め煮などにすると、おいしく食べられる。

主な栄養成分

炭水化物を多く含み、ミネラルではカリウムが豊富。食物繊維にも富み、水溶性食物繊維が不溶性を上回るのが特徴。

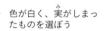

ビタミンB₆	0.12mg (1.2mg)
葉酸	77μg (240μg)
カリウム	740mg (2,000mg)
鉄	1mg (10.5mg)
食物繊維	5.4g (18g)
糖質	22.9g

※可食部100g当たりの栄養素の量。カッコ内は成人女性の1日の推奨量または目安量で各年齢層別の最大値

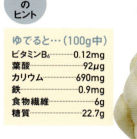

食べ方のヒント

ゆでると…（100g中）
- ビタミンB₆ 　0.12mg
- 葉酸 　92μg
- カリウム 　690mg
- 鉄 　0.9mg
- 食物繊維 　6g
- 糖質 　22.7g

色が白く、実がしまったものを選ぼう

紫色がかったものには苦味が強い傾向があり、片鱗が大きいものほど、特有のホクホクした甘味が味わえる

保存方法

おがくずに詰めた状態で売られていることが多いので、そのまま、冷蔵庫の野菜室で保存を。1～2カ月は保存可能。

春の野菜／夏の野菜／秋の野菜／冬の野菜／周年の野菜

れんこん【蓮根】

主な効用

ビタミンCの抗酸化作用やポリフェノールの効用により、がん予防が期待される。食物繊維には整腸作用のほか、大腸がんの予防効果も。

- がん予防
- コレステロールの上昇抑制
- 動脈硬化の予防
- 高血圧の予防・改善

主な栄養成分

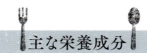

ビタミンC、カリウム、食物繊維が豊富。主成分のでんぷんに含まれる粘り成分のムチン、アク成分のポリフェノールに薬理作用がある。

栄養素	含有量
ビタミンB₁	0.1mg (1.1mg)
ビタミンC	48mg (100mg)
パントテン酸	0.89mg (5mg)
カリウム	440mg (2,000mg)
食物繊維	2g (18g)
糖質	13.5g

※可食部100g当たりの栄養素の量。カッコ内は成人女性の1日の推奨量または目安量で各年齢層別の最大値

調理と組み合わせのコツ

ビタミンCや食物繊維、ポリフェノールを多く含む野菜だが、ビタミンA・C・Eの多い食材を合わせることで、さらにそのパワーを強化できる。煮物の具材として加えやすいにんじん、かぼちゃなどの野菜は、最良のパートナー。同じ粘り成分のムチンを含むさといもを合わせれば、風邪予防にも効果的。本来は生食できる野菜なので、栄養分を損なわないよう加熱時間は短めに。でんぷんが含まれるので、十分に火を通すとやわらかい口当たりになる。

食べ方のヒント

ゆでると…（100g中）

栄養素	含有量
ビタミンB₁	0.06mg
ビタミンC	18mg
パントテン酸	0.49mg
カリウム	240mg
食物繊維	2.3g
糖質	13.8g

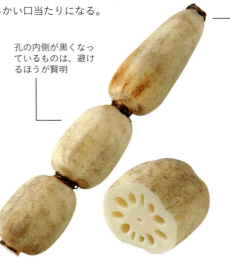

孔の内側が黒くなっているものは、避けるほうが賢明

重みがあり、根が太くてまっすぐなものを選びたい

保存方法

切り口がさらされた状態になっているものは、ラップできっちり包み、冷蔵庫で保存する。2〜3日で食べるのであれば、酢水に浸した状態での保存も可。

消化がよく、疲れた胃腸のトラブルを軽減

栄養素ではビタミンCが多く、不足しがちなビタミンB₁も含まれています。ミネラルではカリウムが、また、食物繊維も多く含まれています。れんこんのビタミンCは、でんぷんに守られているため、加熱しても損失しにくいのが特徴です。コラーゲンを生成して皮膚や血管を強化。メラニン色素の沈着を防ぐため、美白効果も期待できます。

れんこんを切ったときに糸を引くのは、ムチンという粘性物質によるもの。胃の粘膜を強化して胃炎や胃潰瘍を予防したり、風邪予防、スタミナ強化にも役立つとされる成分です。

また、皮や節に多く含まれるタンニンは、老化の抑制やがんの予防に有効とされるポリフェノールの一種。止血、消炎の作用に優れることから、ムチンと同様に胃潰瘍や胃炎、十二指腸潰瘍などの症状を緩和します。

※酢水（すみず）：野菜のアクを抜いたり白く仕上げたいときにつける、酢を加えた水。分量は水5カップに酢大さじ1〜2。

冬の野菜

わけぎ

主な効用

各栄養素による働きのほか、ねぎ類に特有の辛味成分、硫化アリルの効用も。がんや心臓病などの生活習慣病の予防以外に疲労回復効果も。

- がん予防
- 皮膚・粘膜の保護
- 骨粗しょう症の予防
- 美肌効果

調理と組み合わせのコツ

長ねぎよりも匂いや辛味がおだやかで、根と葉の両方にほどよい甘味があるので、生で薬味に使うだけでなく、各種の料理に活用できる。さっぱりとした味わいを生かすなら、さっとゆでて和え物に。また、シンプルなからし酢みそ和えも簡単だ。これは熱湯でさっとゆでて冷やしたわけぎを、酢みそに練りがらしを入れて和えるだけ。あじやまぐろと合わせてぬたに仕立てるのもおすすめ。みそ汁など、汁の実に加えてもよい。

主な栄養成分

青い葉の部分にはβ-カロテンがたっぷり含まれ、ビタミンCやEの含有量も多い。貴重な冬の緑黄色野菜のひとつ。

- ビタミンA　220μg（700μg）
- ビタミンB₆　0.18mg（1.1mg）
- ビタミンC　37mg（100mg）
- ビタミンE　1.4mg（6.0mg）
- 食物繊維　2.8g（18g）
- 糖質　4.6g

※可食部100g当たりの栄養素の量。カッコ内は成人女性の1日の推奨量または目安量で各年齢層別の最大値。ビタミンAはカロテンのレチノール活性当量、Eはα-トコフェロールの含有量

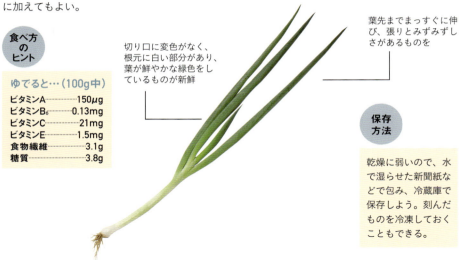

切り口に変色がなく、根元に白い部分があり、葉が鮮やかな緑色をしているものが新鮮

葉先までまっすぐに伸び、張りとみずみずしさがあるものを

食べ方のヒント

ゆでると…（100g中）
- ビタミンA　150μg
- ビタミンB₆　0.13mg
- ビタミンC　21mg
- ビタミンE　1.5mg
- 食物繊維　3.1g
- 糖質　3.8g

保存方法

乾燥に弱いので、水で湿らせた新聞紙などで包み、冷蔵庫で保存しよう。刻んだものを冷凍しておくこともできる。

独特の香りとおだやかな甘味の緑黄色野菜

長ねぎとたまねぎの雑種で、葉が細くてやわらかく、刺激臭や辛味が少ないのが特徴です。β-カロテン、ビタミンC・Eを多く含む緑黄色野菜で、炭水化物をエネルギーに変えるビタミンB₁も野菜では多く含みます。β-カロテンは強い抗酸化作用をもつカロテノイドの一種で、抗がんや老化の抑制に働くほか、体内でビタミンAに変わって皮膚や粘膜を強化します。ビタミンC・Eにも優れた抗酸化力があり、トリプルの効果で血中の過酸化脂質の生成を抑え、血栓をできにくくし、ストレスの解消や美肌づくりにも効果的です。ミネラルではカリウムとカルシウムが比較的多く、高血圧の予防と改善、骨粗しょう症の予防などの効用が期待できます。食物繊維が腸の運動を活発にし、便秘を解消するなど、さまざまな健康効果をもちます。

春の野菜｜夏の野菜｜秋の野菜｜冬の野菜｜周年の野菜

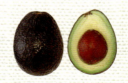
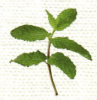
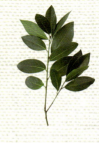

周年の野菜

移り変わる季節の野菜に対し、
私たちに馴染みが深く、通年、
目にすることの多い野菜たち。

イタリアンやフレンチなど、
西洋料理には欠かせないハーブ（香草）や、
薬味として利用できる野菜はもちろん、
コーヒー、お茶などの
嗜好性飲料も紹介します。

また、主食として食べられる、
穀物もおいしくいただきましょう。

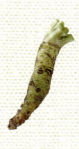
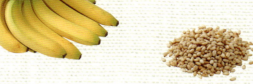
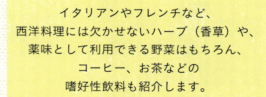

あずき【小豆】

周年の野菜

主な効用

ビタミンB1は炭水化物の代謝とともに疲労や筋肉痛の解消に効果あり。豊富な食物繊維は便秘や腸の病気予防に。サポニンの抗酸化パワーにも注目。

- ●疲労回復
- ●コレステロールの上昇抑制
- ●便秘の予防・改善
- ●高血圧の予防・改善

調理と組み合わせのコツ

赤飯や和菓子の材料以外にも、料理に活用する方法はいろいろ。例えば、あずきと野菜を炊き合わせる料理を「いとこ煮」と呼ぶが、その代表的なものがβ-カロテンを多く含むかぼちゃとの組み合わせ。むくみや疲労感を一掃するには、利尿作用に優れるとうがんと合わせた煮物を。食物繊維が豊富なれんこんとの「いとこ煮」は、便秘予防のみならず、食べすぎを防いで胃腸を守るうえでも最適な、ヘルシーな料理といえる。

主な栄養成分

主成分は炭水化物（でんぷん）。たんぱく質、ビタミンB群、カリウム、鉄などミネラル、食物繊維（17.8g）は十分。皮にはサポニンが。

たんぱく質	●●●●○○○○○○
	20.3g (50g)
ビタミンB1	●●●●○○○○○○
	0.45mg (1.1mg)
ビタミンB2	●○○○○○○○○○
	0.16mg (1.2mg)
カリウム	●●●●●●●●○○
	1,500mg (2000mg)
鉄	●●●●●○○○○○
	5.4mg (10.5mg)
糖質	40.9g

※可食部100g当たりの栄養素の量。カッコ内は成人女性の1日の推奨量または目安量で各年齢層別の最大値

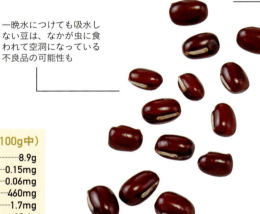

一晩水につけても吸水しない豆は、なかが虫に食われて空洞になっている不良品の可能性も

赤色が濃く、艶があってシワがなく、粒がそろっているものを選ぶ

食べ方のヒント

ゆでると…（100g中）

たんぱく質	8.9g
ビタミンB1	0.15mg
ビタミンB2	0.06mg
カリウム	460mg
鉄	1.7mg
糖質	12.4g

保存方法

湿気を嫌うため、紙袋などに入れて風通しのよい場所で保存を。食べきれない場合はあんこに煮て冷凍保存する。

お祝いに欠かせない、古代からの栄養食

日本での食用の歴史は古く、『古事記』に五穀のひとつとして登場するほど。赤い色味が、魔除け効果をもつとされていた時代もあったようです。

主成分である炭水化物とたんぱく質以外に、ビタミンB1、カリウム、鉄などの栄養素を多く含みます。カリウムは体内から過剰なナトリウムの一部を排出したり、水分の代謝をよくする働きがあります。また、あずきの外皮に含まれる苦味成分のサポニンにも利尿を促したり、血中のコレステロールを排出して血液を浄化する作用があるので、このダブルの効果が高血圧の予防に有効です。

また、豊富な食物繊維は、腸の環境を健全に保ち、便秘を解消する役割を担っています。

なお、皮の赤い色素はアントシアニンです。抗酸化作用があるので、生活習慣病予防にも役立ちます。

194

アボカド

クリーミーで栄養もたっぷりの「森のバター」

主な効用
脂質に含まれるオレイン酸、ビタミンEは、がん予防や肌の老化抑制に効果的。豊富な食物繊維は、高血圧の予防にも役立つ。
- がん予防
- 高血圧の予防・改善
- 美肌効果
- コレステロールの上昇抑制

調理と組み合わせのコツ
がんの予防や老化の抑制に働くビタミンEの効用は、同じ抗酸化パワーをもつビタミンCとの協働で、その効果が高まる。スライスしたアボカドにたっぷりとレモンをふり、オリーブオイルでマリネした小海老やサーモンを添えてカクテルに。仕上げにパセリを散らせば、さわやかな香りで食欲が増し、β-カロテンも加わって一石二鳥のメリットが。ビタミンCが豊富なブロッコリーとのサラダもおすすめ。トマトや葉物と合わせたサラダも、老化抑制に役立つ。

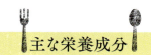

主な栄養成分

果実類のなかでは抜群に脂質が多く、ビタミンEやカリウム、食物繊維にも富む。脂質のなかには、酸化されにくいオレイン酸がたっぷり。

成分	含有量
ビタミンB₁	0.1mg（1.1mg）
ビタミンB₂	0.21mg（1.2mg）
ビタミンE	**3.3mg（6.5mg）**
カリウム	720mg（2,000mg）
食物繊維	5.3g（18g）
糖質	0.9g

※可食部100g当たりの栄養素の量。カッコ内は成人女性の1日の推奨量または目安量で各年齢層別の最大値。ビタミンEはα-トコフェロールの含有量

食べ方のヒント

レモンやしょうゆを振りかけ、生で
脂質も栄養もたっぷりの健康果物。とろりとした食感が味わえる生でサラダや刺身と一緒に。

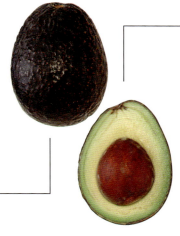

すぐに食べるなら、完熟して皮が黒くなっているものを

日を置く場合は、緑色の未熟果を買い、温度20℃前後の場所に置けば追熟する

保存方法

27℃以上になると、傷みが出る。熟したアボカドは、ポリ袋で包んで冷蔵庫へ入れ、1～2日をめどに食べきるようにする。

植物とは思えないほど脂質が高く、ねっとりとしたクリーミーな口当たりがあることから「森のバター」と呼ばれる果物です。脂質の70％以上を占めるのは、オレイン酸やリノール酸、リノレン酸などの不飽和脂肪酸。悪玉コレステロールを減らし、善玉コレステロールを増やす働きをもつことから、動脈硬化や脳梗塞の予防に有効とされます。

また、ビタミンB₁・B₂・E、カリウムなどをいずれも豊富に含むほか、たんぱく質や脂質の代謝をサポートするビタミンB₆やパントテン酸、造血作用や認知症の予防効果のある葉酸といったビタミンB群が充実しています。特に、抗酸化力の高いビタミンEは、100g中3.3mgと果物のなかでも屈指の含有量です。健康効果のみならず、美肌の再生にも大いに貢献します。

アーモンド

周年の野菜

主な効用

抗酸化作用の高いビタミンEやバランス良く含まれるビタミン、ミネラルが総合的に働く。
- ●がん予防
- ●コレステロールの上昇抑制
- ●動脈硬化の予防
- ●老化の抑制

主な栄養成分

ビタミンEが豊富に含まれており、ビタミンB₁、B₂、ナイアシンなども多い。カリウム、カルシウム、鉄なども含んでいる。

栄養素	含有量(推奨量)
ビタミンE	30.3mg (6.0mg)
ビタミンB₁	0.20mg (1.1mg)
ビタミンB₂	1.06mg (1.2mg)
ナイアシン	3.6mg (12mg)
脂質	51.8g
糖質	10.8g

※可食部100g当たりの栄養素の量。カッコ内は成人女性の1日の推奨量または目安量で各年齢層別の最大値。ビタミンEはα-トコフェロールの含有量

調理と組み合わせのコツ

そのままおやつで食べるほか、細かく砕いてサラダなどにかけたり、すりつぶしてあえ衣にしてもよい。パン粉に加えて炒り、変わりパン粉にすれば、肉や魚を焼くときにも使用できる。塩分を摂り過ぎないため無塩のものを選ぶとよい。

食べ方のヒント

炒ると…（100g中）
- ビタミンE――28.8mg
- ビタミンB₁――0.03mg
- ビタミンB₂――1.04mg
- ナイアシン――3.9mg
- 脂質――54.1g
- 糖質――9.7g

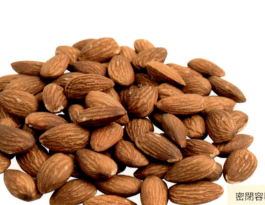

保存方法

密閉容器に入れて保存。大袋などで購入したときは小分けにして冷凍庫で保存するとよい。

ポリポリ食べて健康力アップ！

バラ科の落葉果樹で甘扁桃（かんへんとう）と苦扁桃（くへんとう）があり、甘扁桃の種子の仁が食用にされています。

ビタミンEの含有量が極めて高く、10粒くらい食べると、一日に必要な摂取量を摂ることができます。ビタミンEは「老化抑制ビタミン」とも呼ばれる強い抗酸化作用があり、活性酸素による体細胞や血管の酸化を防ぎ、がんや動脈硬化の予防などに効果を発揮。また脳を若々しく保つ作用も期待できます。

不溶性の食物繊維も多く含まれているので、腸の働きを促すことにつながります。

脂質が多いのでカロリーオーバーには注意。脂肪酸組成では**オレイン酸**が多く、不飽和脂肪酸の中で酸化されにくいので、体内で活性酸素と結びついて過酸化脂質となりにくい脂肪酸です。また血液中の悪玉コレステロールをのぞく働きもします。

春の野菜　夏の野菜　秋の野菜　冬の野菜　周年の野菜

アルファ化米

いつでもすぐに食事 優秀なエネルギー源

アルファ化米は、一旦炊いたり蒸したりした米を熱風で急速乾燥した米。

米のでんぷんには、炊飯したご飯の「αでんぷん」と、生の米の「βでんぷん」があります。「αでんぷん」は体内で消化されやすいけれど変質しやすく、「βでんぷん」は体内消化されにくいけれど変質しにくい特徴をもちます。炊いたご飯をそのままにしておくと、「αでんぷん」は「βでんぷん」に戻ろうとするので、炊きたてのご飯はみずみずしいのに、冷や飯になるとポロポロするのはこのためです。ところが、熱風で急速乾燥することで、「αでんぷん」のままの状態を保つことができるのです。体内で消化されやすいでんぷんのまま、変質しにくい性質になったのがアルファ化米です。炊く手間が省け、手軽に食べられます。学校給食用にビタミンB_1を添加したものもあります。

主な効用

主な成分は炭水化物なので、活動したり体を正常に動かすためのエネルギー源になる。

- ●風邪や感染症の予防
- ●貧血の予防改善

調理と組み合わせのコツ

洗米をしたり水に漬け置く必要がないので、水さえあれば、いつでもすぐに食べられます。炊飯の時間や手間が省けるのが、調理時の最大のメリット。長期保存も可能なので、非常食・保存食としても利用できます。

調理は、お湯または水を加えるだけ。お湯の量を調整すれば、やわらかご飯からおかゆまでつくれます。

主な栄養成分

主な成分は炭水化物。ビタミンはほとんどないが、ミネラルは少し含まれる。

- 炭水化物　84.8g
- マンガン　0.60mg(3.5mg)
- 銅　0.22mg(0.8mg)
- ビタミンB_1　0.04mg(1.1mg)
- 糖質　83.6g

※可食部100g当たりの栄養素の量。カッコ内は成人女性の1日の推奨量または目安量で各年齢層別の最大値

食べ方のヒント

学校給食用の強化品は…(100g)

炭水化物	84.8g
マンガン	0.60mg
銅	0.22mg
ビタミンB_1	0.41mg
糖質	83.6g

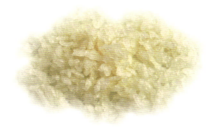

保存方法

長期保存も可能のため、災害用の備蓄米などとしてアルファ化米が用いられることが増えている。

アルファルファ

周年の野菜

主な効用

強い抗酸化作用をもつビタミンEは、がんや心臓病、動脈硬化などの予防に効果的。ビタミンB₆にも老化の抑制やがんを予防する働きがあるとされる。

- がん予防
- 動脈硬化の予防
- 老化の抑制
- 便秘の予防・改善

主な栄養成分

ビタミンEの含有量が多いことから、美容野菜として注目度が高いスプラウト。低カロリーでダイエット用としても人気。

成分	含有量 (推奨量)
ビタミンB₆	0.1mg (1.2mg)
ビタミンE	1.9mg (6.0mg)
ビタミンK	47μg (150μg)
葉酸	56μg (240μg)
食物繊維	1.4g (18g)
糖質	0.6g

※可食部100g当たりの栄養素の量。カッコ内は成人女性の1日の推奨量または目安量で各年齢層別の最大値。ビタミンEはα-トコフェロールの含有量

調理と組み合わせのコツ

アルファルファに多く含まれるビタミンEは、ビタミンCやβ-カロテンなどのカロテノイドを一緒に摂ると、相乗作用で抗酸化性が高まる。にんじん、かぼちゃ、ほうれんそうなどの野菜とともにサラダの具材にプラスして使えば、がん予防や老化抑制などにつながる。
ビタミンEは脂溶性なので、植物油ベースのドレッシングやマヨネーズを合わせると、吸収効率が高くなる。

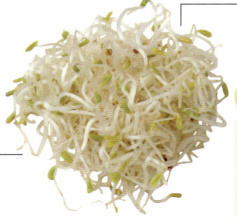

食べ方のヒント

サラダで食べよう
オレンジ、グレープフルーツなどの果物とも好相性。

しなびやすいので、買ったその日のうちに食べるのが理想的

根に透明感があり、茎が白く、しゃきっとした張りのあるものを選びたい

保存方法

すぐに食べられない場合は、冷蔵保存用のポリ袋に入れ、空気を十分に抜いてから封をし、冷蔵庫の野菜室で保存しよう。

ビタミンEは一般的なもやしの約20倍

中央アジアで牧草として利用されてきた植物「アルファルファ」の種子を発芽させ、栽培したものです。新芽野菜のスプラウト類のなかでは最も小さく、芽も細めでやわらかく、生のままサラダなどに用います。
緑の葉の部分がほとんどないため、β-カロテンは少なめですが、ビタミンEを多く含みます。ビタミンEは過酸化脂質の生成を抑え、老化の抑制やがんの予防、コレステロール、血圧の上昇を抑えるといった作用をもつ抗酸化ビタミン。ビタミンAやビタミンCを含む食材と組み合わせることで、その効力をより強めることが可能です。
ヨーロッパでは、古くから種子を薬用にしてきた歴史があり、その栄養価値の高さから「すべての食物の父」と呼ばれ、疲労時の体力回復や婦人病の特効薬として用いられたといわれます。

春の野菜　夏の野菜　秋の野菜　冬の野菜　周年の野菜

イタリアンパセリ

パセリより苦味がなく独特の芳香をもつ

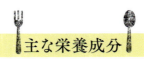

主な効用

各種の栄養素を多量に含むため、抗酸化作用や薬効も多岐にわたる。口臭予防や利尿作用などのメリットも注目される。

- ●消化の促進
- ●がん予防
- ●動脈硬化の予防
- ●骨粗しょう症の予防

主な栄養成分

パセリと同じく、ビタミン、ミネラルが豊富で栄養的価値がたいへん高いハーブ。

- ビタミンA　ビタミンB群
- ビタミンC　カルシウム

主な使い方

マリネ、サラダ、肉や魚料理に添えて。スープ、シチューの浮き実に。ドレッシング、バター、チーズなどに混ぜる。茎はブーケガルニ（※）に利用する。

調理と組み合わせのコツ

イタリアンパセリをみじん切りにするときは、よく水気を切ってから。また、長時間加熱すると香りが消えるため、調理の仕上げに加えることが大切。
日当りが良くなくても育ち、比較的簡単に手入れできるので、キッチンのすみに一鉢置くと、料理のたびに新鮮な葉を摘むことができ、とても便利。
ヨーロッパの料理人は塩を加えるのと同じような感覚で、刻みパセリを使うといい、甘くない料理ならどんなものにも合う。

食べ方のヒント

香草として使おう
調理の仕上げに加えると香りが引き立つし、美しい緑色も生かせる。

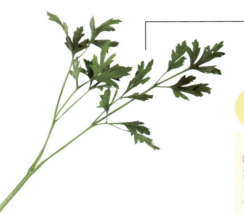

パセリと同様、乾燥、冷凍保存ができるので、余ったらストックすると便利

保存方法

ドライでも使えるが、細かく刻んで冷凍にしたほうが、香りや風味を損なわずに保存でき、手軽に使える。

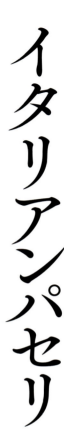

日本でなじみのあるパセリは、葉が縮れているので「カーリーパセリ」とも呼ばれます。対して、ヨーロッパで一般的なのは、葉の平たい「イタリアンパセリ」。日本のパセリに比べると苦味が少なく、強い野性的な芳香を放つのが特徴です。どちらの品種もビタミンA・B群・Cをはじめ、鉄、カルシウムなどのミネラルを多く含み、消化促進、利尿、血行促進、健胃作用があるといわれています。鮮やかな緑色と風味がさまざまな料理を引き立ててくれます。
医薬用に使われていたパセリが料理に使われるようになったのはローマ帝国時代。イタリアンパセリの独特の芳香は、肉や魚介の臭みを消し、味を引き立たせてくれるため、鉄の多い赤身の肉や魚、貝類と合わせて食べると、味も栄養上でもより効果的。また、食後に食べれば、口臭が消える効果もあります。

※ブーケガルニ：フランス語で「香草の束」を意味し、セロリ、ニンジン、タイムなどの香味野菜や香草をタコ糸で束にしたもの。スープや煮込み料理の臭い消しに使われる。

インディカ米

周年の野菜

主な効用

栄養成分はジャポニカ米とほとんど変わりがないが、脳や身体のエネルギー源になるでんぷんが多く、疲労回復や思考力の向上に効果が期待できる。

- ●疲労回復
- ●肥満の予防
- ●エネルギーの向上
- ●体力不足の予防・改善

主な栄養成分

炭水化物が全体の約8割。たんぱく質は日本型米（ジャポニカ）に比べると含有量がやや多い。

成分	含有量
炭水化物	79.1g
たんぱく質	7.5g(50g)
リン	90mg(800mg)
マンガン	0.92mg(3.5mg)
パントテン酸	0.69mg(5mg)
糖質	78.7g

※可食部100g当たりの栄養素の量。カッコ内は成人女性の1日の推奨量または目安量で各年齢層別の最大値

調理と組み合わせのコツ

一般に市販されているインディカ米は基本的には研がなくてOK。表面の汚れなどを取り除くため、1度すすぐ程度でよい。インディカ米の特徴であるパラパラした感じに炊くときは、炊飯器に米と同量の湯を入れて炊くとよい。もう少しふっくらさせたいときはしばらく浸水したあと、米の量の1.3倍を目安に水を入れて炊く。鍋で炊く場合は、ゆでるように加熱し、好みの硬さになったら湯を捨てよう。

食べ方のヒント

「ジャスミンライス」はタイの香り米。炊くときによい香りがする。

保存方法

湿気や匂い移りなどを防ぐため、密閉して冷暗所で保存。少量なら密閉して冷蔵庫で保存するのも手。

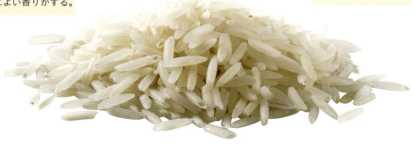

パラッとしていてカレーなどにぴったり

中国南部、インド、東南アジアなどで多く栽培される長粒種の米。タイ米などとしてよく知られています。

インディカ米は、日本でつくられているジャポニカ米のでんぷんに比べると、**アミロース**の含有量が多いので糊化温度が低く、ねばりが弱くパラパラとした米飯になります。味わいはさっぱりとした感じでやわらかくふっくら炊き上がるジャポニカ米とは異なりますが、栄養成分はほとんど変わりません。

主な栄養成分は炭水化物（でんぷん）で、活動をしたり体を正常に動かすためのエネルギー源となります。炭水化物のエネルギーは分解や吸収が早いので、たんぱく質や脂質と比べると即効性の高いエネルギー源です。基礎代謝量の約2割も消費する脳のエネルギー源としても見逃せません。

春の野菜 / 夏の野菜 / 秋の野菜 / 冬の野菜 / 周年の野菜

200

ウーロン茶【烏龍茶】

ダイエットに有効な各種成分が豊富

ウーロン茶には、優れた作用をもつ機能性成分が多く含まれています。なかでも、よく知られている成分のひとつがポリフェノール。ポリフェノールは植物の色素や苦味の成分で、ウーロン茶には**ウーロン茶ポリフェノール**と呼ばれる半発酵茶に特有の成分が備わっています。強い抗酸化力で活性酸素の働きを抑え、がんや心臓病の予防に効果を発揮するほか、肝機能の向上、ホルモン分泌の促進、肥満防止などの薬理作用が研究によって明らかにされています。

ウーロン茶を含むお茶全般には、**サポニン**という成分が含まれています。殺菌、消炎、抗アレルギーといった働きに加えて、脂肪を分解する作用もあります。リパーゼなどの脂肪分解酵素の働きを強める**タンニン**や**カフェイン**の効果も期待できる、ダイエット向きのお茶というイメージが定着しています。

主な効用

大豆やあずきにも含まれる発泡成分サポニンは、コレステロールの上昇を抑制し、油脂分を分解する作用により、肥満予防に有効とされる。

- ●利尿作用
- ●消化の促進
- ●肥満の防止
- ●コレステロールの上昇抑制

調理と組み合わせのコツ

茶葉のかたち、色、艶がよく、中国茶特有の芳香があること、浸出したときの色が、ややオレンジ色を帯びた明るい黄色や紅色であることが上級茶の条件。必ず沸騰したお湯を使い、空の急須に適量の茶葉を入れ、沸騰したお湯を入れて約1分たったら、湯のみ茶碗に注ぐ。

主な栄養成分

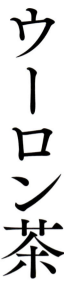

下の成分表示は浸出液の数値。ビタミン、ミネラルとも緑茶に大きく水をあけられるが、カフェインやタンニンなどの成分はほぼ同量を含む。

カルシウム ●●●●●●●●●●
2mg(650mg)

マンガン ●●●●●●●●●●
0.24mg(3.5mg)

糖質 0.1g

※各栄養成分はウーロン茶の浸出液の含有量で、100g当たりの栄養素の量。また、カッコ内は成人女性の1日の推奨量または目安量で各年齢層別の最大値

飲み方のヒント

沸騰したお湯で浸出

2煎目からは湯を注いだ後の時間を30秒に短縮して、8煎目までを目安に。浸出した分は、その都度つぎきって、急須を空にするのがポイント。

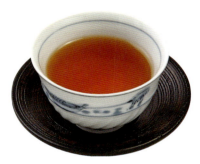

保存方法

保存はほかのお茶と同様、湿気、高温、光を防ぐことが基本。気密性の高い容器に入れ、冷暗所で保存する。冷蔵庫でも保存できるが、ほかの食品の匂いを吸収しやすいため、ビニールテープなどできっちりとふさぐとよい。

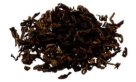

オリーブ

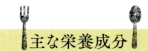

周年の野菜

主な効用

抗酸化作用の高いビタミンEやオレイン酸が総合的に働く。

- ●がん予防
- ●コレステロールの上昇抑制
- ●美肌効果
- ●老化の抑制

調理と組み合わせのコツ

あく抜き後、未熟果を塩漬けにしたものはグリーンオリーブ、完熟果を塩蔵したものはブラックオリーブと呼ばれる。実から種子をのぞいて、ピメント（ピーマンの一種）やたまねぎ、アーモンドなどを詰めたものをスタッフドオリーブという。塩漬けで食べるのはもちろん、サラダやパスタに加えたり、鶏肉やじゃがいもなどと炒めてもおいしい。ピザやグラタンなどをつくるときにも。

主な栄養成分

下の成分表示はグリーンオリーブの塩漬けの数値。ビタミンEが豊富でβ-カロテンなども含む。塩漬けなのでナトリウムに注意。

ビタミンA	●●○○○○○○○○ 38μg (700μg)
ビタミンE	●●●●●●●●●● 5.5mg (6.0mg)
脂質	15.0g
ナトリウム	●●●●●●●●●● 1400mg (7.0mg)
食物繊維	●●●○○○○○○○ 3.3g (18g)
糖質	1.2g

※可食部100g当たりの栄養素の量。カッコ内は成人女性の1日の推奨量または目安量で各年齢層別の最大値

食べ方のヒント

ブラックオリーブなら…（100g中）

ビタミンA	0μg
ビタミンE	4.6mg
脂質	12.3g
ナトリウム	640mg
食物繊維	2.5g
糖質	0.9g

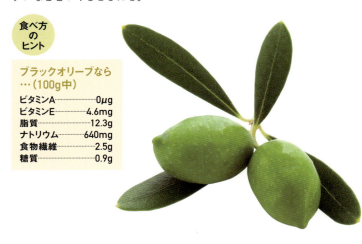

保存方法

瓶詰めなどは汁ごとポリ袋に移し、空気にふれないように保存するとよい。また実のみをオリーブオイルに浸けて保存することもできる。

おつまみにおやつに美肌効果に注目

オリーブはモクセイ科の常緑小高木。世界各地で栽培され、日本でも瀬戸内海沿岸などで栽培されています。オリーブの実は生のままでは渋みが強くて食用に適さないので、あく抜き後、塩漬けなどにして利用します。オリーブの実は未熟なうちは緑色で、完熟すると黒紫色になります。

特徴的なのはビタミンEが豊富に含まれていることです。ビタミンEは血液の循環をよくしたり、新陳代謝を促すことで肌に潤いや張りを与える働きがあります。果実の中では脂質が多いのですが、脂肪酸の割合を見ると、不飽和脂肪酸の**オレイン酸**が74・1％。血中コレステロールを減少させたり、胃酸の分泌を調整して胃を健やかに保つなどの働きがあるほか、美肌効果もある成分です。食物繊維も含まれているので腸の調子を整える作用も期待できます。

春の野菜　夏の野菜　秋の野菜　冬の野菜　周年の野菜

202

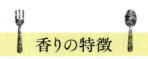

オレガノ

主な効用

消化器系、呼吸器系のトラブルを改善する。喉の痛みや頭痛の緩和作用、発汗作用など多くの効用があるとされる。古代ギリシアでは筋肉痛や炎症を緩和するしっぷのようなものに利用された。

- ●消化の促進
- ●胃腸病の予防
- ●殺菌作用
- ●疲労回復

香りの特徴

ほろ苦い清涼感あふれる香り。ドライにすると香りが強くなり、コショウのように刺激的になる。マジョラムとよく似ているが、より力強い香りがある。

主な使い方

[生] ピザなどトマト料理やチーズ料理、肉料理。
[ドライ] 生と同様の使い方のほか、ハーブティーにも。

調理と組み合わせのコツ

香りの主成分であるチモールに臭い消し作用がある。鶏肉や、ラム、イワシ、サバといったクセの強い素材と合わせると臭いがやわらぎ、まろやかになる。ただし、オレガノ自体の香りも刺激が強いため、少しずつ試すのがおすすめ。セージやタイム、マジョラムなどと合わせて使ってもよい。

食べ方のヒント

市販のソースに加えて
ウスターソースやケチャップにちょっと加えてその香りを楽しむのが手軽。なお、市販のピザスパイスは、主にオレガノからできている。香り主成分**チモールには臭みを消す作用**がある。

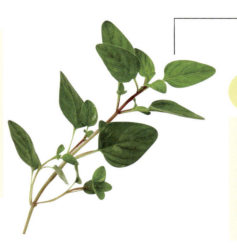

長期保存には、オーブントースターを温めた余熱で乾燥させると簡単

保存方法

水に挿しておけば2〜3日ももつ。短時間で乾燥でき、色よく仕上がる。ざるでこすと細かいきれいな乾燥ハーブに。そのほか、冷凍したり、油や酢に浸けて保存してもよい。

トマト料理、特にピザにぴったりのハーブ

オレガノは消化を助けるほか、殺菌作用、風邪や気管支炎、頭痛や生理痛予防に効果があるといわれています。

元々は地中海沿岸の山地が原産のシソ科のハーブです。古代ギリシア語では「オロス・ガノス（oros ganos、山の喜び）」と呼ばれる料理用のハーブ。山いっぱいに香り高く生えているところからその名がついたといわれています。同属であるマジョラムと香りや外見が似ていますが、マジョラムよりも強い芳香で青臭い野性的な香りを放ちます。

そのハーブティーは船酔いを防ぐ効果や神経痛を和らげることでも知られます。胃もたれする食後やちょっと疲れたときに飲んでもよいですし、濃い目に淹れたハーブティーをうがい薬にすることもできます。また、葉からとれる精油はリウマチ痛、頭痛、歯痛をはじめ、不眠、消化不良によく効くといわれます。

203

かんぴょう【干瓢】

周年の野菜

主な効用

不足しがちなカルシウムは、骨や歯を丈夫にするだけでなく、コレステロール値の改善にも有効。カリウムは血圧を安定させる働きがある。

- ●高血圧の予防・改善
- ●骨粗しょう症の予防
- ●大腸がんの予防
- ●便秘の予防・改善

調理と組み合わせのコツ

かんぴょうを戻すときは、水で洗ってから塩少々をふりかけてよくもみ、水洗いした後に、たっぷりのお湯でゆでこぼす。甘辛く煮て巻きずしの芯に使うおなじみの食べ方のほか、吸い物風の卵とじにしたり、だし巻き卵の具に加えたりと、さまざまな調理が工夫できる。

そのほか、みそ汁の具にしたり、緑黄色野菜と合わせるのもおすすめ。きゅうり、にんじんと合わせてサラダに加えたり、こまつなどとごま和えにするのもよい。

主な栄養成分

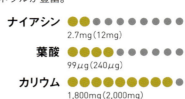

カリウム、カルシウム、食物繊維を豊富に含む。100g中のカルシウム含有量、食物繊維含有量が非常に多い。鉄などミネラルが豊富。

ナイアシン	2.7mg (12mg)
葉酸	99μg (240μg)
カリウム	1,800mg (2,000mg)
カルシウム	250mg (650mg)
食物繊維	30.1g (18g)
糖質	38.0g

※可食部100g当たりの栄養素の量。カッコ内は成人女性の1日の推奨量または目安量で各年齢層別の最大値

食べ方のヒント

ゆでると…（100g中）

ナイアシン	0.3mg
葉酸	7μg
カリウム	100mg
カルシウム	34mg
食物繊維	5.3g
糖質	1.9g

- 肉厚で幅が広く、乳白色を帯びたものが良品
- 保存期間が長くなると黄色く変色するが、有害ではない

保存方法

冷暗所での保存が基本だが、湿気を含みやすいため、ときどき日に干すともちがよくなる。市販品は、カビを防ぐために燻製をかけてあるのが一般的。

ゆうがおの実から作る伝統的な保存食品

かんぴょうの原料は、ウリ科のゆうがおの果実で、果肉を厚さ3mm、幅4cm程度のひも状にむいたものを、2日間ほど天日に干してつくります。果実を生で食べることはほとんどなく、かんぴょうの加工用として、栃木県や茨城県を中心に栽培されています。

「干物」にした食物には、栄養素が濃縮される特徴があり、かんぴょうの場合はカリウムやカルシウムが多くなります。カリウムには細胞の浸透圧を調整する効能があり、塩分過多になるのを防いで血圧の安定に働きます。カルシウムは骨や歯の健康を守るだけでなく、コレステロール値の上昇を防ぐ働きも。低カロリーで食物繊維を多く含むため、肥満予防にも有効な食材です。便通を整え、老廃物の排出を促して、腸内環境を健全にします。

切干しだいこん【切干し大根】

主な効用

豊富なミネラルが血行不良や高血圧症の改善、骨の強化など、効能も幅広い領域をカバー。温熱作用があり、冷え性対策にも有効とされる。

- 整腸作用
- 高血圧の予防・改善
- コレステロールの上昇抑制
- 疲労回復

調理と組み合わせのコツ

生のだいこんにはない風味をもち、食物繊維の供給源ともなる優れた食品。調理する前に必要な分だけ水で洗い、たっぷりの水に20〜30分間浸けて戻す。みそ汁の具にしたり、ねぎと切干しだいこんの卵焼きも美味。

油揚げとの含め煮※は、切干しだいこんの味がひき立つ料理。たんぱく質や脂質が補われて栄養効果も高まる。

主な栄養成分

ビタミンB群、カリウム、カルシウム、鉄などのミネラル、食物繊維が豊富で、甘味成分も凝縮されているので、少量でも栄養価値は高い。

ビタミンB₁	0.35mg (1.1mg)
ビタミンB₂	0.2mg (1.2mg)
カリウム	3,500mg (2,000mg)
カルシウム	500mg (650mg)
食物繊維	21.3 (18g)
糖質	48.4g

※可食部100g当たりの栄養素の量。カッコ内は成人女性の1日の推奨量または目安量で各年齢層別の最大値

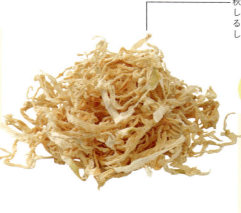

秋から冬にかけて天日干しにするため、春頃になると色が黄色く変色してしまうことがある

食べ方のヒント

きんぴらや五目煮に
だいこんの葉と一緒にきんぴらにしたり、れんこんや油揚げ、にんじん、こんにゃくなどと五目煮にしてもよい。

保存方法

変色は水洗いで再び色は白くなるが、変色を防ぐなら冷蔵庫での保存がおすすめ。かさが少なく、場所も取らないので、切らさずに常備しておくと便利。

カルシウムは生のだいこんを大幅にしのぐ含有量

日本古来の保存食で、千切りのだいこんを天日で干し、乾燥させたもの。生のだいこんの水分がとんだ分だけ、ぎゅっと濃縮された旨味や甘味が味わえ、カリウムやカルシウム、鉄などの栄養素が飛躍的に多くなります。

多く含有するカリウムは、体内から過剰なナトリウムの一部を排出する働きがあるので、血圧の予防に効果が期待できます。食物繊維も多く含まれており、腸を掃除する働きもあります。

ビタミンB₁・B₂・B₆、ナイアシン、パントテン酸などのビタミンB群も豊富です。それぞれ脂質や炭水化物、たんぱく質の代謝を促進する作用をもつことから、コレステロールの上昇を抑え、生活習慣病を予防する働きが期待できます。疲れにくい体質づくりにも、大いに役立ってくれそうです。

※含め煮：材料をたっぷりのだしで、ゆっくりと煮て、味をしみこませる煮方。煮あがっても煮汁はひたひたとし、冷めるまで置いてだしの味を芯まで含ませる。

周年の野菜

くるみ 【胡桃】

主な効用

リノール酸、α-リノレン酸などは体の維持のために機能し、抗酸化作用の高いビタミンEやオレイン酸は老化防止などに効果を発揮する。

- ●がん予防
- ●コレステロールの上昇抑制
- ●美肌効果
- ●高血圧の予防・改善

調理と組み合わせのコツ

そのままおやつで食べるほか、細かく砕いてサラダやおひたしなどにかけると香ばしい。すりつぶしてくるみあえにするときは、ねりごまと合わせると風味がよく、ビタミンやミネラルも強化できる。

主な栄養成分

主な成分は脂質。ビタミンE、B$_1$、葉酸、カリウム、マグネシウムなども含む。種実類（ナッツ）の中では低糖質。

脂質	68.8g
ビタミンE	1.2mg (6.0mg)
ビタミンB$_1$	0.26mg (1.1mg)
カリウム	540mg (2000mg)
マンガン	3.44mg (3.5mg)
糖質	4.2g

※可食部100g当たりの栄養素の量。カッコ内は成人女性の1日の推奨量または目安量で各年齢層別の最大値

食べ方のヒント

カップケーキなどに
ホットケーキミックスなどで簡単カップケーキをつくるときに加えると風味がよく、栄養価もアップ。

保存方法

密閉容器に入れて保存。酸化しやすいので早めに食べきること。

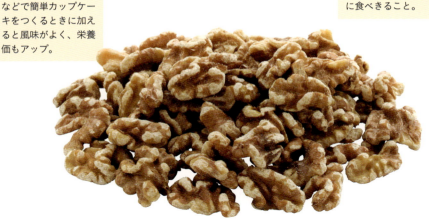

必須脂肪酸が摂れる低糖質のナッツ！

くるみの主成分は脂質。脂肪酸組成を見ると、多価不飽和脂肪酸の**リノール酸**が61.3％、**α-リノレン酸**が13.3％です。このふたつの脂肪酸は体内ではつくることができないので、食品から摂らなくてはいけない必須脂肪酸です。必須脂肪酸は細胞膜やホルモンの生成などに重要な成分で、n-6系脂肪酸とn-3系脂肪酸があります。n-6系リノール酸はn-3系とよいバランスであることが必要ですが、くるみにはその両方が含まれているというわけです。

リノール酸は血圧を下げたり、悪玉コレステロールを低下させる作用があり、α-リノレン酸にはがん細胞を抑制したり、アレルギーや高血圧の予防、血液の流れをよくする作用などがあります。

さらにくるみには**オレイン酸**も14.9g含まれています。

春の野菜 | 夏の野菜 | 秋の野菜 | 冬の野菜 | 周年の野菜

紅茶

世界中で親しまれる香り高い発酵茶

紅茶は、摘み取った茶の若葉を発酵させ、十分に乾燥させて作る完全発酵茶です。たくさんの種類があるので、おいしく淹れて香りを楽しみましょう。茶葉にはCを除くビタミン類、ミネラルがともに含まれます。浸出した紅茶には、**ポリフェノール**の一種である**カテキン**や**カフェイン**が含まれており、これらの効果が期待できます。

また、近年はL-テアニンの効用が注目されています。L-テアニンは、カフェインの興奮作用とは対照的なリラックス作用をもち、しかも眠気を伴わないことから、カフェインとの相互作用によって、集中力の向上につながるといわれます。特に、少量のカフェインとL-テアニンの組み合わせは、ほどよい脳活性と心理的なリラクゼーションをもたらすことから、うつ病のリスク軽減に果たす役割も期待されています。

主な効用

カテキンによるコレステロールの低下作用のほか、カフェインによる脳の活性効果、L-テアニンのリラクゼーション効果が報告されている。
- 消化の促進
- 利尿作用
- 疲労回復
- 肥満の予防

選び方と保存のコツ

ティーバッグで買う場合は、必ず賞味期限の確認をしよう。ティーバッグの紅茶は、茶葉のサイズが細かいために風味が変化しやすく、缶入りや量り売りの茶葉よりも消費期限が短め。それほど頻繁に飲むのでなければ、最近多く出回っているアルミ製の容器で包装されたタイプが保存性に優れているので、おすすめだ。湿気、匂い、光が最大の敵なので、光を遮断する密閉容器に入れて、冷暗所で保存する。匂いが移りやすい冷蔵庫での保存は避けよう。

主な栄養成分

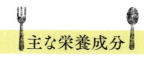

下の成分表示は浸出液の数値。茶葉にはカリウム、カルシウム、リン、鉄などのミネラル、ビタミンB群・E、葉酸などのビタミンと食物繊維が多く含まれる。

ビタミンK ●●●●●●●●●●
6μg(150μg)

マンガン ●●●●●●●●●●
0.22mg(3.5mg)

糖質 0.1g

※各栄養成分は紅茶の浸出液の含有量で、100g当たりの栄養素の量。また、カッコ内は成人女性の1日の推奨量または目安量で各年齢層別の最大値

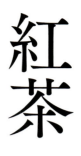

飲み方のヒント

蒸らしてからカップに
飲む前に3〜4分蒸らし、あたたかいカップに注ぐと美味。

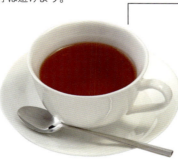

茶葉の量はティースプーン（約3g）で人数分＋1杯を目安に

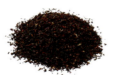

おいしい飲み方

沸騰したお湯を150cc×人数分の1割増を目安にポットに注ぎ、3〜4分蒸らしてから、茶漉しを使ってカップに注ぎ分ける。ポットやカップを前もって温めておくこともポイント。

コーヒー【珈琲】

周年の野菜

主な効用

豊富にあるカフェインによる覚醒作用、興奮作用のほか、利尿作用や疲労回復、脳の血液循環にも効き、認知症の防止にも役立つとされている。

- ●抗ストレス作用
- ●覚醒作用
- ●利尿作用
- ●抗菌作用

主な栄養成分

下の成分表示は浸出液の数値。嗜好飲料のなかでは特にカリウムを多く含む。カフェインやポリフェノール成分のタンニン、クロロゲン酸、カフェイン酸といった有効成分も。

ナイアシン ●●●●●●●●●●
0.8mg (12mg)

カリウム ●●●●●●●●●●
65mg (2,000mg)

糖質 0.7g

※各栄養成分はコーヒーの浸出液の含有量で、100g当たりの栄養素の量。また、カッコ内は成人女性の1日の推奨量または目安量で各年齢層別の最大値

選び方と保存のコツ

よいコーヒー豆の条件は、鮮度のよさと、豆の大きさや色の濃さが均一でそろっていること。乾燥不良の豆や未成熟豆、割れ豆などが混入していると、劣化が早まり、味も悪くなる。ムラのないものが良品だ。保存は、匂いが移らないように密封容器などに入れ、しっかりとふたを閉めて冷凍庫へ。挽いた粉なら2〜3週間程度、豆の場合なら1〜2カ月が飲みきりの目安になる。たくさんある場合は、少量ずつ小分けにして、冷凍保存しておくとよい。

飲み方のヒント

香りを楽しみながら
ほろ苦い味だけでなく、ふくよかな香りも意識すれば、より旨みが増す。

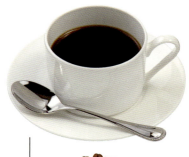

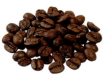

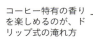

コーヒー特有の香りを楽しめるのが、ドリップ式の淹れ方

おいしい飲み方
ドリッパーにフィルターをセットし、基準量の粉を入れて蒸らした後、沸かしたてのお湯を中心から外に向かってゆっくり回しながら注ぐ。中心が膨れ上がった状態を保つようにお湯をつぎ足すのがコツ。

様々な効用のある古代の薬

世界で広く飲まれている嗜好飲料ですが、古代や中世の時代には薬として飲まれていました。その主な効用は豊富に含まれる**カフェイン**によるもので、よく知られている覚醒作用、興奮作用に加え、近年では排尿を促す働きによる疲労回復効果、脳の血液循環をよくしてアルツハイマーを防ぐ健脳効果でも注目されています。

また、カフェインには悪酔いの原因であるアセトアルデヒドの分解を促す働きがあり、二日酔いの予防や症状の軽減に有効に働くほか、アルコール性肝機能障害を予防するという報告もあります。独特の深い香りで、リフレッシュさせてくれる効果も見逃せません。

また、新鮮なコーヒーに含まれる**クロロゲン酸**や**タンニン**には、細胞の老化を防ぐ抗酸化作用があり、生活習慣病予防としても注目を集めています。

春の野菜 | 夏の野菜 | 秋の野菜 | 冬の野菜 | 周年の野菜

208

ごま【胡麻】

高ビタミン・ミネラルで若々しさも保つ

主な効用

充実した各栄養成分による効能のほか、近年はセサミンの抗酸化作用が注目の的。さまざまな効能で体を内外から若返らせてくれる。

- 老化の抑制
- コレステロールの上昇抑制
- 骨粗しょう症の予防
- がん予防

主な栄養成分

主成分は良質なたんぱく質と脂質。脂質のほとんどは不飽和脂肪酸のリノール酸やオレイン酸が占める。ビタミン、ミネラルも非常に豊富。

成分	含有量
ビタミンB_1	0.95mg (1.1mg)
ビタミンB_6	0.6mg (1.2mg)
カルシウム	1,200mg (650mg)
鉄	9.6mg (10.5mg)
食物繊維	10.8g (18g)
糖質	7.6g

※各栄養成分は生の乾ごまの含有量で、100g当たりの栄養素の量。また、カッコ内は成人女性の1日の推奨量または目安量で各年齢層別の最大値

調理と組み合わせのコツ

そのまま食べるとほとんど消化されないまま、排泄されてしまう。また、生のものは栄養の吸収効率も低いため、必ず炒ったものを、砕いた状態で使うようにしよう。含有成分に欠けているビタミンA・Cを多く含む緑黄色野菜を合わせれば、ビタミンEとの相乗作用で健康効果が増す。カルシウムの働きを助けるビタミンKが豊富な、海藻との食べ合わせもおすすめだ。

食べ方のヒント

炒ると…（100g中）

ビタミンB_1	0.49mg
ビタミンB_6	0.64mg
カルシウム	1,200mg
鉄	9.9mg
食物繊維	12.6g
糖質	5.9g

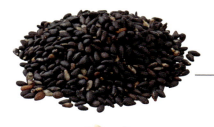

むきごまより、皮付きのほうが栄養面では優れている

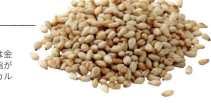

最も香りに優れるのは金ごまで、白ごまは油脂が多く、黒ごまは鉄やカルシウムが多め

保存方法

保存は密閉容器に入れ、冷暗所で。湿ってしまった場合は、炒り直せば、ある程度の香ばしさが戻る。

良質なたんぱく質と脂質を主成分とすることから、世界中で貴重な栄養源として親しまれています。精進料理などにも欠かせない種実です。成分の半分以上を占める脂質には、コレステロールの上昇を抑える働きがあるなど、生活習慣病予防に有効とされるリノール酸やオレイン酸など、不飽和脂肪酸が多く含まれています。ビタミンB群・E、カルシウム、鉄など、女性の美容と健康に欠かせない栄養素もそろって豊富。特にカルシウムは吸収率は劣るものの非常に多く含まれています。また、ごまに含まれる抗酸化物質のセサミンは、老化抑制や肝機能の改善、抗アレルギーに効果的な成分として注目されています。ほかにも、不溶性食物繊維が多く含まれ、腸の蠕動運動を促して便秘予防に効果を発揮し、腸内環境を良好にします。まさに栄養の宝庫という形容がぴったりの健康食品です。

こんにゃく【蒟蒻】

周年の野菜

グルコマンナンが腸の有害物質を一掃

主な効用

食物繊維を含むうえに低カロリーとあって、ダイエット向き。ほかの栄養成分は乏しいので、高たんぱくの素材と上手に組み合わせたい。

- 肥満の予防
- 高血圧の予防・改善
- コレステロールの上昇抑制
- 整腸作用

主な栄養成分

下の成分表示は生いもこんにゃくの数値。食物繊維が豊富な食材として知られ、不足しがちなカルシウムも含む。

エネルギー	7kcal
カルシウム	●●●●●●●●●● 68mg(650mg)
食物繊維	●●●●●●●●●● 3g(18g)
糖質	0.3g

※可食部100g当たりの栄養素の量。カッコ内は成人女性の1日の推奨量または目安量で各年齢層別の最大値

調理と組み合わせのコツ

こんにゃくには、ほかの食材の味を吸収するという特徴があり、おでんや煮物などに用いると、こんにゃくの歯ごたえとともにおいしい味わいも楽しめる。また、おからや豆腐などと和え物にしたり、にんじんや油揚げと一緒にきんぴら風に炒めたり、鶏のささ身や卵などとの組み合わせもおすすめ。また、ひじきや切干しだいこんとの組み合わせは、便秘の予防に有効だ。

食べ方のヒント

和え物や炒め物で
ダイエット向きの低カロリー食品。豊富な食物繊維は有害物質を排出する。ぷりぷりとした食感を生かして、和え物や炒め物などのアクセントに。

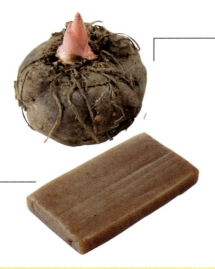

適度な弾力性があり、やわらかすぎないものを選ぼう

保存方法

市販品のこんにゃくの袋に入っているのは石灰水（せっかいすい）で、この水と一緒に保存すると細菌の混入を防ぐことができる。残りを冷蔵保存する場合にも、水と一緒に保存を。

袋のなかの水がにごっているものは避けよう

成分の96～97％が水分です。原料となるこんにゃくいもは、他のいも類のように、「いも」として利用することはほとんどありません。生いもの粉末に、水や水酸化カルシウムを加えて成形したものが、一般の市販品です。生いもから直接作られるものは風味が良好です。ダイエット食品にこんにゃくを使ったものが多く登場していますが、その理由は100ｇ当たり7kcalと、極めて低カロリーであること、満腹感が得られること。こんにゃくもや粉に含まれる**グルコマンナン**は、腸内でゼリー状の物質に変化し、コレステロールや酸化脂質などの物質を取り込み、体外に排出させる役割を果たします。その結果、コレステロール値や血糖値の上昇抑制に働き、糖尿病や脂質異常症（高脂血症）の予防に効果が得られます。また、カルシウムは酸に溶けやすく、体内に吸収されやすい特徴があります。

※こんにゃくの凝固剤には、このほか炭酸ナトリウム、精製ソーダ、重曹、(草木)灰などがある。

春の野菜｜夏の野菜｜秋の野菜｜冬の野菜｜周年の野菜

210

ザーサイ【搾菜】

ピリッとした刺激で食欲が増す

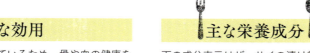

主な効用

ミネラル全般が充実しているため、骨や血の健康を保つうえで大きな効果が期待できる。食物繊維の働きによる美肌効果も。

- 骨粗しょう症の予防
- 高血圧の予防・改善
- 貧血の予防・改善
- 便秘の予防・改善

調理と組み合わせのコツ

原料となる青菜頭は栽培が難しいため、中国からの輸入品が中心になる。料理に幅広く利用するにはホールタイプが便利だが、塩気がかなり強いので、調理をする前にしっかり塩抜きをしてから使うこと。スライスや細切りにしてスープに加えると、熟成の旨味と独特のコクが、だしの代わりになる。

主な栄養成分

下の成分表示はザーサイの漬け物の数値。カリウム、カルシウム、リン、鉄などが豊富な高ミネラル食品。食物繊維には、野菜には少ない水溶性食物繊維も比較的多く含まれる。

成分	量
ビタミンK	24μg (150μg)
カリウム	680mg (2,000mg)
カルシウム	140mg (650mg)
鉄	2.9mg (10.5mg)
食物繊維	4.6g (18g)
糖質	0g

※各栄養成分はザーサイの漬物の含有量で、100g当たりの栄養素の量。また、カッコ内は成人女性の1日の推奨量または目安量で各年齢層別の最大値

食べ方のヒント

緑黄色野菜と合わせて
ザーサイに乏しいビタミンを補うためには、ほうれんそうやこまつな、にんじんなどの野菜を組み合わせるとよい。

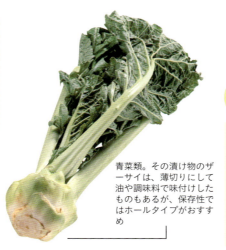

青菜類。その漬け物のザーサイは、薄切りにして油や調味料で味付けしたものもあるが、保存性ではホールタイプがおすすめ

保存方法

開封前は直射日光が当たらない冷暗所で保存を。開封後は密閉容器やジップ付きの保存袋に入れて冷蔵庫へ。薄くスライスして塩抜きしたものを、冷凍保存することもできる。

中国四川省の代表的な漬物で、「青菜頭（ちんさいとう）」と呼ばれるアブラナ科の植物の太い茎を塩漬けにし、ういきょう、とうがらし、しょうが粉、肉桂（にっけい）※などを加えて発酵・熟成させたものです。味と歯ごたえを楽しみ、中国では漬物としてだけでなく、料理にも使われます。

多く含まれるカリウムは、過剰なナトリウムの一部を体外に排出する働きがありますが、漬物の塩分が多いので摂りすぎには注意。カルシウムの含有量も多く、カルシウムが骨に吸収されるのを助けるビタミンKとの相互作用で骨の密度を高め、骨粗しょう症を予防します。また、ホルモンの分泌や血液の凝固など、広範囲の生理作用に関与しています。

比較的多く含まれる水溶性の食物繊維は、血糖値（けっとうち）の上昇を抑え、糖尿病や脂質異常症（高脂血症（こうしけっしょう））の予防に有効に働きます。

※肉桂（にっけい）：シナモンの仲間でクスノキの一種の樹皮をはぎとって乾燥させたもの。

さんしょう【山椒】

周年の野菜

主な効用

ピリッとした辛味のもとであるサンショオールは、ホルモン分泌を活性化させ、基礎代謝を上げる作用をもつとされる。

- ●食欲の増進
- ●発汗作用
- ●ホルモンの代謝促進
- ●消化の促進

調理と組み合わせのコツ

木の芽や花ざんしょうは、すりつぶしたものを調味料として保存すると重宝する。天日（てんぴ）に干すか、15〜20秒ずつ数回に分けてレンジ加熱して乾燥させ、すりこぎですったものを天然塩（てんねんえん）と合わせると、調味料になる。白身魚の焼き物や、鶏肉の焼き物などに添えると、さわやかな香りが食欲を高めてくれる。また、うなぎとの組み合わせは、さんしょうのサンショオールが脂っこいうなぎの消化を促進してくれるので、理想的な組み合わせだ。

主な栄養成分

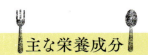

下の成分表示は粉ざんしょうの数値。粉ざんしょうは完熟した実を粉に挽いたもの。春先に出回る若芽、未熟果の実ざんしょうとともに、辛味成分のサンショオールを含む。

栄養素	含有量
ビタミンB₁	0.1mg (1.1mg)
ビタミンB₂	0.45mg (1.2mg)
カリウム	1,700mg (2,000mg)
カルシウム	750mg (650mg)
鉄	10.1mg (10.5mg)
糖質	69.6g

※各栄養成分は粉ざんしょうの含有量で、100g当たりの栄養素の量。また、カッコ内は成人女性の1日の推奨量または目安量で各年齢層別の最大値

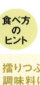

食べ方のヒント

擂りつぶして調味料に
辛味成分はサンショオール。大脳を刺激し、内臓機能を高める。

木の芽や花ざんしょうは傷みやすいので、茶色く変色していないものを選ぶ

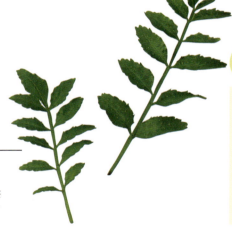

保存方法

保存するときは、水で湿らせたキッチンペーパーをかぶせ、ラップしよう。実ざんしょうは、水を替えながら数回ゆで、一晩水にさらしてアク抜きした後、塩漬けや佃煮にして保存を。

辛味成分のサンショオールが代謝を促進

一般的に「木（き）の芽（め）」と呼ばれる若芽から、花、実、果実の皮や樹皮に至るまで、余さずに香辛料として利用されます。独特のピリッとした辛味は、**サンショオール**と呼ばれる成分によるもの。サンショオールには大脳を刺激し、内臓器官の機能を高める働きがあるとされ、漢方では消化促進を助ける健胃薬として用いられます。

また、ホルモンの分泌（ぶんぴつ）を促して基礎代謝をアップさせ、発汗を促す作用もあることから、とうがらしのカプサイシンと同様のダイエット効果が期待できるとして注目されています。成熟した実やその果皮（かひ）には、ビタミンやミネラルも豊富に含まれますが、香辛料として少量を使うにとどまるため、栄養成分が健康効果に反映されることは期待できません。サンショオールの成分には局所麻酔性があるため、摂（と）りすぎには注意が必要です。

春の野菜｜夏の野菜｜秋の野菜｜冬の野菜｜周年の野菜

セージ

肉料理の臭み消しに欠かせないハーブ

ヨーロッパの代表的なハーブで、古代から万病に効く治療薬として用いられてきました。よもぎに似た特有の香気は、**ツヨン、シオネール、ボルネオール、カンファー**などの精油成分によるもの。肉料理の香り付けや臭み消しに最適で、特に豚肉には欠かせない香辛料とされ、ソーセージの語源ともなっているハーブです。

精油成分には、殺菌作用や組織を縮める収れん作用があるため、葉の浸出液がのどの炎症や胃腸炎、解熱のための薬として使われます。また、鼻に抜けるさわやかな香りは、食欲を刺激し、胃液の分泌を促して消化を助ける効果も。血行をよくしたり、神経系統に働いてイライラを鎮めたりといった、心身の健康によい効果も見逃せません。女性ホルモンに似た作用があることが分かり、更年期障害や婦人病の効果も報告されています。

主な効用

ツヨン、シオネール、ボルネオール、カンファーなどの精油成分が、血液の循環をよくして、神経系統の働きもサポート。

- 消化の促進
- 血行促進
- 抗ストレス作用
- 更年期症状の改善

調理と組み合わせのコツ

脂肪臭を消す効果が強いので、特に相性がよいとされる豚肉のほか、鶏肉、ラム、マトン、レバー、魚介類などの臭み消しにも利用できる。挽肉（ひきにく）料理には、粉末のスパイスや乾燥した葉を混ぜ込むとよい。いわしやさばのように脂肪が多い魚や、レバーのマリネにも、スパイスをひと振りするだけで風味が格段にアップする。スペアリブやミートローフのようなかたまり肉なら、生の葉を貼りつけてオーブン焼きに。ソースやドレッシングにも欠かせないハーブだ。

主な栄養成分

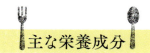

下の成分表示は粉末スパイスの数値。ビタミン、ミネラルともに豊富なハーブだが、食用としてではなく、香り付けや臭み消しに用いる。薬理作用の期待できる精油成分が豊富。

栄養素	含有量
ビタミンA	120μg（700μg）
ビタミンB₂	0.55mg（1.2mg）
カリウム	1,600mg（2,000mg）
カルシウム	1,500mg（650mg）
鉄	50mg（10.5mg）
糖質	66.9g

※各栄養成分は粉末スパイスの含有量で、100g当たりの栄養素の量。また、カッコ内は成人女性の1日の推奨量または目安量で各年齢層別の最大値。ビタミンAはカロテンのレチノール活性当量

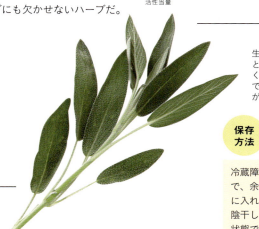

生のセージを求めるときは、つぼみがなく、葉がやや小ぶりで、やわらかいものがおすすめ

食べ方のヒント

肉料理の香り付けに
特有の香気は精油成分によるもので食欲を刺激し消化を助ける効果も。

葉の表面に黒ずみや斑点があるものは避けよう

保存方法

冷蔵障害が出やすいので、余った分は冷蔵庫に入れたままにせず、陰干しして乾燥させた状態で保存するとよいだろう。

周年の野菜

大豆

良質なたんぱく質の栄養バランス食品

「畑の肉」といわれるほど多くのたんぱく質を主成分とし、そのなかには体内で十分に生成されない必須アミノ酸がバランスよく含まれています。大豆たんぱく質を利用して作られる、豆腐や納豆などの加工食品は消化がよいことが特徴です。そのほかの栄養素では、ビタミンB₁・B₂・Eなどのビタミン類、カリウム、カルシウム、マグネシウム、鉄などのミネラル類に富み、食物繊維も豊富です。栄養素以外の成分でも、コレステロールの上昇を抑える**大豆レシチン**、腸の機能を整える**オリゴ糖**、抗酸化作用に優れた**大豆サポニン**、骨粗しょう症や更年期障害の改善に効く**イソフラボン**など、健康に有用な機能性成分がたっぷり含まれるのが特徴です。これらの栄養成分の作用で、近年ではがん予防に効果がある食品としての認識が高まっています。

主な効用

主要栄養成分のほかに大豆レシチン、大豆サポニンなどの機能性成分を含む。更年期障害に対するイソフラボンの効用は広く知られるところ。

- ●コレステロールの上昇抑制
- ●肥満の防止
- ●骨粗しょう症の予防
- ●がん予防

調理と組み合わせのコツ

大豆サポニンには血中脂質(けっちゅうししつ)やコレステロールの酸化を抑える働きがあるが、過剰摂取は甲状腺に悪い影響を与える場合も。海藻に含まれるヨードには、その弊害を防ぐ働きがあるため、わかめやひじきとの食べ合わせが好相性。酢の物や和え物などがおすすめ。脂質は、β-カロテンの吸収効率を上げる働きがあるので、にんじんやモロヘイヤなどのβ-カロテンを多く含む食品と組み合わせれば、ビタミンAの効力アップにつながる。

主な栄養成分

下の成分表示は国産黄大豆の数値。成分の約30％を占めるたんぱく質には、必須アミノ酸がバランスよく含まれる。ビタミンB群・Eなどの抗酸化ビタミン、ミネラルもたっぷり。

成分	含有量
たんぱく質	33.8g (50g)
ビタミンB₁	0.71mg (1.1mg)
ビタミンE	2.3mg (6.0mg)
カリウム	1,900mg (2,000mg)
食物繊維	17.9g (18g)
糖質	11.6g

※可食部100g当たりの栄養素の量。カッコ内は成人女性の1日の推奨量または目安量で各年齢層別の最大値。ビタミンEはα-トコフェロールの含有量

食べ方のヒント

ゆでると…(100g中)

たんぱく質	14.8g
ビタミンB₁	0.17mg
ビタミンE	1.6mg
カリウム	530mg
食物繊維	6.6g
糖質	1.8g

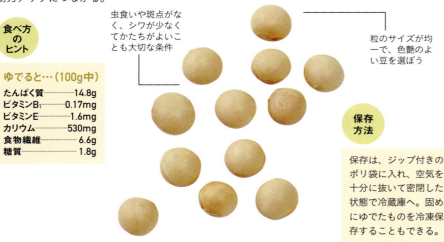

虫食いや斑点がなく、シワが少なくてかたちがよいことも大切な条件

粒のサイズが均一で、色艶のよい豆を選ぼう

保存方法

保存は、ジップ付きのポリ袋に入れ、空気を十分に抜いて密閉した状態で冷蔵庫へ。固めにゆでたものを冷凍保存することもできる。

春の野菜 / 夏の野菜 / 秋の野菜 / 冬の野菜 / 周年の野菜

214

タイム

せき止めの妙薬としても知られる

南ヨーロッパ原産のハーブで、シソ科の植物特有のすがすがしい香りとほろ苦さが特徴です。葉と茎を生のままでスープストックやブイヨンのブーケガルニとして使うほか、乾燥させて細かく砕いたものをスパイスとして使用します。

非常に強い香りの主成分は、**カルバクロールとチモール**。どちらも優れた殺菌力をもつ成分で、消毒剤や防腐薬、うがい薬として役立つほか、せきを鎮める効果もあるとされています。一般には魚介類の臭み消しに最適とされますが、鶏肉や豚肉などとの相性もよく、そのさわやかな香りで胃液の分泌を促し、消化を助ける効果も期待できます。

また、フレッシュなタイムの葉を使ったハーブティーには発汗を促す作用があり、精神的なストレスを取り除いてくれることから、特に風邪の回復期に最適な飲み物といえます。

※ブーケガルニ：フランス語で「香草の束」を意味し、セロリ、ニンジン、タイムなどの香味野菜や香草をタコ糸で束にしたもの。スープや煮込み料理の臭い消しに使われる。

主な効用

芳香成分のカルバクロールは、強力な殺菌作用と防腐作用があり、気管支炎や百日ぜきなどの治療にも用いられる。

- 殺菌作用
- 発汗作用
- 消化の促進
- せき止め効果

調理と組み合わせのコツ

ブーケガルニに欠かせないことからも分かるように、長時間火を通す料理が向いている。ソース、スープ、シチューや煮込み料理に加えたり、ロースト料理の場合は食材の上に枝のまま乗せて焼いたりすることで、独特の香りと奥行きのある風味が楽しめる。青魚や赤身の魚、カニやエビを使った料理、あるいは鶏肉との相性が抜群。新鮮な葉は香りが強いので控えめに使うとよい。

主な栄養成分

下の成分表示は粉末スパイスの数値。乾燥スパイスにはミネラル類が多く含まれるが、香辛料として少量を使うにとどまるため、摂取栄養素としての効果は期待できない。

- ビタミンB₂　0.69mg（1.2mg）
- カリウム　980mg（2,000mg）
- カルシウム　1,700mg（650mg）
- 鉄　110mg（11mg）
- マグネシウム　300mg（290mg）
- 糖質　69.8g

※各栄養成分は粉末スパイスの含有量で、100g当たりの栄養素の量。また、カッコ内は成人女性の1日の推奨量または目安量で各年齢層別の最大値

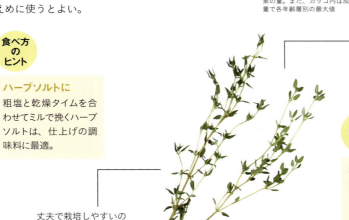

食べ方のヒント

ハーブソルトに
粗塩と乾燥タイムを合わせてミルで挽くハーブソルトは、仕上げの調味料に最適。

フレッシュハーブを求める場合は、新鮮で葉の黒ずみがないものを

丈夫で栽培しやすいので、鉢植えを買って育てるのもおすすめ

保存方法

生のタイムは、枝付きのまま乾燥させてオリーブオイルやビネガーに漬け込み、香りを移したものを保存すると、さまざまな料理に活用できる。

たで【蓼】

周年の野菜

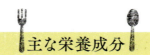

主な効用

生薬として、消炎、解熱、解毒、利尿、下痢止め、虫さされなどに広く用いられる。

- ●血液凝固の効果
- ●高血圧の予防・改善
- ●解熱作用
- ●利尿作用

主な栄養成分

茎葉全体にさわやかな香りがある。また舌にピリッとくる辛味がある。

ビタミンA　ビタミンC
ビタミンE　ビタミンK
マンガン

調理と組み合わせのコツ

ヤナギタデは、部位により「芽たで」、「笹たで」と呼ばれている。芽たでは発芽した子葉を指し、笹たでは本葉のことをいう。ともに魚のつまとして添えられる。

その辛味成分は臭みを消すだけでなく、解毒効果もあるとされるため、つまとして添えられているヤナギタデの葉も一緒に食べると、食あたりを防げる。たでの葉をすりつぶして酢でのばしたものは「たで酢」と呼ばれ、鮎の塩焼きによく添えられる。

主な使い方

[生] 魚料理のつまに。葉をすりおろして酢と混ぜて、たで酢として。

食べ方のヒント

魚のつまとして
たで酢は鮎の塩焼きに添えて。

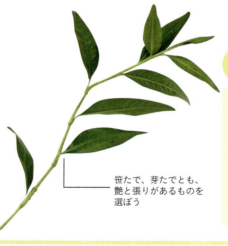

笹たで、芽たでとも、艶と張りがあるものを選ぼう

保存方法

笹たでは、水で濡らした新聞紙に包み、ポリ袋に入れて野菜室に立てて保存する。芽たでは、湿らせたキッチンペーパーでやさしく包み、密閉できる容器に入れてから、冷蔵庫で保存しよう。

苦味にさまざまな薬効がある

たではタデ科の1年草ですが、単に「たで」という場合は、一般的にヤナギタデ（本タデ）を指します。「蓼食う虫も好き好き」の蓼はヤナギタデで、その辛味成分は**ポリゴディアール**と呼ばれ、抗菌作用をもつことが知られています。また、**タンニン、アルカロイド**などの有効成分も含むといわれています。出血した血液凝固効果や、高血圧の予防作用が報告されており、消炎、解毒、利尿、下痢止め、解熱、食あたり、暑気あたりなどに効果があるとされます。また、ビタミンCも多いといわれています。

ヤナギタデの変種の「水たで」は古くから生薬として知られ、民間薬として用いられています。秋に採取し、日干しにして薬用にします。食あたりには、茎葉をすりつぶし、おろししょうがを同量混ぜ合わせ、小さじ1杯分を服用すると効果があります。

春の野菜　夏の野菜　秋の野菜　冬の野菜　周年の野菜

ターメリック【鬱金】

黄色の色素成分・クルクミンが肝機能を強化する

ショウガ科の植物で、亜熱帯アジアが原産。インドやインドネシア、中国など、さまざまな国で栽培されています。日本には平安時代中期に中国から渡来し、「うこん」と呼ばれるようになりました。現在は、沖縄などで栽培され、春うこんと秋うこんがあります。

ターメリックには黄色色素成分のクルクミノイド類の一種・クルクミンが含まれ、肝臓の機能を高めて、解毒作用や胆汁の分泌を促進する働きがあります。また消化不良を予防し、改善する作用もあるといわれています。

通常の食事で適度な量を摂る分には問題ありませんが、過剰に摂ったり、あるいは長期にわたって多く摂ると消化管の障害を起こす可能性がある、との報告があります。また、胃潰瘍（かいよう）や胃酸過多、胆道閉鎖症、胆石（たんせき）があるなどの症状をもつ方は摂取を避けましょう。

主な効用
黄色色素成分クルクミンは肝臓の機能を高めて、解毒作用や胆汁の分泌を促進する。
- 胆汁の分泌の促進
- 肝機能の向上
- 解毒作用
- がん予防

主な栄養成分
黄色色素成分クルクミノイド類の一種、クルクミンやデメトキシクルクミンのほか、ビタミンCやカロテンなども含む。

でんぷん　ビタミンC
カロテン　カリウム

調理と組み合わせのコツ
しょうがやわさびなどのように、すりおろして薬味として使うのが一般的だが、風味に独特のクセがあって苦味がある。すりおろしたものにお湯を注いだものを飲めば摂りやすい。クルクミンには肝臓の機能を向上させる働きがあるので、アルコールをよく口にする方や、肝臓の調子が気になる方には、特におすすめ。

そのほか、乾燥させて粉末加工したものを、カレーやスープなどのスパイスとして使用することもある。

主な使い方
[生] すりおろしてお湯を注いで飲む。生のままかじってもよい。
[ドライ] 粉末加工されたものをスパイスとして使用。カレー料理、煮込み料理、炒め物など。

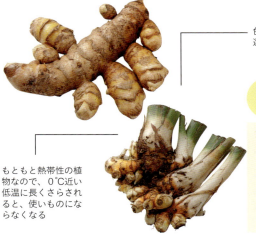

食べ方のヒント：すりおろして使おう
すりおろしたものにお湯を注いで飲むと摂りやすい。

もともと熱帯性の植物なので、0℃近い低温に長くさらされると、使いものにならなくなる

色艶がよいものを選びたい

保存方法
乾燥に弱く、ある程度の湿気も必要。湿らせたペーパーなどで包み、ポリ袋に入れてから、冷蔵庫の野菜室に入れて保存しよう。

周年の野菜

タラゴン

主な効用

葉はヨウ素、ビタミンAとCが豊富で、強壮剤としても利用できる。

- ●食欲の増進
- ●消化の促進
- ●健胃効果
- ●月経痛の予防・改善

香りの特徴

甘い芳香とピリッとした苦味をあわせもった独特の風味。

主な使い方

[生] ドレッシング、サラダ、タルタルソース、トマト料理、鶏肉料理、魚介、卵料理、ハーブビネガー、ハーブティー。
[ドライ] 香りが飛んでしまうので、生で使用するのが好ましい。

調理と組み合わせのコツ

ピクルスやマリネに多用される。フランスではタラゴンビネガーが市販されているほど。家庭でも一般的で、白ワインビネガーにタラゴンの若葉を漬け込むと、2〜3カ月はその香味を味わえる。臭み消しとして鶏肉、魚料理、卵料理などに使えば、風味よく仕上がる。また、バターやクリームにもよく合うので、タラゴンをベースにしたピューレやソース、スープに使うのもよい。

食べ方のヒント

鶏肉や魚の付け合わせに
鶏・鴨肉や魚介類の臭い消しになる。またピクルスやマリネにして前菜に用いてもよい。

生で使いきることをおすすめしたい

タラゴンは乾燥もできるが、風味、香りともに新鮮なものとは比較にならない

保存方法

保存したいときはビネガーに香りを移しておこう。また、刻んでバターと合わせて冷凍しておけば、風味豊かなソースが手軽に楽しめる。

春の野菜
夏の野菜
秋の野菜
冬の野菜
周年の野菜

やわらかさを生かし、ピクルスやマリネに

葉はミネラル、ビタミンA・Cが豊富で、葉の浸出液は消化剤または強壮剤に用いられています。精油成分に含まれる**エストラゴール**は、女性ホルモンに似た化学構造をもったため、月経痛などにも効果があるとされています。

キク科ヨモギ属の多年草で、日本の「ヨモギ」の近縁種です。医学の父・ヒポクラテスは、蛇、狂犬病の噛み傷の毒消しに薬草として用いていました。また13世紀のアラビアの書物には、口臭を消し、不眠症を治すと記されています。

中央アジアからシベリアが原産。タラゴンという名は「小さいドラゴン」という意味のエストラゴン（estragon）、ラテン語のドラクンクルス（dracunculus）から。由来は、細い葉がドラゴンの牙、根が蛇に似ているからという説があります。料理の味を一変させることから「魔法の竜」という俗名も。

218

チャービル

主な効用

ビタミンC、カロテン、鉄、マグネシウムが摂取できる。香りと栄養成分による健康効果も期待される。

- ●消化の促進
- ●血行促進
- ●発汗作用
- ●利尿作用

香りの特徴

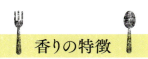

上品な甘い香りと風味をもつ。パセリに似ているが、それよりもソフトなクセのない香りで、パセリと同様どんな料理にもトッピングされる。

主な使い方

[生] ソーセージ、オムレツに刻んで入れる。スープ、サラダ、鶏肉や白身の魚などの添え物。デザートの飾り。
[ドライ] 乾燥すると香りや味が薄くなるため、なるべくフレッシュなものが好ましい。

調理と組み合わせのコツ

調理の仕上げにチャービルの若葉を加えるのが、風味を生かすコツ。葉が小さくてかわいらしいので、ケーキやゼリーのデコレーションにも使用される。スープや※キャセロール料理に入れてもおいしいし、ハーブバターにしても香りが引き立つ。ハーブバターの作り方は、室温に戻してやわらかくなったバターに、細かく刻んだチャービルを入れて混ぜ、再び冷蔵庫で固める。トーストにつけるだけでなく、ステーキのソースなどにも適する。

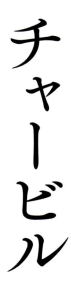

食べ方のヒント

調理の仕上げに
スープなどに入れると風味が引き立つ。またハーブティーにして消化を促進するものおすすめ。

生の葉は、湿らせたキッチンペーパーに包み、ポリ袋に入れ冷蔵庫に入れておこう

保存方法

長期保存の場合は、冷凍もしくは乾燥させよう。酢に漬けてもよい。

サラダやデザートの飾りつけに

チャービルを生で食べるとビタミンC、カロテン、鉄、マグネシウムが摂取できます。消化を促進する効果があるため、食後のハーブティーとして飲んでもよいでしょう。また、血液浄化、利尿作用、発汗作用もあるといわれ、風邪のときにもおすすめです。原産地はウズベキスタンから西アジア周辺。おいしいチャービルは葉先の切れ込みが細かいもの、やわらかく、色鮮やかなものです。フランスでは「セルフィーユ（cerfeuil）」と呼ばれています。パセリ、タラゴン、チャイブなどのフレッシュハーブと併せて細かく刻み、日本の薬味のように使う「フィヌ・ゼルブ（fines herbs）」としての使用法が有名です。また、美容パックとしても利用されています。葉を水に浸した浸出液で顔を洗うか、葉を直接顔にあてると、肌の汚れを落とし、柔軟さを保つ効果があるとされます。

※キャセロール：フランス語で「シチューの鍋」を意味し、固い肉と野菜とともにとろ火で煮込んだ料理のこと。オーブンや暖炉の上で調理する。

周年の野菜 ディル

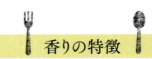

主な効用

芳香成分であるカルボン、リモネンが食欲を増進し、消化を促進するほか、鎮静作用もある。
- 鎮静作用
- 食欲の増進
- 消化の促進
- 催眠作用

香りの特徴

葉の部分にはすっきりした快い芳香がある。一方、種はやや刺激的な芳香で、味わっているうちに焼けるような辛味を感じる。口のなかの清涼剤としてよく使われている。

主な使い方

[生] ピクルス、スープ、卵料理、サーモン、肉料理、ポテトサラダ。
[ドライ] スープ、魚料理、ピクルス、アップルパイ、ケーキ、ディルバター、パン。

調理と組み合わせのコツ

茎、葉、花、種子すべてに香りがあり、すべて利用できる、無駄のないハーブ。特に葉の部分は芳香が豊かなのでさまざまな料理に活用できる。また、きゅうりのピクルスやキャベツのザワークラウトなどにも使われる。
主に北欧、東欧、ロシア料理に用いられ、フェンネルと同様、魚との相性がよいことで有名だ。サーモンやにしんのマリネに使うほか、細かく刻んだ葉をスープやポテトサラダに加えたり、ピクルスの風味付けに使ったりもする。

食べ方のヒント

魚料理に使おう
カルボンやリモネンが食欲を増進させるのでサーモンやにしんのマリネに使用して。

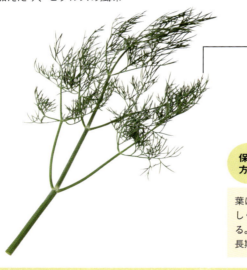

全体に張りのあるみずみずしいものを選ぼう

保存方法

葉は乾燥させるか、もしくは冷凍庫で保存する。種は乾燥させると長期保存が可能。

消化を助け、神経を落ちつかせるハーブ

香りの成分は**カルボンやリモネン**で、食欲を増進し、消化を促進するほか、心を落ち着かせる作用もあり、鎮静、催眠効果に優れているといわれます。ディルという名前が古代北欧語デイラ（dilla、「なだめる」）に由来するように、ヨーロッパでは今でも泣き止まない乳児にディルの入ったハーブティーは、神経の興奮を和らげる効果があるため、寝る前に飲むと安眠できるといわれます。また、この種子をかんでいれば口臭を防ぐ効果があるため、エスニック料理のレストランで、食事の後に供されることもあります。
地中海沿岸、南ロシアが原産で、スペイン、ポルトガル、イタリアでは野生のものが見られます。セリ科のハーブで、フェンネルに似ていますが、やや小ぶりです。

春の野菜 | 夏の野菜 | 秋の野菜 | 冬の野菜 | 周年の野菜

220

パセリ

主な効用

多種類の栄養素を多量に含むため、抗酸化作用や薬効も多岐にわたる。口臭予防や利尿作用などのメリットも注目される。

● 消化の促進
● がん予防
● 動脈硬化の予防
● 骨粗しょう症の予防

調理と組み合わせのコツ

付け合わせとして使う以外には、みじん切りにしてスープやシチューに入れたり、パン粉に混ぜて香り揚げの衣に使うなどが、広く用いられる。ビタミンC・Eを多く含む食材との組み合わせで、もともと強い抗酸化パワーがさらにアップ。オリーブオイルとにんにくでソテーした肉や野菜、魚介類にたっぷりのパセリ、仕上げにレモン汁をひとふりすれば、シンプルながら食材を引き立てる上品な味わいの一皿に。香りを生かすなら、水にさらし過ぎないこと。

主な栄養成分

ビタミン群、ミネラル、食物繊維、ほぼすべての栄養素において驚くほど高い数値を示す香味野菜。健康効果はピカイチ。

ビタミンA 620μg（700μg）

ビタミンC 120mg（100mg）

ビタミンE 3.3mg（6.0mg）

カリウム 1,000mg（2,000mg）

カルシウム 290mg（650mg）

糖質 1.0g

※可食部100g当たりの栄養素の量。カッコ内は成人女性の1日の推奨量または目安量で各年齢層別の最大値。ビタミンAはカロテンのレチノール活性当量、Eはα-トコフェロールの含有量

食べ方のヒント

スープや肉料理に散らして
刻んで料理に利用すれば手軽に栄養価をアップできる。

葉が濃い緑色で、細かく縮れているものが良品

茎にみずみずしい張りがあり、切り口が黒ずんでいないものを

保存方法

保存は、軽く水で湿らせてからポリ袋に入れて冷蔵庫の野菜室へ。刻んだものを冷凍で保存しても、必要に応じて使うことができ、とても便利だ。

特異的な栄養価の高さでほかを圧倒

西洋では紀元前から食用にされていた、セリ科の野菜。洋食の付け合わせに飾りとして添えるイメージがありますが、栄養成分も豊か。β-カロテン、ビタミンB群・C・E・Kなどの主要ビタミン、カリウム、カルシウム、鉄、亜鉛、マンガンなどのミネラル類、食物繊維を豊富に含みますが、残念ながら1度に多くは食べられません。栄養成分以外にも、葉に含まれるクロロフィルには、コレステロールの上昇を抑制したり、貧血を予防する効果があることが分かっています。香りの主成分であるアピオールは、特有のさわやかな香味で胃液の分泌を促し、消化促進や食欲を増進させる働きが。ほかにも、口臭や体臭を防いだり、強い利尿作用で腎臓の機能を整えたりと、夏にうれしい効能がいろいろ。彩りやあしらいとしてだけでなく、たっぷりと刻んで料理に使いたい健康野菜です。

発芽玄米

周年の野菜

栄養価の高い玄米をぐっと食べやすく

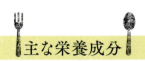

主な効用

γ-アミノ酪酸（GABA／ギャバ）の働きによりストレスの緩和が期待できる。これに加え、ビタミン、ミネラルなどが総合的に働く。

- ●坑ストレス作用
- ●腎機能、肝機能を高める
- ●高血圧の予防・改善
- ●生活習慣病の予防

調理と組み合わせのコツ

発芽過程で玄米よりやわらかくなるので、精白米と同じように炊飯器で炊きやすい。食べ慣れないうちは精白米と混ぜて炊いてもよい。

主な栄養成分

主成分は炭水化物。糖質の分解に関わるビタミンB_1やパントテン酸も含まれているので、良質のエネルギー源といえる。

成分	含有量
炭水化物	74.3g
ビタミンB_1	0.35mg (1.1mg)
ビタミンB_6	0.34mg (1.2mg)
パントテン酸	0.75mg (5mg)
マンガン	2.07mg (3.5mg)
糖質	71.2g

※可食部100g当たりの栄養素の量。カッコ内は成人女性の1日の推奨量または目安量で各年齢層別の最大値

食べ方のヒント

炊くと…（100g中）

成分	含有量
炭水化物	35.0g
ビタミンB_1	0.13mg
ビタミンB_6	0.13mg
パントテン酸	0.36mg
マンガン	0.93mg
糖質	33.2g

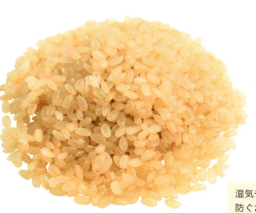

保存方法

湿気や匂い移りなどを防ぐため、密閉して冷暗所で保存。少量なら密閉して冷蔵庫で保存するのも手。

発芽玄米は、玄米を水などに浸してわずかに発芽させたもの。発芽させることで玄米よりやわらかくなり、γ-アミノ酪酸（GABA／ギャバ）が増加します。

ギャバは脳や脊髄で抑制系の神経伝達物質として働きます。興奮した神経を落ち着かせたり、ストレスを緩和したりする働きがあるのです。また、腎臓の働きを活発にして利尿作用を促すので血圧を下げる効果が期待できます。さらに、肝臓にも働きかけて機能を活性化させます。ほかにも内蔵の働きを活発にして、消費エネルギー量を高めるという働きもあります。

ビタミン類では糖質の代謝に欠かせないB_1、たんぱく質の分解に必要なB_6、三大栄養素の代謝に働くパントテン酸が多く、ミネラルもバランス良く含まれています。

バナナ 【甘蕉】

数えきれないほどの効能をもつフルーツの優等生

体内でエネルギー源になる甘味成分は果糖やブドウ糖、ショ糖など。これらの成分は吸収されやすいので、スポーツ選手や子どものエネルギー補給源として優れています。でんぷんも含まれるので持続力もあり、血糖値が下がって脳の栄養が不足しているときのカンフル剤としても適したフルーツです。老化の抑制や動脈硬化の予防に有効なビタミンC・B₆、高血圧を予防するカリウムなど、体の機能を整えるうえで重要な役割をもつ栄養成分も多く含みます。便秘の予防効果で注目されるオリゴ糖も含有しています。

また、最近はバナナには、免疫力を上げる働きがあることが明らかにされました。さらに、抗酸化作用のあるポリフェノールも含まれるため、これらの成分の相乗作用によるがんの予防効果も注目されています。

主な効用

効率よくエネルギーを補給できるため、疲労時のおやつにうってつけ。糖質のなかには、腸の環境を整えてくれるオリゴ糖がたっぷり。

- ●動脈硬化の予防
- ●疲労回復
- ●高血圧の予防・改善
- ●整腸作用

調理と組み合わせのコツ

バナナは熟すほどに甘味が増し、消化が良くなり抗酸化力もアップ。完熟のサインは、"シュガースポット"と呼ばれる茶色い斑点。牛乳や卵を加えてミルクセーキにすると、おいしい飲み物になり、栄養価も高まる。また、食物繊維による整腸作用で、老廃物が体外に排出されやすくなるため、ダイエットや美肌づくりに効果が。ただし、食べすぎには注意。ケーキなどに加えたり、焼きバナナやシロップ煮など、温かいデザートもおすすめ。

主な栄養成分

でんぷんや体内で吸収されやすい糖質を多く含み、カリウムやビタミンCなどの栄養素も豊富。抗酸化力の強いポリフェノールも含む。

ビタミンB₆	0.38mg (1.2mg)
ビタミンC	16mg (100mg)
葉酸	26μg (240μg)
カリウム	360mg (2,000mg)
食物繊維	1.1g (18g)
糖質	21.4g

※可食部100g当たりの栄養素の量。カッコ内は成人女性の1日の推奨量または目安量で各年齢層別の最大値

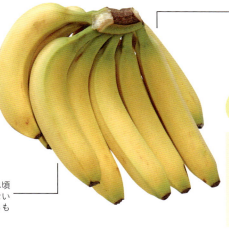

軸の付け根がしっかりしていて、皮が均一に黄色いものを

食べ方のヒント

乾燥させると…（100g中）

ビタミンB₆	1.04mg
ビタミンC	Tr
葉酸	34μg
カリウム	1,300mg
食物繊維	7.0g
糖質	71.5g

斑点のあるものが食べ頃ですが、すぐに食べないときは、黒ずんでいるものは避けよう

保存方法

低温に弱いため、常温での保存が原則。青いバナナは、りんごと一緒に袋に入れておくと、エチレンガスの作用で早く熟す。

周年の野菜

ピスタチオ

ビタミン&ミネラル豊富な"女王"

ピスタチオは熟した種子を殻ごと炒って塩味をつけたものを食用にしています。「ナッツの女王」と呼ばれることがあるのは、その栄養価値の高さから。主成分は脂質ですが、その脂肪酸組成を見ると、不飽和脂肪酸のオレイン酸が56.3%で、同じく不飽和脂肪酸のリノール酸が30.3%。どちらにも悪玉コレステロールを下げる働きがあります。また、カリウムが豊富に含まれているのも特徴です。カリウムは不足すると脱力感が出たり、神経過敏になったりします。またナトリウムの摂り過ぎを防いでくれる働きもあります。ビタミンB₁がとても多いので、アルコールの代謝を促進する作用もあります。抗酸化作用の高いβ-カロテンやビタミンE、鉄も含まれており、肌などを健やかに若々しく保てることも「ナッツの女王」の呼び名がある理由のひとつなのかもしれません。

主な効用

不飽和脂肪酸の働きにより悪玉コレステロールの生成を抑える効果が期待できる。カリウムによるイライラ防止、ビタミンEやβ-カロテンによる美肌効果も。

- コレステロールの上昇抑制
- 抗ストレス
- 高血圧の予防・改善
- 美肌効果

主な栄養成分

半分以上は脂質だが、オレイン酸が多い。カリウムや鉄などの各種ミネラルを含むほか、ビタミンB₁なども多い。

栄養素	含有量
ビタミンB₁	0.43mg (1.1mg) ●●●●○○○○○○
ビタミンB₂	0.24mg (1.2mg) ●●○○○○○○○○
ビタミンE	1.4mg (6.0mg) ●●○○○○○○○○
カリウム	970mg (2000mg) ●●●●●○○○○○
鉄	3.0mg (10.5mg) ●●●○○○○○○○
糖質	11.7g

※可食部100g当たりの栄養素の量。カッコ内は成人女性の1日の推奨量または目安量で各年齢層別の最大値。ビタミンEはα-トコフェロールの含有量

調理と組み合わせのコツ

アルコールの分解を促すビタミンB₁が含まれるので、お酒のおつまみに。そのまま食べるだけでなく、細かく砕いてサラダや蒸し鶏などにかけても味のポイントとなる。ケーキやドーナツなどのお菓子にも相性がよい。

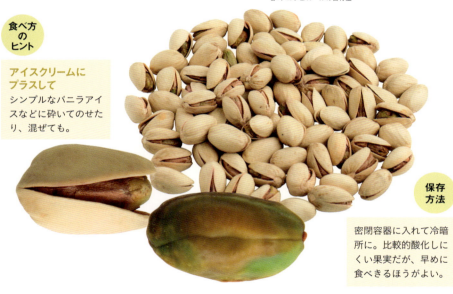

食べ方のヒント　アイスクリームにプラスして
シンプルなバニラアイスなどに砕いてのせたり、混ぜても。

保存方法
密閉容器に入れて冷暗所に。比較的酸化しにくい果実だが、早めに食べきるほうがよい。

224

ひよこ豆

主な効用

イソフラボンや亜鉛の作用により、女性ホルモンのバランスを整える効果が期待できる。ビタミンやミネラルも総合的に働く。

- **女性ホルモンの調整**
- **貧血予防・改善**
- **丈夫な骨の成長**
- **抗ストレス**

調理と組み合わせのコツ

乾燥した豆をゆでるときは、洗ってからたっぷりの水に一晩つけておき、水を入れ替えて好みの固さで煮ればよい。煮ている途中でアクが出たら取り除く。ゆでた豆はホクホクとした食感で、サラダにするのが手軽。トマト煮込みやドライカレーなどでもおいしい。鉄をうまく摂取するならレモンの果汁などでビタミンCを加えるとよい。

主な栄養成分

主成分は炭水化物なのでエネルギー源になる。また、ビタミンやミネラルもバランス良く豊富に含まれている。

栄養素	含有量（推奨量/目安量）
ビタミンB₁	0.37mg (1.1mg)
ビタミンB₆	0.64mg (1.2mg)
鉄	2.6mg (10.5mg)
銅	0.84mg (0.8mg)
リン	270mg (800mg)
カリウム	1200mg (2000mg)
糖質	45.2g

※可食部100g当たりの栄養素の量。カッコ内は成人女性の1日の推奨量または目安量で各年齢層別の最大値

食べ方のヒント

ゆでると…（100g中）

ビタミンB₁	0.16mg
ビタミンB₆	0.18mg
鉄	1.2mg
銅	0.29mg
リン	120mg
カリウム	350mg
糖質	15.8g

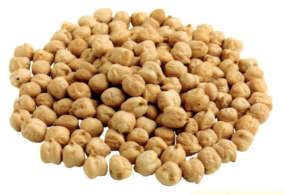

保存方法

密閉容器に入れ、冷暗所で保存。冷蔵庫の野菜室でもよい。水煮にしたあとは冷蔵庫に入れ、一昼夜以内に使い切ること。

女性に大切な栄養素をお豆で

ヒヨコマメ科に属し、西アジア原産の豆。「ガルバンゾー」とも呼ばれます。

大豆と同様に女性ホルモンのエストラゲンと似た構造をもつ**イソフラボン**が含まれています。また生殖機能の向上に欠かせない亜鉛も豊富に含まれています。イソフラボンはエストラゲンの代役として女性ホルモンのバランスを整える働きをします。

糖質の代謝に働くビタミンB₁、アルコールの代謝を促進するナイアシン、悪性貧血や認知症予防に期待ができる葉酸、体内で補酵素として機能するパントテン酸など、ビタミン類が豊富です。

一方ミネラルでは、鉄と鉄の利用を促がす銅が豊富なので貧血予防に効果が期待できます。また骨の生成や成長に働くリン、マグネシウムが揃って豊富なのも特徴です。正しい神経伝達に関与するカリウムもたっぷりです。

周年の野菜

フェンネル

主な効用

消化促進やむくみ防止など、ダイエット効果があるとされている。また、母乳の出をよくする。

- ●消化の促進
- ●利尿作用
- ●解毒作用
- ●催眠作用

香りの特徴

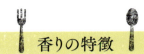

葉に限らず、どこからでも強くクセのある香りを放つが、種には香辛料のアニスのような香りがある。多少、樟脳（しょうのう）のような風味があるのが特徴。

主な使い方

[生] ローストポーク、サラミ、魚料理に添えて。ピクルス、ザワークラウトに刻んで入れる。
[ドライ] 種子をトッピング、香り付けに利用。アップルパイ、ビスケット、キャンディーなど。

調理と組み合わせのコツ

種子はソース類、魚料理、パンに入れると味が引き立つ。葉は細かく刻んでマリネに散らしたり、スープに入れたり、ほかの野菜とともに煮たり炒めたりしてもよい。また、脂肪分の多い魚の詰め物にすれば、消化促進の効果も期待できる。若い芽や、若い茎はサラダに入れる。根はすりつぶし、生のままサンドイッチやサラダに用いたり、煮たり炒めたりしてもおいしい。料理に合わせて茎、葉、種子それぞれの香りを生かして使ってみよう。

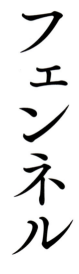

料理に合わせて使い分け
葉は魚料理に、根はすりつぶしてサラダなどに。

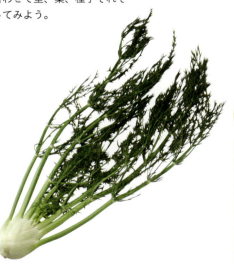

保存方法
冷凍するときは、ポリ袋に入れて、傷まないよう大きめの硬い容器に入れてから冷凍庫へ。または、葉を細かく刻み、四角い製氷皿に入れて、水を注いで凍らせてもよい。

古くから親しまれる魚にあうハーブ

フェンネルは和名で「茴香（ういきょう）」と呼ばれ、古くからヨーロッパや中国などで重要な薬草として利用されてきました。その一方で、よい香りがあることから、ヨーロッパでは葉や葉茎※、あるいは種子が食用としても使われ、葉は魚料理には欠かせないハーブです。

一見するとディルと似ていますが、ディルと異なりフェンネルには甘い香りがあります。葉も葉茎も消化器官や呼吸器官の調整作用をもち、消化促進や魚介類の臭い消し、利尿などの働きがあるといわれます。

種子の主な精油成分は**アネトール**や**フェンコン**などで、こちらも消化器官の働きをよくします。また、種子をハーブティーにして飲むと、解毒作用や利尿作用が期待できるほか、催眠作用などもあるとされます。なお、株元が大きくなる品種はフローレンスフェンネルと呼ばれ、スライスしてサラダに使えます。

※葉茎（ようけい）：葉と一体となった茎（くき）のこと。キャベツ、はくさい、レタスなど多くの野菜が該当する。

春の野菜｜夏の野菜｜秋の野菜｜冬の野菜｜周年の野菜

ホースラディッシュ

主な効用

炭水化物の代謝に不可欠なビタミン群が多い。風味は肉類の薬味に最適。さわやかな辛味と香味が食欲を高めてくれる効果も。

- ●動脈硬化の予防
- ●老化の抑制
- ●食欲の増進
- ●殺菌作用

調理と組み合わせのコツ

アリルイソチオシアネートの辛味は、細胞が壊れたときに初めて生成されるもので、その作用も、すりおろしたり刻んだりすることで効果的に利用できる。ただし、すりおろしたそばから辛味も香りもとんでいくため、使う分だけを食べる直前におろすか、あらかじめ全部すりおろしたものを、小分けにして冷凍しておくとよい。肉料理に付け合わせるだけでなく、細かく挽いたりおろしたりして、サラダのドレッシングや各種のソースに加えても楽しめる。

主な栄養成分

薬味として使用するため、量を多く摂ることはないが、ビタミン、ミネラルはともに豊富。辛味成分のアリルイソチオシアネートを含む。食物繊維も一般の野菜の約2倍。

ビタミンB₁ ●●●●●●●●●●
0.1mg（1.1mg）

ビタミンB₂ ●●●●●●●●●●
0.1mg（1.2mg）

ビタミンC ●●●●●●●●●●
73mg（100mg）

カリウム ●●●●●●●●●●
510mg（2,000mg）

カルシウム ●●●●●●●●●●
110mg（650mg）

糖質 9.5g

※可食部100g当たりの栄養素の量。カッコ内は成人女性の1日の推奨量または目安量で各年齢層別の最大値

食べ方のヒント

すりおろして薬味に
辛味成分はアリルイソチオシアネート。ツンとくる辛さが食欲を増進するので薬味として使用する。

根が太くて長いものを選ぼう

乾燥しすぎると、繊維ばかりで香りも損なわれるので、適度な湿り気があり、できれば土付きものがおすすめ

保存方法

日がたつにつれて繊維が増えてくるので、早めに使うこと。すりおろしたものをラップに包めば、冷凍保存もできる。

ローストビーフの薬味に欠かせない西洋わさび

「西洋わさび」「わさびだいこん」とも呼ばれます。たんぱく質分解酵素をもち、すりおろしたものは、イギリスの名物料理であるローストビーフの薬味としておなじみです。

日本のわさびより辛味はおだやかですが、同じ辛味成分の**アリルイソチオシアネート**を含み、独特の香りとツンとくる辛さが胃液の分泌を促し、食欲を高めてくれます。栄養素としては、抗酸化性の高いビタミンCのほか、三大栄養素の代謝に働くビタミンB₁・B₂・B₆、高血圧を予防するカリウムなどを含みます。薬味としての利用が中心なので、量を摂ることがむずかしいことから、栄養補給源とするよりも、むしろ風味や香りで楽しむ野菜です。ヨーロッパの民間療法では、強い抗菌作用から消炎剤や鎮痛剤代わりに利用され、抗アレルギー効果も報告されています。

マカダミアナッツ

周年の野菜

主な効用

脂質に含まれるパルミトオレイン酸は、脳内血管を活性化させ、脳卒中予防に効果がある。ビタミンB₁が豊富で、疲労回復効果も抜群。

- ●脳卒中の予防
- ●コレステロールの上昇抑制
- ●老化の抑制
- ●貧血の予防・改善

調理と組み合わせのコツ

脂質が多く風味が豊かなので、ローストしたものを砕いてグリーンサラダのトッピングにしたり、すり鉢ですったものをチャーハンに加えたりしてもおいしく食べられる。ほかの食材の風味を引き立たせるので、さまざまな料理に利用できる。

主な栄養成分

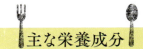

下の成分表示は炒って味付けされたものの数値。たんぱく質、脂質、糖質に富み、栄養価は高い。脂質の80％以上をオレイン酸、パルミトオレイン酸などの一価不飽和脂肪酸が占める。

成分	含有量
ビタミンB₁	0.21mg (1.1mg)
ビタミンB₆	0.21mg (1.2mg)
カリウム	300mg (2,000mg)
鉄	1.3mg (10.5mg)
食物繊維	6.2g (18g)
糖質	6.0g

※各栄養成分は炒って味付けされた輸入マカダミアナッツの含有量で、100g当たりの栄養素の量。また、カッコ内は成人女性の1日の推奨量または目安量で各年齢層別の最大値

食べ方のヒント

砕いてサラダにトッピング

サラダに使うなら、鉄分の吸収率を高めるビタミンCが豊富なブロッコリーやパプリカを組み合わせよう。

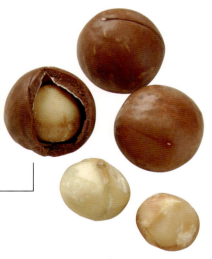

大粒の球形で、緻密な肉質をもつものが良品

保存方法

酸化されにくい脂肪酸を多く含み、比較的日もちはするが、高温と湿気に合うと風味や歯ごたえが悪くなるため、開封前でも直射日光の当たらない冷暗所での保存を。開封後は密閉容器に入れ、冷蔵庫で保存しよう。

春の野菜／夏の野菜／秋の野菜／冬の野菜／周年の野菜

脳卒中予防に効く成分がたっぷり

マカダミアナッツは脂質が70％以上を占める種実で、その脂肪酸の80％以上を**オレイン酸**や**パルミトオレイン酸**などの一価不飽和脂肪酸が占めています。パルミトオレイン酸は、血管を強化したり活性化させる働きがあり、リノール酸やEPA（エイコサペンタエン酸）などの多価不飽和脂肪酸に比べて血管に入り込みやすく、酸化しにくい性質をもっています。このため、血中コレステロール値や中性脂肪値の改善にも有効に働き、脳卒中の予防効果が期待できるとされています。

また、マカダミアナッツは、高血圧の予防や改善に有効なカリウム、貧血予防に欠かせない鉄などのミネラルに加え、ビタミンB₁、葉酸、ナイアシンなどのビタミンB群も含んでいます。不溶性食物繊維も多く、腸の蠕動運動を促し、便秘の予防や改善の発揮ほか、美肌にも効果が期待できそうです。

マジョラム

甘く繊細な香りで鎮静効果をもつハーブ

消化を助ける働きが得られるほか、マジョラムティーには血圧を下げる効果や、不安や緊張を和らげる鎮静効果があるとされています。ハーブティーを食前に飲むと食欲をそそり、食後に飲むと消化を促す働きも。また、夜飲むと安眠を誘い、体内の有害成分を排出し、肝臓を強化する働きもあるとされます。

精油には**カンフル**、**ボルネオール**を含み、鎮静、鎮痙、鎮咳薬に利用され、頭痛や胃弱に用い、せきや気管支炎を鎮めるのにも役立ちます。マジョラムはオレガノと同じ属であるシソ科の多年草で、地中海沿岸で古くから用いられたスパイスです。「スイートマジョラム」と「ポットマジョラム（フレンチマジョラム）」がありますが、一般的にマジョラムといえば、スイートマジョラムを指します。古代エジプトでは防腐剤としてミイラを作るのにも使われました。

主な効用

緊張や不安を和らげる、またせきや気管支炎を鎮めるなど、広い意味での鎮静効果をもつ。

- ●鎮静作用
- ●消化の促進
- ●食欲の増進

調理と組み合わせのコツ

マジョラム特有の香りは繊細なため、調理で失われやすいとされる。長く火を通すと香りが失せてしまうので、仕上がる数分前に加えるか、オムレツのようにあまり長く加熱しない料理に使うのがコツ。煮込み料理の場合は多めに加えるとよい。
逆にマジョラムの香りが気になるときは、タイムやオレガノなどほかのシソ科のスパイスを混ぜ合わせると、独特の香味（こうみ）が弱まり、マイルドに仕上がる。

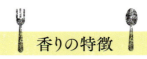

香りの特徴

甘さを含んだ繊細な香りで、少しほろ苦さもある。生とドライでは香りが異なる。

主な使い方

[生] 薬味やサラダ料理の付け合わせに。ドレッシング、スープ、トマトケチャップに入れてもよい。
[ドライ] レバーペースト、ソーセージ、チーズ、シチュー、豆類やトマト味の煮込み料理。

食べ方のヒント

ハーブティーでも
ハーブティーにして飲めば鎮静効果が期待できる。

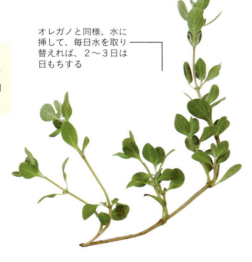

オレガノと同様、水に挿して、毎日水を取り替えれば、2〜3日は日もちする

保存方法

長期保存の場合は、葉を乾燥させるか、冷凍あるいは、油や酢に漬けてもよい。

ミント

周年の野菜

主な効用
有効成分メントールが鎮痛、鎮静、殺菌、かゆみ止めなどさまざまな効果をもつ。
- 消化の促進
- 鎮痛作用
- 解毒作用
- 抗潰瘍性作用

香りの特徴
主成分であるメントールにはピリッとした清涼感がある。鼻孔を刺激する強い香りがある。

主な使い方
[生] ジャム、ゼリー、魚、肉、野菜に添えるソース、フルーツドリンク、カクテル、フルーツパンチ、ハーブティー。
[ドライ] ハーブティー、豆やいも、肉の臭み消しに。

調理と組み合わせのコツ
香りも味も甘く穏やかな「スペアミント」は、庭に植えて使うミントとして一般的な品種で、豆やじゃがいもをゆでるときや、ラム肉のソースに入れるなどの臭み消しに使われる。そのほか、甘くフルーティーな香りの「パイナップルミント」や、青りんごに似た甘い香りの「アップルミント」は料理やお菓子、飲み物の香り付けに向く。同様に、「ペパーミント」も香り付けに使われる。

食べ方のヒント

料理の臭い消し、香り付けに
葉をつんでハーブティーにするとさわやかな風味が味わえる。アイスキューブに入れて冷やし固め、夏のハーブティーに利用するのもよい。

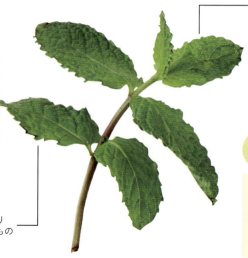

- 水に挿して、毎日水を取り替えれば、常温で長く保存できる
- 葉に張りがありみずみずしいもの

保存方法
肉厚のアップルミントは保存に不向きだが、ほかの品種は乾燥させてドライハーブにもできる。

メントールが鎮静、殺菌など有益な効果

ミントの精油成分のメントールには、強壮や消化促進の効果があるほか、胃のむかつきを抑え、胃潰瘍を予防します。また鎮痛作用があるため、湿布にも用いられます。その殺菌効果が注目され、食中毒予防や、花粉症への有効性も知られています。ハーブティーにして飲むとよいでしょう。気分転換やリラックスの効果もあり、ハーブティーにして飲むとよいでしょう。地中海地方原産のシソ科の多年草であるミントは、繁殖力、交配力が強いため、その種類は500以上ともいわれています。品種によってその香り、風味、葉の色・かたちはさまざまです。

たとえば、日本に自生する「日本ハッカ」は有効成分メントールの含有率が高いため、香りがきつく辛いのが特徴で「目覚め草」「目貼り草」という別名の通り、葉を目の縁に貼ってさわやかに刺激するのに使われていたといわれます。

230

もやし

栄養価値が高く、低カロリーでヘルシー

緑豆や大豆が原料のもののほか、「ブラックマッペ」という豆を発芽させたもやしも多く流通しています。食物繊維の供給源となるほか、良質な植物性たんぱく質（豆の部分）、ビタミンB₁・B₂、カルシウム、鉄、葉酸などを含みます。また、発芽することによって、豆本体にはほとんどなかったビタミンCが増えるのが特徴です。加熱することで量を多く摂りやすいため、日常の食卓でのよいビタミンC補給源になってくれます。

ビタミンCはコラーゲンを生成し、肌のトラブルを防いで美肌効果を高め、鉄の吸収を高めて貧血を予防する役割も果たします。ビタミンB₁・B₂はエネルギー代謝を高める作用があるため、疲労を取り除き、脳や神経の働きを活発にします。また、含有されるアスパラギン酸というアミノ酸にも代謝を高め、疲労を回復させる効果があります。

主な効用

ビタミンCは細胞の老化を防ぎ、疲労回復や風邪予防、肌のトラブル解消に効果を発揮する。発芽部に胃腸の機能を整える消化酵素ジアスターゼの効果もある。
- ●風邪や感染症の予防
- ●貧血の予防改善

調理と組み合わせのコツ

ビタミンCの若返り効果を強化するには、Cの抗酸化力を強めるビタミンEと食べ合わせるとよい。中華料理でおなじみのレバニラ炒めに、もやしをたっぷり加えれば、β-カロテンの豊富なにらの成分がプラスされて、トリプルの健康効果が期待できる。また、みそ汁や、スープのなかに入れるのもおすすめ。味もよくなり、ビタミンCも逃さず摂ることができる。

主な栄養成分

緑豆もやしの数値。ビタミンC・食物繊維のほかに、コレステロールの低下などに役立つアスパラギン酸も含む。

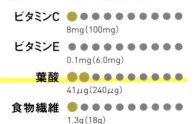

- ビタミンC　8mg（100mg）
- ビタミンE　0.1mg（6.0mg）
- 葉酸　41μg（240μg）
- 食物繊維　1.3g（18g）
- 糖質　1.3g

※可食部100g当たりの栄養素の量。カッコ内は成人女性の1日の推奨量または目安量で各年齢層別の最大値。ビタミンEはα-トコフェロールの含有量

食べ方のヒント

ゆでると…（100g中）
- ビタミンC　2mg
- ビタミンE　0.1mg
- 葉酸　33μg
- 食物繊維　1.5g
- 糖質　0.8g

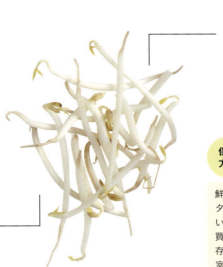

茎が白くて太く、透明感のあるものを選ぼう

ひげ根が茶色になっているのは、鮮度が悪い証拠。丈は短めのほうが味がよく、栄養価も優れている

保存方法

鮮度が落ちやすく、ビタミンCの目減りが早いので、使うその日に買って食べきろう。保存は野菜室でなく冷蔵室に。

緑茶

周年の野菜

主な効用

カテキン類のなかで、薬理作用が高い**エピガロカテキンガレート**を多く含む。ビタミンC、タンニン、カフェインの相乗作用で、高い抗酸化力を発揮。
- ●コレステロールの上昇抑制
- ●抗菌・解毒作用
- ●動脈硬化の予防
- ●がん予防

調理と組み合わせのコツ

春から初夏にかけて出回る一番茶は旨味や香り成分に優れ、夏以降に摘み取られる葉にはカテキンがより多く含まれる。光、熱、湿度に弱く、空気に触れると劣化が早まるため、開封してから2週間程度で飲みきれる量を目安に購入するのがおすすめ。密封していない場合は、小分けして空気を抜いた状態で密閉し、冷凍庫に保存することもできる。使う際は、必ず室温に戻そう。茶葉を天ぷら衣に混ぜたり、ふりかけに入れると、栄養成分を多く摂取できる。

主な栄養成分

下の成分表示はせん茶の浸出液の数値。発酵を行っていないため、ビタミン系の成分が多く残されている。生の葉を粉末にした抹茶は、より栄養成分に富む。

成分	含有量
ビタミンC	6mg (100mg)
葉酸	16μg (240μg)
カリウム	27mg (2000mg)
マンガン	0.31mg (3.5mg)
糖質	0.2g

※各栄養成分は、せん茶の浸出液の含有量で、100g当たりの栄養素の量。また、カッコ内は成人女性の1日の推奨量または目安量で各年齢層別の最大値

飲み方のヒント

抹茶の栄養成分（100g中）
- ビタミンC ……… 60mg
- 葉酸 ……… 1,200μg
- カリウム ……… 2,700mg
- 糖質 ……… 1.0g

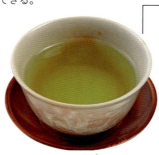

湯温は上等なせん茶で60〜70℃が目安

おいしい飲み方
急須と湯のみはあらかじめ温めておき、茶さじ1杯×人数分の茶葉を急須に入れ、ふたをして2分ほど蒸らす。急須にお茶が残らないよう、最後の1滴まで注ぎきることがポイント。

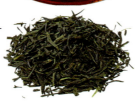

一度沸騰させてから冷ましたお湯を使おう

緑茶カテキンの作用で心も体も健康に

完全発酵茶の「紅茶」、半発酵茶の「ウーロン茶」に対し、発酵させない不発酵茶の代表が「緑茶」です。発酵の過程を経ないため、ビタミン系の栄養素を多く含むことが特徴。特に、生の葉にはβ-カロテン、ビタミンB群・C・Eなどが含まれるほか、ミネラル、食物繊維もともに豊富。葉を粉末にして飲む抹茶は、これらの栄養成分を損なわずに摂取できるので、特に優れています。

浸出液には水溶性のミネラルやビタミンCが含まれ、また、渋味成分の**カテキン**や**カフェイン**の強い抗酸化作用が期待できます。カテキンにはがん予防効果もあるとされています。また、緑茶などに特有のアミノ酸の**L-テアニン**には、中枢神経系に働いて精神を安定させる作用があり、カフェインの興奮作用と相まって、集中力や意欲を向上させるといわれています。

232

レモングラス

ほのかなレモンの香りですっきり疲労回復

インド原産のイネ科の多年草で、その姿かたちはイネに似ていますが、香りはレモンにそっくりという不思議なハーブです。

その主な精油成分はレモンと同じ**シトラール**で、強力な抗菌作用をもち、インフルエンザなどの感染症の予防にも効果的とされています。また消化促進・整腸の作用があり、胃痛を和らげる効果もあるようです。そのほか、発熱、局所の炎症の緩和にも効き目があるとされます。

葉を刻んでハーブティーにすると、リフレッシュ効果や集中力を高める効果が得られます。疲労回復にも有効で、夏バテや疲労を感じたときには、水分補給もかねて、冷たくしたレモングラスティーがおすすめです。そのほか、ポプリにしたりお風呂に入れたりと香りを楽しんだりしてもよいでしょう。レモンに似たさわやかな香りが疲れを癒します。

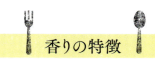

主な効用
抗菌作用、疲労回復の効果があり、風邪の予防や夏バテ防止によい。
- 抗菌作用
- 消化の促進
- 整腸作用
- 風邪や感染症の予防

香りの特徴
レモンに似た、すっきりとした香り。緑茶に似た芳香も感じられる。

主な使い方
[生] スープ、シチューなどに香り付けとして。ハーブティー。
[ドライ] 生と同様だが、風味は落ちる。

調理と組み合わせのコツ
生の葉は薄皮をむき、スライスまたはみじん切りにして料理に加える。乾燥した葉は細かく切るかパウダー状に加工、あるいは長いままの葉を適当な長さに切り結ぶ、ガーゼの袋に包んでおくなどすると、煮込み料理などにそのまま使えて便利。タイのカレー料理、トムヤムクンなど、エスニック料理に欠かせないスパイスだが、タイムやローリエなどの香草類と束ねてブーケガルニ※としても使える。ただし、繊維があって食べにくいので、食べる前に出しておこう。

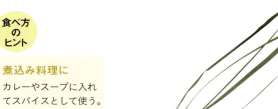

食べ方のヒント

煮込み料理に カレーやスープに入れてスパイスとして使う。

冷蔵庫の野菜室に入れておけば1週間ほどはもつ

保存方法
葉先は湿らせたままにすると傷みやすいので、新聞紙などに包んでおくとよい。すぐに使わないなら冷凍保存、または乾燥させよう。

※ブーケガルニ：フランス語で「香草の束」を意味し、セロリ、ニンジン、タイムなどの香味野菜や香草をタコ糸で束にしたもの。スープや煮込み料理の臭い消しに使われる。

周年の野菜

レモンバーム

主な効用

風邪をひいたときには解熱・発汗作用が、あるいは風邪を引きそうなときには抗菌効果や強壮の効果が有効になる。

- ●鎮静作用
- ●鎮痙作用[※2]
- ●抗菌・解毒作用
- ●解熱作用

調理と組み合わせのコツ

ハーブティーにするほか、フルーツドリンクやビール、白ワインに入れて、その香りを楽しんでもよいだろう。また、生の葉を刻んで、マヨネーズ、ホワイトソース、ザワークラウト、サラダや鶏肉料理などに加えても、その風味が一段と楽しめる。

外用としては入浴剤にも使われ、肌を清潔でなめらかにする効果がある。乾燥しても香りが残るので、ポプリの材料や、気分を鎮める効果からハーブピロー[※3]の詰め物としても欠かせない。

香りの特徴

柔らかなレモンの風味。酸味はなく、すっきりとした味わい。

主な使い方

[生] 肉料理、サラダ、デザートに添えて。魚や鶏肉、卵料理、マヨネーズなどに刻んで加える。
[ドライ] ハーブティーなど。

食べ方のヒント

レモン風味の香りを楽しもう
サラダや肉料理に加えて風味を楽しむ。ハーブティーにすれば疲労回復効果も。

水に挿して毎日水を取り替えれば、常温で保存できる

ミントと同様、アイスキューブに入れてもよい

保存方法

ドライにすることも可能だが、香りと効果は減少する。

古く長寿のシンボルとされているハーブ

地中海地方原産のシソ科の多年草。ミントにも似た緑の茎葉にレモンの香りをもつハーブです。解熱作用、発汗作用があり、風邪をひいたときや、疲労を防ぐ効果から、体力を消耗する暑い季節に、ハーブティーとして飲まれます。レモンバームは、精油成分として、シトラール、シトロネラール、オイゲノールアセテートなどを含み、不眠症やうつ状態の改善、消化促進効果があるとされ、アルツハイマー病の予防効果も期待されています。慢性の気管支炎、頭痛にも効き目があります。古くから長寿のシンボルとされ、お茶を飲めば長生きをするといわれています。13世紀のグラモーガン公ルウェリン[※1]という人が、毎日レモンバームティーを愛飲して108歳まで生きたという伝説があるほど。胃腸の強壮効果にも優れ、消化を助け、食欲を高める作用もあり、食事前後の飲み物として適切です。

※1 イギリスのウェールズ地方の公爵。 ※2 鎮痙作用（ちんけいさよう）：腸や内臓などのけいれん、収縮を鎮（しず）める作用。 ※3 芳香のあるハーブを収めた枕。

春の野菜｜夏の野菜｜秋の野菜｜冬の野菜｜周年の野菜

234

レンズ豆

栄養満点で使い勝手も抜群

西アジアから地中海沿岸地域が原産地。「レンズ豆」という呼称は、凸型の実のかたちがカメラなどのレンズに似ているため。豆の色は緑色や緑がかった褐色のものが一般的。オレンジ色のレンズ豆は皮をむいた状態のものです。

主成分はでんぷん主体の炭水化物で、このでんぷんが体内で分解されるとブドウ糖に変わります。ブドウ糖は脳、神経系、赤血球、筋肉などのエネルギー源であるため、これらの器官が正常に働くようにするには、たんぱく質、脂質とともに必要量の炭水化物をバランスよく摂取していく必要があります。レンズ豆には、こうした三大栄養素に加え、それらの代謝に重要な役割を果たすビタミンB群、抗酸化力のあるビタミンE、ナイアシンをはじめ、カリウム、マグネシウム、リン、鉄など多くの栄養素が含まれています。

主な効用

栄養成分のなかではカリウムが突出して多く、高血圧の予防効果はお墨付き。食物繊維が豊富なので、便秘がちな人にもおすすめ。

- がん予防
- 高血圧の予防・改善
- 疲労回復
- 美肌効果

調理と組み合わせのコツ

スープや煮込み料理、カレーなどに使われる。2〜3時間ほど浸水して用いるが、圧力鍋を使う煮込みなら、戻さずにそのまま使ってもよい。豆自体に多種類の栄養素が含まれるが、炭水化物の代謝を促進するビタミンB₁を含む豚肉やレバー、たんぱく質の代謝に働くビタミンB₆が豊富なパプリカ、にんにくなどの野菜との組み合わせで、栄養バランスがアップ。にんじん、ブロッコリーなどの緑黄色野菜を付け合わせると、さらに充実する。

主な栄養成分

良質なたんぱく質、ビタミンB群・E、食物繊維のほか、豆類に特有の抗酸化成分**レシチン**を豊富に含む。

成分	量
たんぱく質	23.2g(50g)
ビタミンB₁	0.52mg(1.1mg)
ビタミンB₂	0.17mg(1.2mg)
カリウム	1,000mg(2,000mg)
食物繊維	16.7mg(18mg)
糖質	44.0g

※可食部100g当たりの栄養素の量。カッコ内は成人女性の1日の推奨量または目安量で各年齢層別の最大値

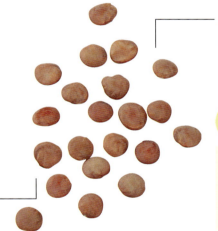

乾燥品と缶入りタイプとがあるが、乾燥品のほうが風味がよく、経済的

食べ方のヒント

煮込み料理で食べよう
ソーセージやトマトなどと一緒に煮込んでもおいしい。

選ぶときは、褐色よりも緑色、または緑色がかっていて、表面に艶のあるものを

保存方法

高温と湿度に弱いので、冷暗所で保管すること。開封後は密閉容器に移し替え、早めに食べきるとよい。

周年の野菜
ローズマリー

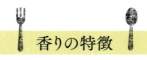

主な効用
疲労回復、強壮作用でさまざまな効用をもたらす。

- 消化の促進
- 抗菌作用
- 血行促進
- 疲労回復

香りの特徴
新鮮な甘い芳香とさわやかなほろ苦さ、樟脳（しょうのう）のような強い芳香をもつ。

主な使い方
[生] 鶏肉、マトン、豚肉などの肉料理。野菜料理。葉の香りをミルクなどに移して甘いお菓子に使ってもよい。
[ドライ] 生と同様。

調理と組み合わせのコツ
肉の臭みを抑え、殺菌作用もあるため、ラムや豚肉の料理に、まずは控えめに使ってみよう。煮込み料理よりオーブンなどで焼く料理によく使われる。ベークドポテトの香り付けや、ハーブバターにして野菜料理に添えてもよい。新鮮な花はサラダに入れると見た目にもきれいだ。
ただし、ローズマリーは刺激の強いハーブなので、入れすぎには気をつけよう。また、生のローズマリーの葉柄（ようへい）は木のように堅いため、調理後に取り除くとよい。

食べ方のヒント
肉料理に使おう
精油成分には消化促進や疲労回復の作用がある。肉を焼くときに少量を添えるとよい。

ローズマリーは枝付きなら、水にさして毎日水を取り替えればかなり日もちする

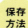

保存方法
乾燥させても風味がよく残り、保存がきくハーブのひとつ。ハーブバターにしてもよいだろう。

強壮作用をもつ若返りのハーブ

主な精油成分は**ピネン、ボルネオール、カンファー、シネオール**などで、消化促進、殺菌、疲労回復の作用があり、ヨーロッパでは医療にも用いられています。食欲不振、胃アトニー※、肝機能の低下、弛緩性の便秘など消化機能の低下や循環不全による活力の低下、それに神経性の頭痛に用いられる場合もあります。また、含有する**ポリフェノール**の一種、**ロスマリン酸**は強力な抗酸化力をもつことが分かっています。ローズマリーは「若さを取り戻すハーブ」といわれ、古代ギリシアでは頭脳を明晰（めいせき）にする働きがあると信じられていました。繁殖力が強く、オーデコロンやデオドランドなどの香料として使われるほか、葉をお風呂に入れて血行を促進することも。ベランダや庭で成長を楽しめ、乾燥させた葉はポプリに適し、また茎を乾燥させてバーベキューの燃料にすると虫除けにもなります。

※胃アトニー：胃の筋肉の働きが弱まって、十二指腸へ飲食物を送る機能が低下するもの。

236

ローリエ

主な効用

消化促進や消化器系の機能増強に加え、肝臓や腎臓の働きも活発にする。
- 健胃作用
- 消化の促進
- 食欲の増進
- 血行促進

調理と組み合わせのコツ

食欲を促す香りで、香草の束、※ブーケガルニとしてよく使われる。香りが強いので、最初は少量から用いてみることがコツ。にんじんやじゃがいもなどの野菜をゆでるときに、鍋に1枚ローリエを入れてその香りを楽しんでもよい。香りがよく出るように、葉のところどころに手で切れ目を入れてから用いると無駄がない。
防腐力にも優れているので、パテやピクルス、酢漬け、オイル漬けなどの保存食にも用いられている。

香りの特徴

生の葉にはやや苦味があるが、乾燥した葉は甘く、強い独特の香りが加わる。枝を部屋に置くと空気をさわやかにし、こもった臭いを消すといわれる。

主な使い方

[生] ブーケガルニにして、シチュー、スープ、ソースに入れる。葉はそのまま、マリネ、パテ、カレー、魚のスープなどに。
[ドライ] ブーケガルニとして。乾燥させて2～3日が最も香りがよい時期。

食べ方のヒント

煮込み料理の臭み消しに
ブーケガルニにして香り付けに。

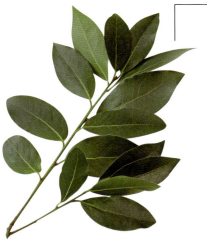

自分で乾燥させるときは、朝に摘んだ葉を風通しのよい日陰に広げておけばよい

保存方法

乾くにつれて、葉のふちがカールするので、薄い板を葉の上にのせておくとよい。完全に乾燥したら、ビンに入れて密閉保存すると、葉に含まれる芳香を空気中に逃さずに保てる。

ブーケガルニとして、臭み消しや防腐剤に

葉の精油成分はシネオール、ピネン、ゲラニオール、リナロールなどで、芳香があり、芳香性健胃薬や塗布剤にされます。唾液の分泌を促進するため、食欲を増し消化を助け、肝臓や腎臓の働きを活発にします。蜂さされやリウマチ、神経痛などへの効果や、穏やかな麻酔作用ももちます。また、芳香成分のシネオールには血行を促進する作用があるといわれます。

「ローリエ」はフランス語ですが、日本語では「月桂樹（げっけいじゅ）」、英語では「ベイリーフ」と呼ばれ、クスノキ科の常緑樹で、庭木としても人気があります。古代ギリシアの神アポロン（予言、詩、医学をつかさどる）にささげられた木として有名です。イギリスではこの根を肝臓病、疫病、肺結核の薬として使用してきましたが、実から採るオイルはねんざ、打撲などの外用薬として今でも使われます。

※ブーケガルニ：フランス語で「香草の束」を意味し、セロリ、ニンジン、タイムなどの香味野菜や香草をタコ糸で束にしたもの。スープや煮込み料理の臭い消しに使われる。

わさび【山葵】

周年の野菜

主な効用

刺激的な辛味の成分であるアリルイソチオシアネートには強力な殺菌作用がある。辛味が胃を刺激するため、食欲もアップ。

- 食欲の増進
- 抗菌・殺菌作用
- がん予防
- 血栓防止

調理と組み合わせのコツ

辛味成分のアリルイソチオシアネートは、わさびに含まれる**シニグリン**という配糖体が壊され、空気に触れて生成されるもの。おろし金の目が細かいほど、多くの細胞が空気に触れ、香りや辛味が強くなり、殺菌効果も高まる。相性のよい食材は、たんぱく質の豊富な豆腐、脂質由来の旨味が多いアボカド、ねっとりとした味わいのながいもなど。レモンの酸味とも相性がよく、抗酸化力アップにも役立つ。殺菌効果があるので、刺身には欠かせない薬味といえる。

主な栄養成分

ビタミンC、カリウム、カルシウム、食物繊維などが豊富だが、使用は少量にとどまるため、栄養素よりも辛味成分の薬効のほうが大きい。

ビタミンB₂	0.15mg (1.2mg)
ビタミンC	75mg (100mg)
カリウム	500mg (2,000mg)
カルシウム	100mg (650mg)
食物繊維	4.4g (18g)
糖質	14.0g

※可食部100g当たりの栄養素の量。カッコ内は成人女性の1日の推奨量または目安量で各年齢層別の最大値

食べ方のヒント

わさび漬けにすると…（100g中）

ビタミンB₂	0.17mg
ビタミンC	1mg
カリウム	140mg
カルシウム	40mg
食物繊維	2.7g
糖質	25.3g

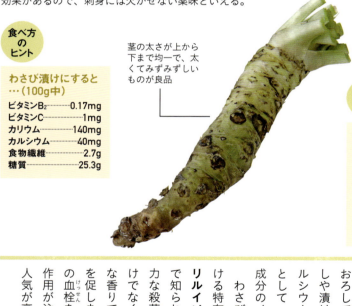

茎の太さが上から下まで均一で、太くてみずみずしいものが良品

保存方法

乾燥に弱いため、水で湿らせたキッチンペーパーに包み、ポリ袋に入れて冷蔵庫で保存しよう。表皮が黒ずんできても、厚めに皮をむけば、風味を損なわずに味わえる。

ツンと鼻に抜ける香りで血液サラサラ

日本原産の香辛野菜で、根茎の部分をすりおろして薬味に使うほか、葉や葉茎もおひたしや漬け物に利用できます。ビタミンC、カルシウムが含まれていますが、食材のタイプとして一度に多くの量が摂れないため、栄養成分のメリットはわずかに留まります。

わさびの有効作用は、むしろツンと鼻に抜ける特有の辛味にあり、その主成分である**アリルイソチオシアネート**は、優れた抗菌作用で知られています。この辛味成分は、その強力な殺菌力で食中毒の予防や防カビに働くだけでなく、生魚などの生臭さを消し、刺激的な香りで唾液の分泌を促し、食物の消化吸収を促します。近年、アブラナ科の植物に特有の血栓を防ぐ作用、がんの予防や抑制に働く作用が注目され、海外でも健康食材としての人気が高まっています。

春の野菜　夏の野菜　秋の野菜　冬の野菜　周年の野菜

238

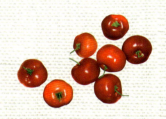

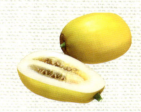

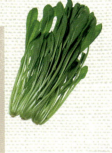

野菜の
基本栄養素

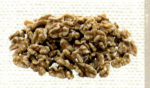

旬とは野菜が栄養素を
1年でいちばんたくさん抱える時期。
それゆえ、旬の野菜はみずみずしく、
香り高いのです。
特別な調理をしなくても、
素材のうまさを生かすだけで
おいしくいただけます。
新鮮で、安くて、おいしい旬の野菜を使って、
私たちの健康のもととなる栄養素を
上手に摂りこみましょう。

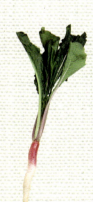

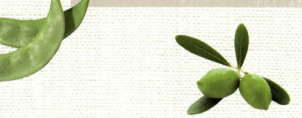

エネルギーになるものと体の機能調整をするものに分かれる

野菜の栄養素の種類と働き

五大栄養素と食物繊維

食品に含まれる栄養素は、大きく分けて2つのグループに分かれます。ひとつは、体をつくり、エネルギー源となる**たんぱく質、脂質、炭水化物**の3つの栄養素で、必要量の多いこれらをまとめて「三大栄養素」と呼びます。

もうひとつのグループは、体の機能を調整し、生理作用をスムーズに整える成分であるビタミンとミネラル。先の三大栄養素に、この2つを加えたものが「五大栄養素」と呼ばれます。

また、この五大栄養素に**食物繊維**を加えたものを、「六大栄養素」とする呼び方もあります。食物繊維は、エネルギー源としての役割や、消化・吸収・合成・代謝などの働きをもたないため、以前は便秘予防以外は栄養的に価値のないものと考えられていました。近年は、生活習慣病予防としてのさまざまな作用が明らかにされ、その重要性が認識されています。現在は、栄養素としての働き以外に、発がん予防、抗酸化作用、免疫力向上などの働きをもつ機能性成分が注目されています。

バランスよく摂取

五大栄養素や食物繊維は、それぞれの推奨量や目安量を満たし、バランスよい摂取が必要です。バランスが保てなくなると、新陳代謝がうまく行われず、免疫力、抵抗力など人間が本来もつ体の機能も低下します。近年、**三大生活習慣病のがん、脳卒中、心臓病**が増えているのも、欧米型の食事やファストフードの普及で栄養素の摂取比率が脂肪に偏り、ビタミン、ミネラル、食物繊維が慢性的に不足しているためです。野菜や果物は、この不足しがちなビタミン、ミネラル、食物繊維の補給源となるうえ、免疫力や生体リズムを正常に保つ**機能性成分**が豊富です。多種類の栄養成分をバランスよく摂りましょう。

主に体のエネルギー源になる
数値は各栄養素の摂取比率（PFC比）

たんぱく質
筋肉、臓器、皮膚などの主成分。体内の代謝を担う酵素やホルモンの成分になるほか、エネルギー産出にも関与。1gが約4kcal。(P)：15〜20%

脂質
エネルギー源としてはもちろん、細胞膜や血液の成分にもなる。中性脂肪となって、内臓を保護する働きも。1gが約9kcal。(F)：20〜25%

炭水化物
「糖類＋食物繊維」からなる成分。糖類は吸収され、種類によっては速やかにエネルギーに変わる利点がある。1gが約4kcal。(C)：50〜70%

主に体の機能調整役になる

ビタミン
微量ながら、生命活動に必須の有機物。原則的に体内で作られないため、食品からの摂取が必要。水溶性と脂溶性に分かれる。

ミネラル
体の構成成分であり、同時に体の働きを助ける体内での機能調節作用としての役割ももつ。食品からの摂取が必要。

体の組織ほぼすべてを構成する主成分

たんぱく質

特徴と働き

体内でエネルギー源となるほか、体の組織をつくる主要な成分となるのが、たんぱく質です。たんぱく質は、消化器官内で消化されてペプチドや**アミノ酸**になって吸収され、再合成されて一定量が保たれながら、筋肉や血液、骨、歯、皮膚、毛髪などの組織になります。また、代謝のサポートや調整に働く酵素やホルモンの成分になるほか、**1g当たり約4kcal**のエネルギー源ともなります。

たんぱく質はさまざまなアミノ酸の結合体で、アミノ酸の種類や組み合わせによって、その働きや性質が変わってきます。「良質なたんぱく質」といわれるのは、人体のたんぱく質を構成する20種類のアミノ酸のうち、体内で必要な量が合成されない**9種類の必須アミノ酸**がバランスよく組み合さったもの。肉や魚、卵などの動物性たんぱく質がこれに該当しますが、アミノ酸バランスを欠いた食品どうしでも、組み合わせによって利用効率を高めることができます。

過剰症と欠乏症

1日当たりの摂取推奨量は**成人女性で50g**※（成人男性60g）。

体内で分解されたアミノ酸のうち、再合成されたもの以外の一部は尿になって排泄されます。余分に摂りすぎると、尿の排泄量が増えて腎臓に負担がかかるほか、カルシウムも尿と一緒に排泄されやすくなります。このため、骨粗しょう症の症状を亢進させたり、イライラの原因となったりします。

不足の場合は免疫力が低下して、風邪や貧血、全身疲労など、さまざまな健康上の弊害が現れます。

多く含有する野菜（豆類）
（可食部100g中）

大豆	33.8g
らっかせい	25.4g
レンズ豆	23.2g
えんどう	21.7g
あずき	20.3g
いんげん豆	19.9g
ごま	19.8g
えだ豆	11.7g

主なアミノ酸の種類

必須アミノ酸

イソロイシン
神経の働きを助けたり、筋肉を強化する。

ロイシン
肝臓の機能を高め、筋肉を強化する。

リジン
成長を促し、組織の修復に必要。抗体の材料にもなる。

メチオニン
解毒作用や抗腫瘍作用などがある。

フェニルアラニン
ドーパミンなどの材料になり、血圧を上昇させる。

スレオニン
成長を促進させるアミノ酸として必要となる。

トリプトファン
神経伝達物質となるほか、鎮静作用があり、免疫力を高める。

バリン
成長を促して、筋肉を強化する。

ヒスチジン
幼児の発育に必要で、神経機能を補助する。

非必須アミノ酸

アスパラギン酸
エネルギー代謝を促し、疲労回復効果がある。

グルタミン酸
脳や神経の働きを助け、疲労回復効果をもつ。

チロシン
アドレナリンやドーパミンなどの神経伝達物質の材料になる。

※たとえば豚肉100gには、かたロース（脂身つき、生）で17.1g、ヒレ（赤肉、生）で22.2gのたんぱく質が含まれる。

脂質

エネルギー源として欠かせないが、摂りすぎに注意

特徴と働き

脂質とは、水に溶けず、エーテルやクロロホルムのような有機溶媒に溶ける物質の総称です。1g当たり約9kcalと、三大栄養素のなかで最も高いエネルギーを生成する栄養素で、たんぱく質や炭水化物の2倍以上になります。

人は脂質の大半を油脂（液体の油や個体の脂）として摂取しますが、この場合の脂肪は、中性脂肪のことを指します。中性脂肪には脂質を構成する脂肪酸の種類（下欄と次頁を参照）によって、体のなかでの作用が異なります。

脂質といえば、健康や美容にとっての大敵といったイメージをもたれがちですが、細胞膜を主に構成する成分であり、また粘膜や皮膚の健康に欠かせない栄養素で、脂溶性ビタミンの吸収を助ける働きがあり、不可欠の栄養素です。

日本人の脂質摂取基準は、総エネルギー摂取量の20％以上30％未満ですが、現在は一般に過剰の傾向にあります。健康と美容のためにも、過不足なく脂質を摂りましょう。

過剰症と欠乏症

肉や乳製品に多い飽和脂肪酸は、生活に欠かせないエネルギー源となる一方で、皮下脂肪や内臓脂肪として蓄積されやすく、摂取オーバーになると血中コレステロールが急に増え、動脈硬化や心筋梗塞を起こしやすくなります。逆に、少なすぎると、体力や活力が衰えたり、血管がもろくなって脳出血につながるなどの問題が起こります。

脂肪酸について

脂質は脂肪酸によって「質」が決まります。脂肪酸は脂肪を構成している成分のことですが、分子のなかの炭素の数、二重結合の位置と数によって、いくつかの種類に分かれます。

大きく分けると、「飽和脂肪酸」と「不飽和脂肪酸」の2種類です。飽和脂肪酸は炭素の二重結合を含まない脂肪酸、不飽和脂肪酸は炭素の二重結合を含む脂肪酸です。

不飽和脂肪酸は二重結合をひとつだけ含む「一価不飽和脂肪酸」、二重結合を2個以上含む「多価不飽和脂肪酸」の2つに分かれます。さらに多価不飽和脂肪酸は、二重結合がどの位置にあるかによって、n-3系脂肪酸、n-6系脂肪酸に分類されます。

多価不飽和脂肪酸に分類されるリノール酸、α-リノレン酸、アラキドン酸の3つは、必須脂肪酸と呼ばれます。これらの脂肪酸は体内で合成できないか、合成だけでは必要量を満たすことができないために、食品からの摂取が必要となるのです。

多く含有する食品※ （可食部100g中）

マカダミアナッツ	12.46g	(60.79g)
らっかせい	8.33g	(36.5g)
ごま	7.52g	(41.38g)
アボカド	3.21g	(12.98g)
大豆	2.59g	(14.07g)
えだ豆	0.84g	(4.65g)
とんぶり	0.36g	(2.15g)
きくらげ	0.29g	(0.95g)

※ 飽和脂肪酸の含有量。カッコ内は不飽和脂肪酸の含有量

脂肪酸の構造による分類

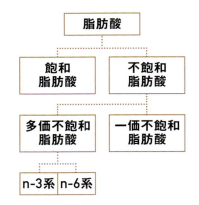

脂質を構成するさまざまな脂肪酸

飽和脂肪酸・不飽和脂肪酸

飽和脂肪酸

酪酸	パルミチン酸	ステアリン酸
主にバターやチーズなどの乳製品に特有の脂肪酸。	肉の脂肪分などに多く含有。血中コレステロールを増やす。	動物性、植物性の両方の脂肪に多く含まれる脂肪酸。

不飽和脂肪酸

一価不飽和脂肪酸

オレイン酸 ※1
悪玉コレステロールを減らす。オリーブ油に多く含まれる。

パルミトレイン酸
人の皮脂にも含まれ、皮膚と親和性が高く、酸化しにくい。

多価不飽和脂肪酸

n-6系脂肪酸

リノール酸 ※1
大豆油、ごま油などに多い。n-3系の脂肪酸とのよいバランスが必要。

アラキドン酸 ※1
レバー、肝油に多く、血圧の低下や免疫力向上効果がある。

n-3系脂肪酸

α-リノレン酸 ※1
しそ油や亜麻仁油に多く含有。高血圧予防に効果的。

エイコサペンタエン酸
サバなどの青魚に豊富。中性脂肪の低下作用がある。※2

ドコサヘキサエン酸
青魚に豊富で、血液中の中性脂肪を減らす働きがある。

※1 必須脂肪酸
※2 イコサペンタエン酸とも呼ぶ

飽和脂肪酸

飽和脂肪酸は、肉の脂や乳製品に多く含まれる、炭素の二重結合をもたない脂肪酸のことです。肉の脂肪に多く含まれるステアリン酸、パルミチン酸、ミリスチン酸、乳製品に多く含まれる酪酸、やし油に含まれるラウリン酸などがあります。

飽和脂肪酸は、その構造によりn-6系とn-3系に大別されます。いずれも、血液中のコレステロールを減少させる作用がありますが、n-6系は摂りすぎると、善玉コレステロールも減ってしまいます。

なお、リノール酸はがんリスクの増加が話題となりましたが、乳がん、大腸がん、前立腺がんとの関連は否定されました。ただし、炎症性疾患との関連は明らかになっていません。

不飽和脂肪酸

一価不飽和脂肪酸は、酸化しにくく過酸化脂質になりにくいので、動脈硬化の予防効果が期待できます。

多価不飽和脂肪酸は、その構造によりn-6系とn-3系に大別されます。

細胞膜やホルモン、ビタミンDなどの原料

コレステロール

特徴と働き

脂質の一種であるコレステロールは、動脈硬化などの引き金となりやすいことから、悪いイメージをもたれがちです。しかし、コレステロールは細胞膜や胆汁酸、ホルモンの原料となる成分であり、ビタミンDをつくる原料にもなります。また、不足すると血管が弱くなって脳出血のリスクが高まるなどの弊害も起こり得るため、適量を摂る必要があります。

一般的に、善玉コレステロール（HDL）、悪玉コレステロール（LDL）と呼び分けられていますが、それはリポたんぱく質と呼ばれる結合物質の違いによるものです。前者は動脈から余分なコレステロールを排除するのに対し、後者は沈着させて血液の粘性を高めてしまいます。

つまり、コレステロールの高い食品が必ずしも健康に悪いとはいえないのです。たこ、えびや卵（黄身）はコレステロールを含みますが、優れた栄養成分も多く含みます。健康な方は過剰にならない程度に、食事全体のバランスをふまえたうえで、適量を摂りましょう。

コレステロールは細胞膜やホルモンの原料となる食品には含まれますが、植物性の食品には含まれず、コレステロールの上昇を抑えます。

コレステロールの過剰摂取は、善玉のHDLを増やしますが、それ以上に悪玉のLDLも増やし、LDLが酸化されると、心疾患や動脈硬化のリスクを高めます。ただし、人体の肝臓で合成されるコレステロールの量は、食品から摂取する量よりもはるかに多いため、卵、肉類といった高コレステロール食品を避けるだけでは不十分です。

脂肪分や甘いものはコレステロール合成の原料となりやすいので、これらの摂取を意識的に控えることが、効果的です。また、食物繊維の摂取不足も、コレステロール値を増やす原因となります。

過剰症と欠乏症

コレステロールは体内で合成されるため、摂取量が不足して欠乏症が出ることはありませんが、過剰摂取には注意が必要です。コレステロールは動物性の食品に含まれますが、植物性の食品には含まれず、コレステロールの上昇を抑えます。

エネルギー源となり食物繊維も含む

炭水化物

特徴と働き

炭水化物1gから約4kcalのエネルギーが生成されます。炭水化物は体内で消化されると、単糖類であるブドウ糖に分解されて吸収されます。ブドウ糖は血液を通して各細胞に運ばれ、エネルギーとして利用されるのです。エネルギー源としての炭水化物は分解や吸収が早く、たんぱく質や脂質と比べると、即効性のあるエネルギー源ということができます。

ブドウ糖は脳や神経組織、赤血球にとって重要なエネルギー源になるので、その役割は大きいといえるでしょう。脳は基礎代謝量の約2割ものエネルギーを消費しますが、糖の不足から血糖値が下がったときは、肝臓のグリコーゲンが分解され、ブドウ糖が血中に供給されます。

また、食品から摂取する炭水化物は、いも類や豆類、あるいは米やパンなどに含まれるでんぷんが中心になります。

なお、炭水化物は、体内で消化・吸収されない食物繊維も含みます。

過剰症と欠乏症

炭水化物は、肝臓にグリコーゲンとして蓄えられていたブドウ糖が消費されたり、たんぱく質や脂肪が分解されてブドウ糖を新たに合成するため、通常は不足することはあまりありません。

しかし、肝臓に蓄える分をオーバーすると、余剰分のブドウ糖は体脂肪として蓄積され、肥満に結びつきやすいので、注意が必要です。逆に、不足が長く続いた場合はたんぱく質や脂肪が過度に分解され、急激な体力の低下や全身の倦怠感などの症状が出ます。

多く含有する食品
(可食部100g中)

もち米	77.2g
発芽玄米	74.3g
くり※	36.9g
ぎんなん	34.8g
さつまいも	31.9g
やまといも	27.1g
くわい	26.6g
じゃがいも	17.6g

※くりは日本ぐりの数値

主な炭水化物の種類と特徴

単糖類

単体の糖からなる。
甘味があり、水に溶けやすい。

ブドウ糖
ぶどうの甘味に多く含まれることから、ブドウ糖と命名。「グルコース」ともいう。

果糖
甘味は砂糖の約1.5倍。ブドウ糖と並んで吸収のスピードが速い。果物や果汁に多く含まれる。

ガラクトース
別名「脳糖」。乳製品に多く含まれ、ブドウ糖と結合して乳糖になる。乳児の脳の形成に不可欠。

少糖類

複数の単糖が結合してできる糖質。
甘味があり、水に溶けやすい。

2糖類

ショ糖
砂糖の主な糖。ブドウ糖と果糖が結合した糖で、「スクロース」ともいう。

麦芽糖
2つのブドウ糖が結合した糖。「マルトース」とも呼ばれ、水あめなどに多く含まれる。

乳糖
別名「ラクトース」。ブドウ糖とガラクトースが結合した糖。母乳や牛乳に含まれる。

オリゴ糖(小糖類)
ブドウ糖などの単糖が3つ以上連なって合成される糖。消化されにくく、腸内ではビフィズス菌などの善玉菌を増殖させる。

多糖類

多くの単糖が結合した糖。
水に溶けず、分解されると甘味が出てくる。

でんぷん
植物が空気中の二酸化炭素と水からつくる光合成物質。米、麦など穀類の主成分。いも類にも多い。

グリコーゲン
ブドウ糖が肝臓に運ばれ、生成される糖。動物性食品にのみ含まれ、エネルギー源になる。

セルロース
植物細胞壁の主要構成成分。パルプに多く含有。野菜の食物繊維の主な成分で、消化酵素では消化されず、体外に排出される。

※摂取基準は総エネルギー摂取量の50～65%。

生きていくうえで欠かせない微量栄養素

ビタミンの種類と働き

水溶性と脂溶性に分かれる

ビタミンは微量で、生命活動に欠かせない機能をもつ栄養素です。体内でつくれないか、つくれたとしても必要量に満たないので、食品から摂取しなければなりません。

ビタミンは、水に溶ける**水溶性**と、油脂に溶ける**脂溶性**に分かれます。野菜類に多く含まれるのはビタミンCで、野菜・果物以外の食品からはほとんど摂れません。

緑黄色野菜に豊富なのは、体内に吸収されてビタミンAに変わるβ-カロテン、緑黄色野菜や種実類に多いビタミンEなどのほか、代謝を高めるビタミンB群はいも類や豆類に、骨の形成にかかわるビタミンDはきのこ類に多く含まれます。また、ビタミンB群の一種である葉酸は緑色の野菜に多く含まれ、認知症予防効果が期待されています。

一方、ビタミンの摂りすぎは過剰症に、不足は欠乏症になります。

水溶性ビタミン

ビタミンB1
炭水化物の代謝を高める補酵素として働き、疲労物質を処理する。

ビタミンB2
皮膚や粘膜を保護する働きから、「美容ビタミン」とも呼ばれる。

ナイアシン
アルコールの分解に働き、二日酔い予防の効果もある。

ビタミンB6
たんぱく質の代謝に働く。皮膚炎予防に有効なことでも知られる。

ビタミンB12
赤血球の生成に働き、鉄の補給で改善されない貧血を予防。

葉酸
新陳代謝や成長、妊娠初期の胎児の脳形成、認知症予防に働く。

ビオチン
ビタミンB群の一種。炭水化物、脂質、たんぱく質の代謝にかかわる。

パントテン酸
ストレスに対抗し、代謝を促進。ホルモンの合成に必要。

ビタミンC
コラーゲンの合成、鉄の吸収を促す。また、がんを予防する。

脂溶性ビタミン

ビタミンA
皮膚や粘膜を守り網膜色素の成分として目の健康維持に働く。

ビタミンD
カルシウムの吸収を高め、骨や歯を丈夫に保つうえで不可欠な成分。

ビタミンE
老化を防ぐ抗酸化ビタミン。血液の流れをよくする。

ビタミンK
血液凝固やカルシウムの吸収を促し、骨粗しょう症の予防に働く。

糖質の代謝に不可欠な"疲労回復ビタミン"

ビタミンB1

特徴と働き

炭水化物の代謝に欠かせないビタミンです。代謝がうまくいかないと、乳酸などの**疲労物質**が体内に蓄積されて疲れやすくなったり、炭水化物が脂肪に変わって太りやすくなります。ビタミンB1は糖質をエネルギーに変える際の補酵素として働き、代謝をスムーズにします。

豚肉や豆類、いも類、ナッツ類に多く含まれ、白米より玄米や胚芽米のほうがビタミンB1が豊富。にんにくやねぎ類に特有の刺激成分・硫化アリルのアリシンと一緒に摂ると吸収効率が高まります。

過剰症と欠乏症

必要量を多少超えても体外に排出されるため過剰症の心配はほとんどなく食品から摂りにくいので、不足に注意します。不足すると、筋肉疲労や倦怠感、食欲不振などの不調が。慢性的な不足が続くと脳や神経系に障害が起こり、眼球の運動マヒや意識障害につながることも。明治時代に大流行した**脚気**（かっけ）も、白米を多く食べていたことによるビタミンB1不足が原因とされています。

多く含有する食品
（可食部100g中）

ごま	0.95g
らっかせい	0.85g
えんどう	0.72g
大豆	0.71g
レンズ豆	0.52g
いんげん豆	0.50g
そら豆	0.50g
あずき	0.45g

脂質の代謝を助け、皮膚や粘膜、毛髪を保護

ビタミンB₂

多く含有する野菜
（可食部100g中）

アーモンド	1.06mg
きくらげ	0.87mg
モロヘイヤ	0.42mg
ひらたけ	0.40mg
しそ	0.34mg
よもぎ	0.34mg
ほんしめじ	0.28mg
トウミョウ	0.27mg

特徴と働き

化学名をリボフラビンという黄色の色素を含むビタミンです。多くの栄養素の代謝に関係し、特に脂質の代謝サポートに大きな役割を果たしています。たんぱく質の合成にもかかわり、皮膚を正常に保ったり、口腔粘膜を保護したりする働きをもつので、美容にも欠かせないビタミンです。また、グルタチオン還元という酵素との協働で、過酸化脂質の生成を抑える抗酸化作用もあるので、細胞の老化が原因で起こる生活習慣病全般を予防します。

過剰症と欠乏症

過剰症の心配はほとんどなく、むしろ不足に注意しましょう。不足すると、肌荒れやニキビなどの皮膚炎、髪のパサつきといったトラブルに。唇の両脇が切れたり、舌が腫れる炎症の症状も、ビタミンB₂不足が原因となることが多いようです。目の粘膜が弱くなることから、眼精疲労など目の症状も見られるようになります。子どもの場合は、慢性的な不足から成長障害が起こることもあります。

糖質、脂質、アルコールの代謝を促進

ナイアシン

多く含有する野菜
（可食部100g中）

らっかせい	17.0mg
ひらたけ	10.7mg
まつたけ	8.0mg
えごま	7.6mg
えのきたけ	6.8mg
エリンギ	6.1mg
なめこ	5.1mg
ほんしめじ	5.1mg

特徴と働き

ニコチン酸とニコチンアミドの総称です。ナイアシンは、炭水化物や脂質がエネルギーに代謝される際、NAD（ニコチンアミドアデニンジヌクレオチド）という物質になって、代謝に必要な酵素を助ける補酵素として働きます。アルコールを飲むと、体内でアセトアルデヒドという物質が生成され、この物質が悪酔いや二日酔いなどの症状を引き起こしますが、NADはこの物質を分解する酵素の補酵素となります。ひらたけやまいたけ、ナッツ類などに多く含まれるほか、体内でも、必須アミノ酸のトリプトファンから合成されます。

過剰症と欠乏症

一度に100mg以上の大量摂取をすると、皮膚が赤くなったり、便秘や下痢を起こしたり、感覚神経障害、肝機能低下などの症状が現れることがあります。不足することはまれですが、欠乏が慢性的になると、ペラグラという病気になり、赤い発疹が出たり、吐き気、嘔吐などの不快症状が起こることもあります。

たんぱく質の分解、再合成に不可欠なビタミン

ビタミンB₆

多く含有する野菜
（可食部100g中）

にんにく	1.53mg
ししとうがらし	0.39mg
バナナ	0.38mg
あさつき	0.36mg
モロヘイヤ	0.35mg
くわい	0.34mg
わさび	0.32mg
さつまいも※	0.26mg

※さつまいもは皮むきの数値

特徴と働き

ビタミンB₆は、たんぱく質をアミノ酸に分解し、体に必要なたんぱく質を再合成する際の補酵素として働きます。皮膚炎の予防から発見されたビタミンで、一部が体内でもつくられています。たんぱく質のエネルギー代謝をサポートする本来の役割に加え、脂質の代謝や神経伝達物質の合成にかかわる働きから、脂肪肝を防ぐほか、貧血予防や神経の安定にも有効に働きます。ピーマンやパプリカなどの緑黄色野菜のほか、かつおやまぐろ、さんまなどの魚類、鶏肉などの動物性食品にもビタミンB₆は豊富です。

過剰症と欠乏症

通常の食生活で過剰摂取になることはまずありません。ビタミンB₆の成分のうち、ピリドキシンだけを長期にわたって集中摂取すると、手足のしびれや痛みなどの感覚神経障害をともなうことがあります。不足した場合にも神経系統に不調を来たしやすく、手足のしびれや情緒不安定、貧血、不眠症となって現れる場合もあります。

246

悪性貧血を予防し、脳の健康にも欠かせない
ビタミンB12

多く含有する食品※①
（可食部100g中）

あまのり※②	77.6μg
しじみ	68.4μg
あゆ（内臓）	60.3μg
あげまき	59.4μg
あかがい	59.2μg
牛レバー	52.8μg
あさり	52.4μg
ほっきがい	47.5μg

※①ビタミンB12は動物性食品に含まれ、野菜には含まれない
※②あまのりはほしのりの数値

特徴と働き

ビタミンB12は、貧血の治療で発見されたビタミンです。

葉酸との協働で赤血球の生成にかかわり、ヘモグロビンを合成したり、たんぱく質や核酸の合成を助けるなど、造血に欠かせない補酵素として働きます。また、脳からの指令を伝える中枢神経の機能を正常に保つ働きもあり、認知症予防にも欠かせないとの認識が高まっています。

過剰症と欠乏症

ビタミンB12は、必要摂取量を多少超えても、過剰症の心配はありません。

不足することはまれですが、動物性食品に含まれていることが多いので、肉や魚を食べない人は、サプリメントなどでの補給が必要になる場合もあります。ビタミンB12が不足すると、鉄の不足が原因の場合とは違う巨赤芽球性（きょせききゅうせい）貧血という悪性貧血が起こりやすくなるほか、動脈硬化のリスクも高まります。神経系の機能が低下して、不眠、食欲不振、神経障害などの症状が出ることもあります。

胎児の健全な発育、悪性貧血予防、認知症予防に働く
葉酸（ようさん）

多く含有する野菜
（可食部100g中）

なばな※	340μg
えだ豆	320μg
大豆	260μg
モロヘイヤ	250μg
めキャベツ	240μg
あさつき	210μg
ぜんまい	210μg
ほうれんそう	210μg

※和種なばなの数値による

特徴と働き

その名のとおり、ほうれんそうやブロッコリーなどの緑色野菜に多く含まれ、ビタミンB12とともに赤血球の生成を助け、不足すると悪性貧血の原因になります。

造血と並んで重要なのが、たんぱく質や細胞をつくるときに必要となる核酸を合成する働きです。細胞分裂が活発な胎児にとっては、この葉酸の作用が胎内での正常な発育に欠かせないため、特に妊娠初期には十分な摂取が必要です。

また近年、認知症や脳梗塞になりやすい遺伝子をもつ人にとって、葉酸を摂取することで抑えられる可能性があると注目をあびています。

過剰症と欠乏症

過剰症の心配はなく、むしろ十分な量を摂りにくい栄養素です。しかし、サプリメントなどで多量摂取が続くと、亜鉛の吸収が阻害されることがあります。不足すると、巨赤芽球性（きょせききゅうせい）貧血の原因になります。また妊娠のごく初期に不足すると、胎児の神経管閉鎖障害のリスクが高まります。

代謝を助け、皮膚や毛髪を健やかに保つ
ビオチン

多く含有する野菜
（可食部100g中）

まいたけ	24.0μg
モロヘイヤ	13.6μg
なばな※	12.2μg
ひらたけ	12.0μg
ごま（乾）	11.7μg
えだまめ	11.1μg
えのきたけ	10.6μg
カリフラワー	8.5μg

※和種なばなの数値による

特徴と働き

「ビタミンH」もしくは「ビタミンB7」の別名で呼ばれることもあります。

三大栄養素のエネルギー代謝を助ける働きがあり、特に糖代謝ではピルビン酸カルボキシラーゼの補酵素となって、糖の再合成をサポートします。また、皮膚や毛髪を健康に保つうえで重要な働きをもち、近年はアトピー性皮膚炎に対抗する栄養素としても注目されています。食品では豆やナッツ類、レバー、きのこなどに多く含まれます。

過剰症と欠乏症

過剰症の心配は特にありません。逆に、生の卵白のなかに含まれるたんぱく質によって、ビオチンの吸収を阻害されることがあるため、生の卵白だけを偏って摂取することは避けましょう。

長期にわたる抗生物質の服用や、下痢などで腸内細菌が悪玉化するといった特殊な条件の下で、まれに欠乏症を招くことがあります。代表的なものが、皮膚炎や脱毛の症状。白髪が増えたり、筋肉痛、疲労感をともなう場合もあります。

コエンザイムAの成分として幅広く活躍
パントテン酸

特徴と働き

「パントテン」は、ギリシャ語で「広くどこにでもある」の意味。その名前どおり、多くの食品に幅広く含まれます。以前は「ビタミンB5」と呼ばれていましたが、現在はパントテン酸と呼ぶのが一般的です。

体内では、コエンザイムAの補酵素の構成成分となり、たんぱく質、炭水化物、脂質の三大栄養素の代謝に働くほか、HDL（善玉）コレステロールの合成を助けたり、副腎皮質ホルモンの合成にかかわるなど、多様な組織の補酵素として働きます。

過剰症と欠乏症

摂りすぎによる健康障害は、現在のところ報告されていません。多少摂りすぎても体外に排出されます。

幅広い食品に含まれるため、普通の食生活であれば不足することもありませんが、極端に不足すると、頭痛、倦怠感、食欲不振、ストレスなどの不快症状が出てくることもあります。足裏の異常や精神障害を指摘している報告もあります。

多く含有する野菜
（可食部100g中）

ひらたけ	2.40mg
まつたけ	1.91mg
モロヘイヤ	1.83mg
かんぴょう	1.75mg
えんどう	1.74mg
アボカド	1.65mg
ほんしめじ	1.59mg
エリンギ	1.16mg

美容と健康に不可欠な抗酸化ビタミン
ビタミンC

特徴と働き

細胞と細胞を結ぶコラーゲンというたんぱく質の合成にかかわり、血管、皮膚、粘膜を強化する働きから、美容に欠かせないビタミンとしてよく知られています。また、強い抗酸化作用があり、体に有害な活性酸素の働きやコレステロールの増加を阻止して、老化を抑制し、動脈硬化の予防に働きます。

ほかにも、副腎皮質ホルモンや副腎髄質ホルモンの生成を助け、ストレスを弱める作用や、鉄の吸収を助ける作用など、実に多くの機能を果たすビタミンです。水に溶けやすく、熱に弱いデリケートな栄養素なので、調理法にも工夫が必要です。

過剰症と欠乏症

体内に蓄積されないため、多少摂りすぎても過剰症の心配はありません。不足すると、免疫力が低下して風邪をひきやすくなったり、歯茎から出血する壊血症を起こすことも。肌荒れや髪のパサつきの原因となることもあります。喫煙やストレスでもビタミンCが消費されます。生活が不規則な人は多めに摂取しましょう。

多く含有する野菜
（可食部100g中）

めキャベツ	160mg
なばな※①	130mg
パセリ	120mg
ブロッコリー	120mg
なずな	110mg
とうがらし	92mg
カリフラワー	81mg
ピーマン※②	76mg

※①和種なばなの数値
※②青ピーマンの数値

皮膚や粘膜を健康に保ち、目のトラブルを解消
ビタミンA

特徴と働き

皮膚や粘膜を強化する働きがあり、特に目の健康には欠かせない脂溶性のビタミンです。動物性食品に含まれるレチノールや、植物性食品に含まれるカロテン（α、β、r、クリプトキサンチン）がビタミンAとして働く成分で、野菜にはレチノールは含まれません。ビタミンAは抗酸化作用により、細胞の老化を抑制し、がんや動脈硬化の予防に働きます。

ビタミンAの働きは、呼吸器の粘膜を保護する作用によって肺炎を防いだり、鼻の粘膜を守る働きからウイルスの感染を予防したりと、全身に及びます。

過剰症と欠乏症

摂りすぎると、肝臓に蓄積され、肝機能障害を起こすことがあります。また、妊娠中の過剰摂取が、胎児に悪影響を及ぼす例も報告されています。不足した場合に起こりがちなのは、夜盲症やドライアイなど。全身の皮膚や粘膜も乾燥するため、細菌やウイルスに対する抵抗力が弱まり、風邪もひきやすくなります。なお、カロテンは256ページを参照のこと。

多く含有する野菜
（可食部100g中）

しそ	880μg
モロヘイヤ	840μg
にんじん	720μg
パセリ	620μg
バジル	520μg
ミニキャロット	500μg
あしたば	440μg
よもぎ	440μg

＜数値はカロテンのレチノール活性当量＞

ビタミンD

カルシウムの吸収・沈着を助け、骨や歯を丈夫に

多く含有する野菜
（可食部100g中）

きくらげ	85.4μg
しろきくらげ	15.1μg
乾しいたけ	12.7μg
まいたけ	4.9μg
エリンギ	1.2μg
ぶなしめじ	0.6μg
しいたけ	0.4μg
ひらたけ	0.3μg

特徴と働き

体内に吸収された後、活性型ビタミンに変わり、カルシウムやリンなど、に欠かせない成分の吸収に働き、**骨や歯の形成**に欠かせない成分の吸収に働きます。食品から摂る以外に、皮膚が紫外線を浴びることによって、人体でも生成されるビタミンです。

ビタミンDはカルシウムやリンの吸収を助けるだけでなく、血液中のカルシウムを骨へ運搬することによって沈着させたり、血液や筋肉にカルシウムの不足が生じたときは、その分を骨から取り出して補給したりと、**カルシウムの調整**をするうえでも大きな役割を負っています。

過剰症と欠乏症

食物ではなく、サプリメントなどで過剰症をともないやすく、摂りすぎると血中のカルシウム濃度が増し、全身疲労や吐き気、食欲不振などの症状が現れます。血管に溜まって動脈硬化や腎不全の原因ともなります。不足すると骨の成長が阻害され、骨軟化症や骨粗しょう症の原因に。子どもは、くる病などの成長障害に※つながる場合もあります。

※脊椎や四肢骨の湾曲・変形が起こる病気

ビタミンE

体の酸化を防ぎ、老化抑制や生活習慣病を予防

多く含有する野菜
（可食部100g中）

らっかせい	10.1mg
とうがらし	7.7mg
モロヘイヤ	6.5mg
つくし	4.9mg
かぼちゃ※	4.9mg
とんぶり	4.6mg
しそ	3.9mg
バジル	3.5mg

※かぼちゃは西洋かぼちゃの数値
＜数値はα-トコフェロールの含有量＞

特徴と働き

強い抗酸化力をもち、その効力から「**老化抑制ビタミン**」とも呼ばれます。ビタミンEの**抗酸化作用**で、脂質の酸化が抑えられるので、内臓や皮膚の血管に沈着しようとする過酸化脂質の発生を抑制し、がんや動脈硬化、脳の老化などさまざまな症状を予防します。

また、**血液の循環**をよくし、冷えや肩こりを改善したり、**新陳代謝**を促すことによって肌に潤いや張りを与える働きもあるため、心強いビタミンといえるでしょう。性ホルモンの生成や分泌にもかかわっていることから、**生殖機能**を正常に保つ役割もあります。

過剰症と欠乏症

過剰症は起きにくいのですが、サプリメントなどで上限量を超えると出血、筋力低下、下痢などを起こすこともあります。不足すると活性酸素の作用で、がんや動脈硬化、細胞の老化などのリスクが高くなります。赤血球の老化が弱くなり、溶血性貧血につながることも。女性は不妊や流産の原因となる場合もあります。

ビタミンK

ケガの止血や骨の健康維持に不可欠

多く含有する野菜
（可食部100g中）

パセリ	850μg
しそ	690μg
モロヘイヤ	640μg
あしたば	500μg
バジル	440μg
つるむらさき	350μg
よもぎ	340μg
なずな	330μg

特徴と働き

血液の凝固と凝固の抑制に働くビタミンで、ケガや内出血を止めるうえで重要な役割を果たします。また、たんぱく質を活性化し、**骨の形成**を促すことから、丈夫な骨づくりに欠かせません。

食品から摂取するビタミンK_1と、体内の腸内細菌で合成されるビタミンK_2の2種類があり、前者は葉野菜を中心とする緑黄色野菜に、後者は納豆に多く含まれます。脂溶性ビタミンなので、水洗いや加熱による損失はほとんどありませんが、光やアルカリで壊れやすい性質があります。

過剰症と欠乏症

過剰症の心配はほとんどありませんが、一度に大量に摂りすぎると、吐き気や血圧低下の症状を起こすことがあります。腸内細菌からもつくられるので、通常、不足することは少ないのですが、不足すると骨に十分なカルシウムがとり込まれず、骨がもろくなります。また、新生児は腸内細菌による合成が不十分なため、不足すると出血症を起こすおそれもあります。

体の機能を調整し維持する微量栄養素

ミネラルの種類と働き

身体の構成成分となる

ミネラルとは、炭素、水素、酸素、窒素の有機化合物の成分を除く無機質の栄養素で、ビタミンと同様に体内では合成できないため、食品から摂取する必要があります。

ミネラルは、**体の構成成分**になると同時に、体内の水分バランスを整えたり、細胞の合成にかかわる酵素の活動を助けたりするなど、**神経や筋肉の働きの調整**などの役割を担います。

丈夫な骨や歯の形成にかかわるカルシウムやリン、血液や骨髄に含まれる鉄などとは、代表的なミネラルとして知られています。

野菜には全般的にカリウムが多く含まれ、また、カルシウムや鉄分の豊富なものもあるので、**生活習慣病**などの予防にも効果的です。

主な種類と働き

ナトリウム	カリウム	カルシウム	マグネシウム	亜鉛	銅
カリウムとともに体内の水分バランスを調整する。	体内の水分バランスを調整し、筋肉運動を円滑にする。	骨や歯の構成成分として働く。人体に最も多いミネラル。	骨格形成にかかわり、酵素の反応をサポートする働きも。	たんぱく質やDNAの合成をサポート。新陳代謝に不可欠。	鉄の吸収を助け、コラーゲンや毛髪などの色素の生成に働く。

マンガン	クロム	コバルト	セレン	モリブデン	ヨウ素
骨の形成を促す酵素のほか、多くの酵素の活動をサポート。	糖質の代謝を促進するインスリンを助け、糖尿病を予防。	ビタミンB₁₂の必須構成成分で、造血機能を高め、悪性貧血を予防。	過酸化脂質分解酵素の成分となり、細胞の老化を防ぐ。	最終老廃物である尿酸の代謝を促す酵素の働きを助ける。	甲状腺ホルモンの材料になるミネラル。発育や代謝を促す。

体内の水分バランスを調整する
カリウム

特徴と働き

カリウムはナトリウムとともに細胞の機能を支える、生命活動に必須の成分です。細胞内液に多く含まれていますが、細胞内液に多く含まれるナトリウムのどちらかが不足してもバランスが崩れ、細胞は正常に機能しなくなります。

また、カリウムは**筋肉の収縮**や**弛緩**の働きを正常に保つために作用したり、正しい神経伝達を行うために働いたりしています。

過剰症と欠乏症

摂りすぎても尿で排泄されるので、過剰症の心配はありません。さまざまな食品に含まれています

が、生活習慣病予防の観点からは、不足しがちな栄養成分ともいえます。ナトリウムを排出しやすくするので、**ナトリウム**の摂りすぎによる高血圧を防ぐためには、カリウムの十分な摂取が効果的です。

多く含有する野菜
（可食部100g中）

大豆	1,900mg
あずき	1,500mg
いんげん豆	1,500mg
ふだんそう	1,200mg
きくらげ	1,000mg
パセリ	1,000mg

不足よりも過剰摂取に注意
ナトリウム

特徴と働き

ナトリウムは主に細胞外液に含まれるほか、骨にも存在しています。多くの食品に含まれる栄養成分とはまないので、不足の心配はまずなく、むしろ増やさない努力が必要です。なお、食塩1gには0.45gのナトリウムが含まれています。

カリウムと協働して、細胞内外の水分量や浸透圧を調整し、濃度を一定に保つ働きをします。ナトリウムを欠けば細胞が機能しなくなるので、生命活動が維持されなくなります。

通常は食塩で摂取されるため、不足よりは過剰摂取が心配。カリウムを十分に摂ると、余分なナトリウムの一部を排出できます。

過剰症と欠乏症

大量摂取が慢性化すると、体内にナトリウムが蓄積され、むくみや高血圧の原因になります。胃がんのリスクが高くなることも指摘されています。多くの食品に含まれているので不足の心配はまずないです。

多く含有する野菜
（可食部100g中）

切干しだいこん	210mg
つわぶき	100mg
しゅんぎく	73mg
ふだんそう	71mg
あしたば	60mg
からしな	60mg

250

骨の成長や神経の働きに必要
マグネシウム

特徴と働き

カルシウムとの協働で、骨や歯にカルシウムが沈着するのを助けるほか、筋肉の収縮をスムーズにする、血圧が上がったときに低下させるなど、さまざまな働きをします。

体内に300種類以上もある酵素の活性化を促す役割を果たすことから、神経の伝達を正常に保つなど、幅広い生理作用をカバーする点が特徴的です。食品では種実類や葉野菜に多く含まれます。

過剰症と欠乏症

食品から多めにとっても尿や汗といっしょに体外に排出されるので、過剰症の心配はほとんどありません。通常は欠乏症が出ることはありませんが、慢性的に不足すると、心筋梗塞などの心臓疾患の危険性が高まるおそれがあり、重症になると神経障害や循環器障害などが現れることもあります。

多く含有する野菜
(可食部100g中)

ごま	370mg
大豆	220mg
きくらげ	210mg
らっかせい	170mg
切干しだいこん	160mg
いんげん豆	150mg

強い骨や歯の形成に欠かせない
カルシウム

特徴と働き

人体に最も多く含まれるミネラルです。体内の全カルシウムの99％が骨や歯に存在して骨格を形成し、残り1％の血液など体液に含まれるカルシウムが、心臓の機能調整、筋肉の収縮と弛緩、ホルモン分泌といった役割を担っています。骨粗しょう症、高血圧、ストレスに対抗する働きもあり、重要なミネラルですが、吸収率が低いため、不足しがちな栄養素のひとつです。

過剰症と欠乏症

食生活で過剰摂取になることは、まずありません。問題が多いのはカルシウム不足のほうで、歯や骨の形成障害につながるほか、高齢期には骨粗しょう症になりやすくなるなどの症状が多く見られます。また、血液中に溶け出すカルシウムが増えると、高血圧や動脈硬化のリスクが高まります。

多く含有する野菜
(可食部100g中)

ごま	1,200mg
切干しだいこん	500mg
とうがらし	490mg
きくらげ	310mg
なずな	290mg
パセリ	290mg

赤血球のヘモグロビンの成分
鉄

特徴と働き

鉄の70％は血液に存在し、赤血球のヘモグロビンや筋肉中のミオグロビンの成分として、酸素を全身に運びます。一方で、肝臓や脾臓、骨髄にも鉄が存在し、不足すると血中に出て成分を補給する「貯蔵鉄」の役割を果たし、貧血予防に有効に働きます。野菜に含まれる植物性の非ヘム鉄は、動物性の鉄に比べて吸収率で劣るものの、ビタミンCを組み合わせることで吸収率をアップできます。

過剰症と欠乏症

吸収率が低いため、通常の食事で過剰症の心配はありません。注意すべきは欠乏。貯蔵鉄が血液中に放出されるので、男性や閉経後の女性に欠乏症が出ることはありませんが、貯蔵鉄がなくなると貧血や頭痛などが起こります。月経による鉄の損失は大きいので、成人女性は注意が必要です。

多く含有する野菜
(可食部100g中)

きくらげ	35.2mg
ごま	9.6mg
レンズ豆	9.0mg
パセリ	7.5mg
大豆	6.8mg
いんげん豆	6.0mg

骨や歯の生成やエネルギー代謝も
リン

特徴と働き

カルシウムの次に人体に多く含まれるミネラルで、80％は骨に、残りは筋肉や脳神経に存在します。カルシウムとの協働により、丈夫な歯や骨の生成に働くほか、細胞膜や核酸の成分として細胞分化を活性化させたり、エネルギー代謝にもかかわるなど、人体の生命維持に欠かせない重要な役割をもっています。食品では肉のレバー、魚介類、卵、牛乳などに多く含まれ、カルシウムに比べて吸収されやすいのが特徴です。

過剰症と欠乏症

多く摂りすぎると、リンの代謝にカルシウムが使われ、カルシウム不足になります。また、腎機能が低下します。一方、不足することはほとんどありませんが、病気や薬剤によって血液中のリン濃度が低くなった場合は、さまざまな神経症状が現れます。

多く含有する野菜
(可食部100g中)

ごま	540mg
大豆	490mg
レンズ豆	430mg
いんげん豆	400mg
らっかせい	380mg
えんどう	360mg

鉄の利用を促して貧血を予防
銅

特徴と働き

酵素の成分として骨や筋肉、血液中に含まれ、鉄がヘモグロビンを合成する際に、鉄の利用を促し、鉄の吸収を助けます。銅の働きがなければ、鉄単体ではヘモグロビンをつくることができないため、貧血の予防に重要な役割をもつミネラルといえます。ほかにも、活性酸素を分解する酵素、コラーゲンの生成にかかわる酵素、神経伝達にかかわる酵素などの構成成分として、体の健康をサポートします。

過剰症と欠乏症

大量摂取で肝障害、腎不全などの過剰症が発症するケースもあり

ますが、通常の食生活では心配ありません。不足すると、鉄が十分であってもヘモグロビンがうまく合成できないので、貧血、骨がもろくなる、髪の毛の色が退色するなどの症状が見られることもあります。

多く含有する野菜
（可食部100g中）

ごま	1.66mg
大豆	1.07mg
レンズ豆	0.95mg
いんげん豆	0.75mg
くわい	0.71mg
あずき	0.67mg

さまざまな酵素の働きをサポート
亜鉛

特徴と働き

血液や皮膚から肝臓、腎臓、歯、骨、筋肉に至るまで組織中に広く存在し、たんぱく質やDNAなどの細胞の合成にかかわります。ホルモン分泌とも関係が深く、血糖値を下げる働きのあるインスリンの合成にも関与しています。活性酸素を抑える抗酸化酵素の成分となり、体の酸化を防ぐ役割も。男性の前立腺や性腺にも高濃度に含まれることから、生殖機能の向上にも欠かせないミネラルです。

過剰症と欠乏症

食品から摂る場合には、過剰症の心配はありません。不足すると、

細胞の生成やたんぱく質の合成が滞ります。小児なら発育が遅れたり、思春期では第二次性徴（性的な発達）が遅れたり、男性の場合は性機能不全が起こります。また、味覚障害や皮膚炎などの症状も出ます。

多く含有する野菜
（可食部100g中）

ごま	5.5mg
レンズ豆	4.8mg
えんどう	4.1mg
大豆	3.1mg
いんげん豆	2.5mg
あずき	2.3mg

糖尿病予防に欠かせないミネラル
クロム

特徴と働き

体内のあらゆる組織にごく低い濃度で存在します。血液中の糖質をエネルギーに変える働きをもつホルモンのインスリンを助ける作用があり、血糖値の上昇を抑えることができるため、糖尿病予防に利用されています。また、脂質の代謝を活発にし、血中の中性脂肪やコレステロールの量を適正に保つのに役立っています。体内への吸収率は低く、大部分が尿として排泄されます。

過剰症と欠乏症

吸収率が非常に低いことから過剰摂取による健康障害はまずあり

ません。また、微量ながらも幅広い食品に含まれていること、必要量が微量なことから、欠乏症の心配もありません。数値にとらわれずバランスのよい食生活に注意すれば、適量を摂取することができるでしょう。

多く含有する野菜
（可食部100g中）

あおさ	160μg
青のり	39μg
刻み昆布	33μg
干しひじき	26μg
けしの実	7μg
さざえ	6μg

正常な骨の成長に欠かせない
マンガン

特徴と働き

植物性の食品に多く含まれるのが特徴。含有量は土壌のマンガンの量に左右されますが、一般的には豆類や緑茶、玄米ごはんなどに多く含まれます。カルシウムやりんとともに骨の代謝にかかわり、たんぱく質や脂質の代謝を促す酵素の成分としても活躍します。活性酸素から身を守る作用を促す酵素SOD（スーパーオキシドジスムターゼ）の構成成分でもあり、抗酸化性でも注目されています。

過剰症と欠乏症

通常は過剰症の心配はありません。また、植物性の食品に幅広く

含まれているため、比較的不足しにくいミネラルですが、極度に欠乏してしまうと、子どもの発育不良や、軟骨などの合成ができずに起こる骨軟化症、糖質や脂質の代謝への影響などが、考えられています。

多く含有する野菜
（可食部100g中）

きくらげ	6.18mg
しょうが	5.01mg
ふだんそう	3.60mg
くり※	3.27mg
ごま	2.24mg
ずいき	2.24mg

※くりは日本ぐりの数値

酸化を防ぐ働きに注目
セレン

特徴と働き

「セレニウム」とも呼ばれ、活性酸素の発生を抑える**抗酸化物質**の構成成分として、細胞の酸化を防ぎ、動脈硬化の引き金となる過酸化脂質の生成を抑える働きで注目されています。水銀やカドミウムなどの毒性を減らす**解毒作用**をもつことでも知られ、亜鉛と同様に、男性の**生殖機能**にも影響をもつとされています。吸収率が高く80％が腸内で吸収されます。

過剰症と欠乏症

過剰症が出やすいミネラルのひとつで、脱毛、爪の脱落、吐き気、胃腸障害などをともなう場合があ

るので注意が必要です。グラム単位で摂取すると、急性中毒を起こす場合もあります。不足すると、心筋への障害、筋力の低下などのほか、動脈硬化やがんのリスクも高まるといわれています。

多く含有する食品
（可食部100g中）

あんこうのきも	200μg
たらこ	130μg
まがれい	110μg
くろまぐろ	110μg
かつお※	100μg

※秋獲りの数値

ビタミンB12の構成成分のひとつ
コバルト

特徴と働き

体内に鉄が十分蓄積されていても貧血を発症するケースがあることから、必要性が認められたミネラルです。**ビタミンB12**の構成成分で、赤血球の生成を助けし、造血を助けます。**動物性食品**が主な供給源となるため、菜食に偏ると不足する場合があります。鉄の不足以外の原因で起こる悪性貧血、巨赤芽球性（きょせきがきゅうせい）**貧血の予防**にも有効とされています。

過剰症と欠乏症

大量摂取で吐き気や発疹、聴覚障害が出たケースが報告されてい

ますが、通常は過剰症の心配はありません。不足すると、赤血球が正常につくられず、悪性貧血を起こします。また、手足のしびれや食欲不振などを起こした例も報告されています。

多く含有する野菜

もやし

摂取しやすい食品

納豆
かきなどの貝類
魚介類
レバー類

＜主に動物性食品に含まれる＞

甲状腺機能の向上に役立つ
ヨウ素

特徴と働き

「ヨード」の名前でも知られているミネラルで、**海藻類**に多く含まれるミネラルで、昆布やわかめ、のりなど、海藻類に多く含まれるミネラルです。甲状腺ホルモンの構成成分として、たんぱく質の合成にかかわり、成長ホルモンの分泌を促したり、交感神経を活性化させるなどして、**細胞や組織の成長**を促します。**殺菌作用**があることから、消毒用の外用薬や、うがい薬の成分としても利用されています。

過剰症と欠乏症

過剰・欠乏いずれの場合にも、甲状腺の肥大や甲状腺腫などの障害が起きやすくなります。また、

甲状腺ホルモンの構成成分「ヨード」の名前でも知られているミネラルで、海藻

成長期に不足すると、精神遅滞、成長発達異常なども見られます。極端に不足する状態が続いた場合には、クレチン病（甲状腺ホルモンの不足から重篤な脳の未発達や成長障害がみられる疾患）になることもあります。

多く含有する食品
（可食部100g中）

まこんぶ※	200000μg
干しひじき	45000μg
生わかめ	1600μg
まだら	350μg
あわび	180μg
牡蠣	73μg

※まこんぶは素干しの数値

尿酸の生成をサポートする
モリブデン

特徴と働き

腎臓や肝臓に多く含まれるミネラルで、**尿酸の生成**にかかわる酵素をはじめとする複数の酵素の構成成分となります。また、鉄の利用を促して**造血**を助けます。豆類や穀類、レバー、乳製品などに含まれますが、微量です。銅の排出を促す作用があり、モリブデンを摂りすぎると銅が不足し、鉄の吸収を妨げるおそれがあります。

過剰症と欠乏症

食品から多めに摂っても尿中に溶けて排泄されるため、過剰症になることはありません。ただ、銅が極端に不足するとモリブデン中

毒になり、高尿酸血症や関節の痛み、腫（は）れなどの症状を引き起こすリスクがあります。

欠乏症では、頭痛、夜盲症、貧血などの症状が実験で報告されていますが、通常は欠乏症が出ることはありません。

多く含有する食品
（可食部100g中）

ささげ（乾）	380μg
大豆（乾）	350μg
納豆※	290μg
えんどう（乾）	280μg
あずき（乾）	210μg

※納豆は糸引き納豆の数値

抗酸化作用、免疫力向上やデトックス効果などに有効

機能性成分の種類と働き

機能性成分とは

1984年、当時の文部省特定研究として進められていたプロジェクトのなかで、食品の機能について新たな区分が設けられました。すなわち、必要な栄養素とエネルギーを供給する「一次機能」、味わいや香りなどの嗜好性を満たす「二次機能」、そして食品による免疫力増強、老化抑制、肥満予防といった生体機能の調節作用機能に着目した「三次機能」の3つに区分されたのです。このうちの三次機能を満たす食品の成分を、**機能性成分**と呼びます。

1991年からは、健康増進機能があると証明された食品について、厚生省（当時）が**特定保健用食品**に認可する制度がスタートしました。さらに、2001年には、ビタミン13種類、ミネラル5種類についての表示規格基準を定めた**栄養機能食品**が追加され、2つの分類からなる**保健機能食品**が制定されました。

摂取基準は明確化されていない

機能性成分として代表的なのは、各種の抗酸化成分です。ビタミンやビタミンと同等の作用をもつビタミン様作用物質、色やアクの成分となるポリフェノール類、色素成分のカロテノイドなどがあります。このほかにもペプチド、アミノ酸などのたんぱく質に関連する化合物、辛味成分のアリシンやカプサイシン、クエン酸やリンゴ酸を含む有機酸などが含まれ、日々めざましく研究が進みつつある分野ということもあり、新たな発見が相次いでいます。

五大栄養素のように代謝の仕組みや摂取基準が明確にされているわけではなく、食品に含まれる化学物質の抗酸化作用や発がん予防、殺菌・抗菌作用、芳香作用などが、免疫力の向上やデトックス効果、食欲アップ、ストレスの抑制といった間接的効果を引き出すものと考えられています。

注目の成分

アントシアニン

ブルーベリーやりんご、なす、ぶどうなどに含まれる赤や紫色の色素成分。視力の回復や血圧の安定、肝機能の改善に働く。

アリシン

にんにくやねぎ類に含まれる硫化アリルの一種。抗酸化・抗菌・殺菌作用に優れる。ビタミンB₁の吸収を高める働きもある。

カロテノイド

緑黄色野菜に多く含まれる赤、黄、オレンジなどの色素成分。強い抗酸化作用があり、がん予防に有効。トマトのリコピンなどがある。

食物繊維

炭水化物に含まれる成分だが、体内で消化、吸収されず、消化器官内を通過する過程で、優れた機能を発揮する。水溶性と不溶性の2種類。

クエン酸

レモンやオレンジなどの柑橘類に含まれる有機酸（酸味成分）。疲労回復や血行の促進に働く。

イソフラボン

大豆に含まれるポリフェノールの一種。更年期障害の緩和、骨粗しょう症の予防などに有効。女性ホルモンと似た作用がある。

ビタミン様作用物質

ビタミンと同等の働きをもつが、欠乏症が確認できていない成分。ビタミンP・Q・U、リポ酸など。

ポリフェノール

植物の光合成によってつくられる色素やアクの成分。フラボノイド類、非フラボノイド類の2タイプで、抗酸化作用に注目が集まる。

※体内に溜まった毒素や老廃物を排出させること。

現代の食生活に不可欠な"第六の栄養素"

食物繊維

特徴と働き

食物繊維は、食品に含まれて消化されない、さまざまな成分が集まったもので、食品の成分表示上では、糖質と合わせて炭水化物に含まれています。エネルギー源としての栄養効果がないので、以前は軽視される傾向でしたが、近年は新しく発見された生理機能が注目され、その重要性が見直されるようになりました。

食物繊維は水に溶ける**水溶性食物繊維**と、水に溶けない**不溶性食物繊維**に分かれます。前者は腸内でゼリー状に変わった粘性物質が、糖と消化酵素との接触を妨げ、**血糖値の上昇抑制**や**コレステロールの排泄効果**があります。後者は腸内で水を吸って膨らみ、腸の活動を促進。**便秘の解消**に効果を発揮するほか、**大腸がんの予防**に効果を果たす効果も期待されています。水溶性食物繊維と不溶性食物繊維をバランスよく摂るのが理想的です。

野菜や果物は良質な食物繊維の供給源であり、こんぶ、わかめ、こんにゃくといった日本古来の伝統食品にも、食物繊維が豊富に含まれます。

過剰症と欠乏症

日本人は、平均して一日当たり5gほど食物繊維が不足するといわれ、食品からの摂取で過剰症にいたるケースはほとんどありません。ただし、近年増えてきたダイエット目的のサプリメントでは、大量摂取が容易になるため、下痢をしてミネラルの吸収が妨げられるなどの弊害が生じることもあります。

食物繊維が不足すると、排便がスムーズにいかなくなることから便秘になり、便秘が慢性化すると腸内に有害物質が発生しやすくなる、肌が荒れる、太りやすくなるなど、コレステロール値が上がるなど、健康上のさまざまなデメリットが生じることになります。

多く含有する野菜
（可食部100g中）

きくらげ	57.4g
かんぴょう	30.1g
切干しだいこん	21.3g
らっきょう	20.7g
いんげん豆	19.3g
あずき	17.8g

ビタミンと同様の作用をもつ

ビタミン様作用物質

特徴と働き

ビタミン様作用物質とは、ビタミンに近い働きがあったり、ビタミンの働きを助ける作用がある成分を指します。ビタミンと同様に、生命維持活動にかかわる重要な役割をもっていますが、細胞の構成成分として各臓器に存在し、体内で合成される点や、**欠乏症が明確にされていない**点などに、ビタミンとの違いがあります。

代表的なビタミン様作用物質は、そばに含まれる**ルチン**の成分であるビタミンP、話題の**コエンザイムQ10**を代表とするビタミンQ、キャベツに多く含まれるビタミンU、脂質の代謝に働くイノシトールなど。**レシチン**の構成成分であるコリン、すべての細胞に浸透する性質をもつリポ酸なども、ビタミン様作用物質に含まれます。

ビタミンやミネラルに比べ、まだ開発途上にある生理活性成分（機能性成分）ですが、今後の研究が進むにつれ、さまざまな新しい効能が解明されていくことになると予想されます。

過剰症と欠乏症

ビタミン様作用物質は、体内で十分な量が合成されるため、ビタミンの働きを助ける作用が原則として欠乏は生じないと考えられています。効用の多くがビタミンと同様に、生命維持活動にかかわり、**抗酸化作用**に由来することもあり、過剰症の問題も少ないとされます。

ただし、ビタミン様作用物質の過剰症と欠乏症については、ほかの機能性成分と同様、まだ十分に解明が進んでいるとはいえず、摂取のバランスをくずせば健康上のリスクが生じる可能性を完全に否定することはできません。

特に、サプリメントでこれらの成分を補給するなら、その摂取や服用のタイミングについては十分に確認し、慎重を期すようにしましょう。

多く含有する野菜

ビタミンU ……	キャベツ、レタス、セロリ
イノシトール ……	オレンジ、すいか、もも
ビタミンP ……	みかん、さくらんぼ
コリン ……	大豆、ささげ

強い抗酸化作用で注目度No.1

ポリフェノール類

特徴と働き

ポリフェノールは、植物が外敵から身を守るために、光合成によって自ら産出する色素や苦味、アクなどの成分で、天然には1000種類以上あるとされます。野菜なら色の濃い葉や茎、果物の場合は果肉よりも皮や種の近くにより多くの成分が含まれます。

代表的なポリフェノール成分は、赤ワインやブルーベリーの健康効果で有名な色素成分アントシアニン、緑茶に含まれるカテキン、ココアやチョコレートに含まれるカカオマスポリフェノール、うこんの色素成分であるクルクミン、更年期障害に必須とされる大豆イソフラボン、ダイエット効果の高い大豆サポニンなど。いずれも、優れた抗酸化作用で活性酸素の働きを抑制して動脈硬化を防ぐなど、**生活習慣病全般の予防**対策に有効とされる成分を多く含む点が特徴になります。そのほか、アントシアニンには**視力回復**や**肝機能改善**などの働きもあります。

過剰症と欠乏症

野菜に多く含まれると、アクが強く感じますが、ポリフェノール単体での過剰症は報告されていません。カテキンが含まれる緑茶などを大量に摂取した場合、カフェインの過剰症として消化器系の不調をきたすことがあります。

欠乏症についても特に報告はなく、生活習慣病の観点からいえば、むしろ摂取しないリスクのほうが高いといえるでしょう。

ただし、ポリフェノール類のある成分と相性の悪い食品との食べ合わせで、相殺効果が生じることもあります。たとえば、ポリフェノールのタンニンが鉄と結びつくと、吸収率が低下するといわれるのはその一例です。

多く含有する野菜

アントシアニン	…… ブルーベリー、ぶどう、なす
カテキン	…… 緑茶
ケセルチン	…… みかん、たまねぎ
イソフラボン	…… 大豆
サポニン	…… 大豆

抗酸化作用や生活習慣病の予防・抑制に効果

カロテノイド

特徴と働き

黄色、オレンジ色、赤色などの色素成分です。緑黄色野菜のほか、動物性食品にも含まれ、緑色の色素、クロロフィルと共存しています。にんじん、かぼちゃなどに豊富な**β-カロテン**は、植物性カロテノイドの代表的存在。ほかには、トマトやすいかに含まれる**リコピン**、かんきつ類に多い**β-クリプトキサンチン**などがおなじみです。

動物性カロテノイドでは、えびやかにの色素成分である**アスタキサンチン**、卵黄に含まれる**ゼアキサンチン**などが挙げられます。

カロテノイドは、炭素と水素のみでできているカロテン類、それ以外の元素を含むキサントフィル類に分かれます。リコピン以外のカロテンは体内に吸収されるとビタミンAに変わります。以前は、ビタミンAの健康効果のみが注目されていましたが、ビタミンA活性のない**ルテイン**やリコピンにも、抗酸化作用があることが分かり、生活習慣病の予防・抑制効果が期待されています。

過剰症と欠乏症

カロテノイドが豊富なにんじん、トマト、ほうれんそう、かぼちゃなどの野菜は、いずれもがん予防に有効な緑黄色野菜として知られています。しかし、カロテノイドの効能については数値化されたデータが乏しく、摂取基準も明らかになっていません。過剰症や欠乏症に関しても、信用に足る報告がないのが現状です。

β-カロテンに関しては、大量摂取で皮膚カロテン症と呼ばれる皮膚の変色が現れたり、**喫煙者**が1日20mgのβ-カロテンを連続的に摂取するとがんの発症リスクが高まるとする報告もありますが、食品からの摂取では問題ありません。

多く含有する野菜

α-カロテン	…… にんじん、かぼちゃ、グリンピース
β-カロテン	…… ケール、にんじん
リコピン	…… トマト、すいか
ルテイン	…… かぼちゃ、とうもろこし、さつまいも
β-クリプトキサンチン	…… オレンジ、もも、かき

野菜と果物の味・色の成分

栄養成分としても大きな役割を担う

健康維持に働く味の成分を知る

食品の味や色は、食欲をそそり、彩りを添えるものとして私たちを楽しませてくれます。味や色は、それぞれの食品特有の成分ですが、食欲や彩りだけでなく、栄養面でも大切な役割を担っています。

野菜や果物特有の味の成分として代表的なものは、ししとうがらしに含まれる辛味成分のカプサイシン、果物の柑橘類に含まれる酸味成分のクエン酸、えぐみ・渋味成分である大豆サポニンなど。エネルギー代謝を促進する、酸性物質を分解して疲労を回復させる、血中のコレステロール値や中性脂肪値の上昇を抑制するなど、いずれも体の健康維持によい効果をもたらします。

そのほか、たまねぎなどに含まれる刺激臭成分である硫化アリルは、動脈硬化や心筋梗塞、脳梗塞を予防する成分として報告されています。

主な味の成分

えぐみ・渋味成分

大豆サポニン

抗酸化作用をもち、脂質の酸化を防いでその代謝を促進する。血中のコレステロール値や中性脂肪値の上昇を抑制するので、動脈硬化の予防、高血圧の予防・改善に働く。

イソクリエチゲニン

らっきょうに含まれる成分。抗がん作用をもち、大腸がんや肺がん、皮膚がんなどの予防に効果がある。そのほか、夏バテ防止や疲労回復などの働きもあるとされる。

苦味成分

カテキン

緑茶に含まれる渋味成分で、強い抗酸化作用があり、コレステロール値や血糖値の上昇抑制に働く。また、殺菌作用や抗ウイルス作用もあり、感染症から体を保護する。

カフェイン

コーヒーやお茶、コーラなどに含まれる苦味成分。眠気を防ぐ覚醒作用や、利尿促進、消化促進などの作用のほかに、強心剤としても利用されることが多い。

果物の苦味成分

ナリンギン

夏みかん、グレープフルーツなどに多く含まれる苦味成分。抗酸化作用や食欲の抑制作用、脂肪の分解を促進する作用などがあり、脂質異常症予防にも効果があるとされる。

リモネン（リモネイド）

柑橘類に含まれ、グレープフルーツに特に多く含まれる苦味成分。発がん物質を抑制する酵素を活発化させ、発がん物質を体内から排出させようとする働きがある。

酸味成分

クエン酸

酢や柑橘類に多く含まれる酸味の成分。疲労の原因のひとつとされる酸性物質と結合し、さまざまな酸に変化することで、酸性物質を分解し、疲労を回復させる効果がある。

リンゴ酸

リンゴなどに含まれる有機酸の一種。活性酸素の働きを抑制したり、疲労の原因となる乳酸の分解を促して疲労回復を早めたり、気管支炎など体内の炎症を改善する効果も。

辛味成分

カプサイシン

とうがらしの辛みの成分。中枢神経を刺激してアドレナリンを放出させ、脂肪分解酵素リパーゼを活性化。エネルギー代謝が盛んになり、脂肪が燃えやすくなる。

ショウガオール

しょうがの辛味を構成する成分。強い鎮静作用をもち、炎症や痛みをすばやく鎮める。抗菌・殺菌作用、発汗・解熱作用、血栓を予防する作用などもある。

刺激臭成分

硫化アリル

たまねぎを切ったときに出る刺激成分や、にんにくやねぎに含まれる。動脈硬化や心筋梗塞、脳梗塞を予防するほか、免疫力を高めるので、がん予防の働きもある。

アリシン

硫化アリルの一種で、にんにくの強い刺激臭のもとになる成分。がん予防の働きをもつ。強い殺菌作用もあり、ウイルスや細菌から体を保護する。ビタミンB_1の吸収を高める。

野菜の色は健康の色

代表的な色の成分としてあげられるのは、緑色のクロロフィル、赤・黄・オレンジの色素となるカロテノイドのリコピン、β-カロテン、β-クリプトキサンチン、紫や青色などのアントシアニン、褐色の成分となるフラボノイドのケルセチンなどです。

野菜や果物に含まれる味や色の成分は、健康維持に大きな役割を果たすのはもちろん、複雑な生活環境や不規則な食生活、ストレスが誘発するさまざまな病気に対しての予防効果も期待できます。

たとえば、視覚機能を維持するといわれるアントシアニンなどは、コンピュータのディスプレイなどを長時間見つめることが多い現代人にとっては、必要な成分だと考えられています。

これらの味や色の成分を効果的に摂取するためには、ビタミンやミネラルなどと同様、摂取するバランスに気を配ることが大切です。

主な色の成分

赤色・紫色

リコピン
トマトに多く含まれる赤い色素。β-カロテンと異なり体内でビタミンAには変換されないが、強い抗酸化作用をもち、大腸がんや胃がんなどの消化器系がんを予防する。

カプサンチン
赤ピーマンに含まれる赤い色素。リコピンと同様、強い抗酸化力をもつ。悪玉コレステロール（LDL）の酸化を防ぎ、動脈硬化や生活習慣病を予防する。

アントシアニン
レッドキャベツやブルーベリーなどに含まれる青紫色の色素。抗酸化作用をもつほか、目の病気や血管障害系の病気に効果があり、視覚機能を維持する働きもある。

グアシニン
ブルーベリーに含まれる紫色の色素で、アントシアニンの一種。目の疲れをとり、視力を回復させ、老眼を抑制・改善する働きがある。眼精疲労にも効果があるとされる。

黄色

β-クリプトキサンチン
みかん、特に温州みかんに多く含まれる。強い抗がん作用をもち、大腸がんや皮膚がんなどのがんの抑制、粘膜の強化に効果があるとされる。ビタミンAの働きもある。

クルクミン
うこんに含まれ、カレーの色づけなどにも欠かせない。抗酸化作用があり、体内でさらに強力な抗酸化力をもつテトラヒドロクルクミンに変化して発がん予防に働くとされる。

ゼアキサンチン
とうもろこしなどに含まれる色素。視力低下、白内障、緑内障などの予防と改善に効果があり、目の網膜を保護することから老化にともなう目の病気を防ぐ働きもある。

エリオシトリン
レモンやライムに特有の色素で、ほかの柑橘類にはほとんど含まれない。強い抗酸化作用をもち、脂質の酸化を抑制して、がんや生活習慣病を予防する。

オレンジ色

β-カロテン
にんじんやかぼちゃなどに含まれる色素。体内で必要な量だけビタミンAに変わる。呼吸器や鼻の粘膜を保護し、活性酸素の働きを抑え、生活習慣病やがんの予防に働く。

α-カロテン
にんじんやかぼちゃなどに含まれる。さまざまな体の部位においてがんの予防に効果があるとされるほか、肝臓や皮膚、目などの組織を活性酸素から守る働きがあるとされる。

緑

クロロフィル
ほうれんそうやピーマン（青）などに含まれる。強い抗酸化作用があり、がん予防に効果があるとされるほか、血中のコレステロール値の上昇を抑制する働きがある。

褐色

ケルセチン
たまねぎなどに多く含まれる。悪玉コレステロールの酸化を防いで、動脈硬化を予防する。また、血小板の凝集を抑える働きもあり、心臓病の予防に力を発揮する。

効率よく栄養を摂取するために
保存や調理法で変わる栄養成分

失われやすい成分を含む野菜を優先して保存

野菜や果物の栄養成分には、保存や調理の方法により失われやすいものがあります。

たとえば、多くの野菜は冷蔵庫で保存すれば、室温で保存するよりも新鮮な状態を長く保てます。しかし、冷蔵庫に入れたい食品はほかにも色々あるので、何もかも入れるわけにはいきません。組織が柔軟な野菜、失われやすい栄養成分を含んでいる野菜を優先しましょう。

野菜や果物の種類、あるいは保存場所や方法などによって異なりますが、特にビタミンCが、**失われやすい成分**になります。

ビタミンCは損失が大きい成分

ビタミンCはほかの栄養成分よりも保存中の変化の大きい成分です。空気中の酸素によって酸化しやすく、光にも弱いためでも長く保存できます。

す。260、261ページの表では、緑黄色野菜、淡色野菜、いも類を例に、保存条件別のビタミンCの損失を示しています。

たとえばほうれんそうは、特にビタミンCの損失が大きい野菜なので、必ず冷蔵しますが、10℃よりも0℃のほうが、よりビタミンCの残存率が高いことが分かります。

一方、ピーマンを冷蔵で保存する場合、10℃と0℃のいずれの場合でも、購入から3日後のビタミンCの残存率はほうれんそうの同条件の翌日の場合より高くなっています。また、30℃の室温で3日保存しても、残存率が92％と比較的失われにくい状態にあります。

つまり、ほうれんそうとピーマンどちらかを優先しなければならない場合、ビタミンCの損失を少なくしたいのなら、ほうれんそうを冷蔵保存するほうがより好ましいといえるでしょう。

なお、じゃがいもなどの根菜類は、室温

保存条件によるビタミンC量の変化 ①

野菜の種類※	購入時の含有量 (mg/100g)	保存後		
		保存条件	含有量 (mg/100g)	残存率 (%)
ほうれんそう (35mg/100g)	80	25℃の室温で翌日	64	80
		10℃の冷蔵庫で翌日	72	90
		同上条件で5日後	56	70
		0℃の冷蔵庫で翌日	77	96
		同上条件で5日後	67	84
大豆もやし (5mg/100g)	13	水漬けしたもので翌日	9	69
		同上条件で2日後	6	46
		ポリ袋に入れて0℃の冷蔵庫で翌日	12	92
		同上条件で5日後	10	77
青ピーマン (76mg/100g)	60	30℃の室温で3日後	55	92
		10℃の冷蔵庫で3日後	55	92
		同上条件で5日後	48	80
		0℃の冷蔵庫で3日後	60	100
		同上条件で5日後	58	97

※（ ）の数値は『日本食品標準成分表2015』による含有量

野菜に適した保存場所や方法を選ぶ

保存場所や保存方法は、それぞれの野菜・果物に適した方法をとることが大切です。

冷蔵庫の野菜室で保存する場合、ポリ袋や真空パックなどを使ったほうがよいと思いがちですが、どんな野菜でも使用したほうがよいわけではありません。

ほうれんそうのような**葉野菜**は、ポリ袋や真空パックに入れて保存したほうがよい野菜です。ポリ袋で冷蔵した場合と真空パックして冷蔵した場合とを比較すると、**真空パック**のほうが、葉の緑色や甘味を保てます。

にんじんやだいこんのような**根菜類**は、細胞組織がしっかりしているので、ポリ袋や真空パックに入れて冷蔵しなくても、新聞紙のような**通気性のある紙**に包んで日が当たらないところに置けば、新鮮な状態を保つことが可能です。冷蔵庫に入れる場合

野菜は、畑での生育状態に近いかたちで保存することが、より鮮度を保てます。ほうれんそうやアスパラガス、ねぎなど、**畑で垂直方向に生長する野菜は、立てて保存する**と鮮度が保てます。また、丸ごとのもののほうが、カットしたものより、のより泥つきのほうが、より長く保存できます。なお、泥つきのものは、冷蔵庫が汚れないよう注意が必要です。

野菜を冷蔵するときは、湿度が高いほうが鮮度を長く保てます。湿度の高い野菜室で保存すれば、失われやすいビタミンCなども、損失量を少なく抑えられます。

湿度が高い状態のほうが鮮度を保ちやすい

でも、新聞紙に包んだ状態で入れましょう。さつまいもやバナナのように、冷蔵するとかえって傷んでしまうものもあります。これらの食品は、冷蔵庫での保存は避けて、室温で保存するようにしましょう。

失われるビタミンC
〈残存率〉

69%

水漬けしたもので翌日のもやし

80%

25℃の室温で翌日のほうれんそう

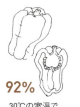

92%

30℃の室温で3日後の青ピーマン

保存条件によるビタミンC量の変化 ❷

野菜の種類※1	購入時の含有量(mg/100g)	保存後 保存条件	含有量(mg/100g)	残存率(%)
さやいんげん (8mg/100g)	21	30℃の室温で翌日 7℃の冷蔵庫で翌日	17 20	81 95
じゃがいも※2 (35mg/100g)	32	室温で5カ月後 5℃で5カ月後	23 26	72 81
はつかだいこん (19mg/100g)	32	水洗いして0℃で3日後 同上条件で7日後 泥つき0℃で3日後 同上条件で7日後	27 26 32 30	84 81 100 94
トマト (15mg/100g)	22	30℃の室温で3日後 5℃の冷蔵庫で3日後	18 21	82 95

※1 ( )の数値は『日本食品標準成分表2015』による含有量
※2 男爵いも

調理による損失もビタミンCが多い

野菜に含まれている栄養成分は、保存だけでなく、調理によっても含有量が変化します。

一般的に、ビタミンB₁やB₂・Cなどの水溶性ビタミンは水に溶けやすい性質をもつので、ゆでたときにゆで汁に溶け出してしまうことが多く、調理による損失は比較的多くなります。

なかでもビタミンCは、水に溶けやすいだけでなく、熱や光にも弱く、不安定な栄養素です。調理の際は、野菜の種類ごとに適切な加熱時間の長さを考え、調理方法を工夫しましょう。

じゃがいもは長時間蒸してもビタミンの損失は少ないですが、その一方で、ほうれんそうは短時間ゆでても損失し、特にビタミンCの損失は多くなります。

また、ほうれんそうのゆで時間によるビタミンCの残存率の変化をみると、ゆで時間が長くなるに従って損失は多くなります。3分間ゆでると、含有されているビタミンCの半分以上は失われることになります。

ほうれんそうをゆでるときにも、ビタミンCを効率よく摂取するためにも、できるかぎり短時間ですむよう、一度に多くの量をゆでるのではなく、**こまめに数回に分けてゆでる**ような工夫も必要です。

ミネラルではカリウムの損失が多い

ミネラルのなかでは、カリウムが水に溶けやすいので、調理にともなう損失が多くなります。

もっとも、腎臓病を患っている方などで、カリウムの摂取が制限されている場合は、野菜をゆでこぼすことによって、その摂取量を抑えることができます。

それぞれの栄養成分の特徴を生かして、上手く利用するように心がけましょう。

ゆでるとビタミンCは…

- もやし 21%
- はくさい 38%
- キャベツ 37%

じゃがいもを丸ごと40分蒸したときのビタミンの残存率

ビタミンB₁	ビタミンB₂	ビタミンC
96%	96%	74%

ほうれんそうのゆで時間とビタミンCの残存率

1分	2分	3分	5分
74%	61%	48%	40%

注 生(0分)=100%として

ほうれんそうを3分間ゆでたときのビタミンの残存率

ビタミンB₁	ビタミンB₂	ビタミンC
70%	80%	48%

生で5分間水にさらしたときのビタミンCの残存率

かぶの葉 1枚	レタス 1枚	ほうれんそう	はくさい 1枚	千切りにんじん
100%	100%	80%	80%	70%

ゆでたときのビタミンCの残存率（%）

野菜名	残存率	野菜名	残存率
そら豆	78	にんじん	45
かぶ	73	みつば（根みつば）	45
かぼちゃ（西洋かぼちゃ）	73	チンゲンサイ	44
さやえんどう	72	タアサイ	41
めキャベツ	69	キンサイ	39
おかひじき	66	つくし	39
カリフラワー	65	はくさい	38
だいこん	65	ほうれんそう	38
とうがん	63	キャベツ	37
じゃがいも※	59	にら	36
あしたば	56	れんこん	34
えだ豆	53	なばな	33
わけぎ	52	つるむらさき	32
ブロッコリー	50	ごぼう	30
こまつな	47	モロヘイヤ	25
せり	46	もやし	21

※蒸したときの残存率

ゆでたときのカリウムの残存率（%）

野菜名	残存率	野菜名	残存率
かぶ	96	ブロッコリー	55
かぼちゃ（西洋かぼちゃ）	94	カリフラワー	53
とうがん	91	つるむらさき	52
そら豆	89	はくさい	52
にんじん	84	さんとうさい	50
たけのこ	81	ほうれんそう	50
えだ豆	80	れんこん	50
だいこん	79	しゅんぎく	46
めキャベツ	79	つくし	46
じゃがいも※	78	モロヘイヤ	45
キンサイ	75	せり	43
わけぎ	75	なばな	43
おかひじき	70	キャベツ	41
チンゲンサイ	68	みつば（切りみつば）	37
タアサイ	67	もやし	29
ごぼう	60	こまつな	25

※蒸したときの残存率

活性酸素の働きを抑えてがんの予防や老化を抑制

野菜の抗酸化作用

活性酸素とは

活性酸素とは、体内で発生し、空気中の酸素よりも酸化作用が激しい酸素です。

活性酸素というと体に有害な成分と思われがちですが、体内の酵素反応を促進させたり、強力な殺菌作用で体内に侵入してくる有害な菌を殺して病気になるのを防いでくれるなど、体にとって大切な作用ももっています。たとえば、傷の消毒に使うオキシドールは、過酸化水素という活性酸素の一種で、その殺菌力を利用したものです。

しかし、過剰に発生すると、活発な酸化作用が生じて、私たちの体の酵素や細胞膜を錆びつかせる作用があります。酸化力が高い活性酸素は、体内の血管などを酸化させることで、**がんや動脈硬化、生活習慣病**などのさまざまな病気や症状、あるいは、細胞膜の錆びつきによる**老化の促進**などの原因となると考えられているのです。

抗酸化作用で活性酸素を抑制

この活性酸素の働きを抑制するのが、抗酸化作用です。

私たちの体は、もともと、抗酸化作用のある酵素をもっています。また、**メラトニン**という脳内ホルモンなど強い抗酸化作用があるホルモンももちます。メラトニンは眠りのリズムを調整する脳内ホルモンで、夜しっかり眠ればメラトニンがたくさん出て、活性酸素の作用を抑制します。

しかし、20歳前後をピークにこれらの酵素やホルモンの量は次第に減り、40歳代からは加速度的に減少します。そのため、体内にもとからある、抗酸化作用をもつ酵素などだけでは、活性酸素の酸化から身を守ることができません。

そこで、抗酸化作用のある成分を多く含む食品を摂って補給し、活性酸素の作用を抑制することが必要となるのです。

抗酸化作用をもつ主な機能性成分❶

カロテノイド

β-カロテン
緑黄色野菜や果物に含まれる。悪玉コレステロールの酸化を抑え、咽喉がんや肺がんなどを予防するとされる。

β-クリプトキサンチン
みかんに多く含まれる成分。大腸がんや皮膚がんなどのがんの予防に働く作用をもつ。

カプサンチン
パプリカ、赤ピーマンに含まれる赤い色素。動脈硬化や高血圧などの生活習慣病の予防に効果を発揮する。

ゼアキサンチン
とうもろこしなどに含まれる成分。目の網膜を保護し、老化にともなう目の病気を防ぐ働きがある。

リコピン
トマトに多く含まれる赤い色素。大腸がんや胃がんなどのあ消化器系がんを予防。

ルテイン
ほうれんそうなどに含まれる。抗酸化作用のほか、視力をつかさどる網膜・黄斑（おうはん）の健康を保つ。

ビタミン類

ビタミンC
活性酸素を減らすのに効果が高い。ビタミンA・Eとともに摂取すると相乗効果がある。

ビタミンE
不飽和脂肪酸が酸化してできる過酸化脂質の生成を抑える働きがあり、老化の抑制やがんの予防に働く。

ビタミンA
野菜や果物のβ-カロテンは体内で必要量がビタミンAに変わる。皮膚や粘膜を強化する働きがある。

抗酸化力のある食品を多種組み合わせる

抗酸化作用をもつ栄養成分には、**ビタミンC・E、β-カロテン**、その他のカロテノイド、**ポリフェノール**、含硫化合物などがあります。

ビタミンCは、細胞や血管などの酸化を防ぎ、活性酸素の働きを抑えるのに大きな効果のある栄養成分です。また、ビタミンEとともに働くことで相乗効果があるとされ、悪玉コレステロール（LDL）の酸化を抑えて、心臓血管系の疾患を予防します。

ビタミンEには、不飽和脂肪酸が酸化してできる過酸化脂質を抑える働きがあります。過酸化脂質は増加すると細胞の機能を失わせてしまう作用があり、ビタミンEはこの生成を抑えることで、老化の抑制やがんの予防に働きます。

β-カロテンにもビタミンCと同様に、悪玉コレステロール（LDL）の酸化を抑えることが大切です。

る作用があり、肺がんや咽喉がん、食道がんなどを予防するといわれています。

そのほか、アントシアニンやカテキンなどの**ポリフェノール類**、リコピンやβ-クリプトキサンチンなどの**カロテノイド**などにも、抗酸化作用があります。

体内の抗酸化作用を高めるためには、さまざまな食品をバランスよく組み合わせて摂るほうが効果的でしょう。

生活習慣や環境も活性酸素発生の原因に

抗酸化作用をもつ酵素やホルモンの働きが減少する理由は加齢だけではありません。生活習慣や生活環境なども、活性酸素が過剰に発生する原因となります。たとえば、ストレスや喫煙、暴飲暴食、汚染された空気のなかでの生活などにも要因となります。日々の生活で増える活性酸素に対抗するには、毎日の食事や生活習慣を改善することが大切です。

果物のβ-クリプトキサンチンベスト3
〈本書掲載野菜で100g当たり〉

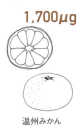

1,700μg
温州みかん

820μg
パパイヤ

600μg
びわ

活性酸素が増える生活習慣

ストレス
長期間継続するストレスは胃腸を刺激し、活性酸素を発生させやすい。

喫煙
活性酸素は喫煙で発生。抗酸化作用のあるビタミンCも損失させる。

暴飲暴食
食べた量だけエネルギーにしようとするため、多くの酸素が使用され、活性酸素が増える。

紫外線
長時間紫外線を浴びて日焼けすると、多くの活性酸素が発生。

大気汚染
交通量の多い道路沿いなど空気の悪い環境に住んでいると、活性酸素が発生しやすくなる。

抗酸化作用をもつ主な機能性成分 ❷

ポリフェノール類

アントシアニン
ブルーベリーなどに含まれる抗酸化成分。β-カロテンやルチンなどと一緒に摂ると相乗効果がある。

イソフラボン
大豆に多く含まれる成分。血液中の悪玉（LDL）コレステロールの酸化を抑制し、動脈硬化や高血圧を予防する。

カテキン
緑茶に豊富に含まれる渋味の成分。コレステロール値や血糖値の上昇抑制に働き、がん細胞の増殖を予防する。

クルクミン
ターメリック（うこん）など黄色い食品に含まれる抗酸化成分で、肝機能を助け、免疫力を向上させる働きがある。

ケセルチン
たまねぎに多く含まれる。悪玉コレステロール（LDL）の酸化を防いで、動脈硬化を予防する。

大豆サポニン
大豆に含まれる成分。高血圧や動脈硬化の原因となる体内の過酸化脂質の生成を抑制する。

野菜別名 Index

あ行

P.007	アーリーレッド ▶ 赤たまねぎ
P.015	アイヌネギ ▶ ぎょうじゃにんにく
P.045	赤キャベツ ▶ レッドキャベツ
P.063	あかちりめんちしゃ ▶ サニーレタス
P.167	あかめいも ▶ セレベス
P.008	浅葱(あさぎ) ▶ あさつき
P.172	アンディーブ ▶ チコリー
P.146	伊勢いも ▶ やまといも
P.146	いちょういも ▶ やまといも
P.101	いとうり ▶ へちま
P.008	糸ねぎ ▶ あさつき
P.226	ウイキョウ ▶ フェンネル
P.017	ウォータークレス ▶ クレソン
P.217	うこん ▶ ターメリック
P.050	うずら豆 ▶ いんげん豆
P.184	温州みかん(うんしゅう) ▶ みかん
P.052	エシャレット ▶ エシャロット
P.022	オランダさや ▶ さやえんどう

か行

P.162	かぶかんらん ▶ コールラビ
P.166	加茂菜 ▶ すぐきな
P.225	ガルバンゾー ▶ ひよこ豆
P.087	ガーリック ▶ にんにく
P.022	絹さや ▶ さやえんどう
P.162	球茎かんらん ▶ コールラビ
P.132	京いも ▶ たけのこいも
P.185	京菜(きょうな) ▶ みずな
P.050	金時豆 ▶ いんげん豆
P.005	草らっきょう ▶ あさつき
P.237	月桂樹 ▶ ローリエ
P.086	ゴーヤー ▶ にがうり

P.064	五月ささげ ▶ さやいんげん
P.127	黄金千貫(こがねせんかん) ▶ さつまいも
P.189	ごぼうあざみ ▶ やまごぼう
P.019	コリアンダー ▶ 香菜

さ行

P.064	菜豆 ▶ さやいんげん
P.064	三度豆 ▶ さやいんげん
P.064	四季豆 ▶ さやいんげん
P.019	シャンツァイ ▶ 香菜
P.040	シャンピニオン ▶ マッシュルーム
P.023	じゅうろくささげ ▶ ささげ
P.007	湘南レッド ▶ 赤たまねぎ
P.054	白あわびたけ ▶ エリンギ
P.130	しろたもぎたけ ▶ しめじ
P.175	しんつみな ▶ なばな
P.060	スープセロリ ▶ キンサイ
P.058	西洋かぼちゃ ▶ かぼちゃ
P.227	西洋わさび ▶ ホースラディッシュ
P.076	ソルダム ▶ すもも

た行

P.050	大福豆 ▶ いんげん豆
P.146	丹波いも ▶ やまといも
P.093	乳瓜(ちちうり) ▶ パパイア
P.211	チャーツァイ ▶ ザーサイ
P.060	中国セロリ ▶ キンサイ
P.006	朝鮮あざみ ▶ アーティチョーク
P.050	てぼ豆 ▶ いんげん豆
P.050	とら豆 ▶ いんげん豆

な行

P.101	ナーベラ ▶ へちま
P.146	ながいも ▶ やまといも
P.177	長ねぎ ▶ ねぎ
P.085	夏橙(なつだいだい) ▶ 夏みかん
P.175	菜の花(な はな) ▶ なばな
P.127	鳴門金時(なるときんとき) ▶ さつまいも
P.058	日本かぼちゃ ▶ かぼちゃ
P.114	ニューヨークレタス ▶ レタス
P.177	根深ねぎ ▶ ねぎ

P.052	根らっきょう ▶ エシャロット

は行

P.019	パクチー ▶ 香菜
P.074	バジリコ ▶ バジル
P.074	はすいも ▶ ずいき
P.137	ビーツ ▶ ビート
P.043	フーチバー ▶ よもぎ
P.130	ぶなしめじ ▶ しめじ
P.078	はまぢしゃ ▶ つるな
P.076	プラム ▶ すもも
P.110	フランボワーズ ▶ ラズベリー
P.076	プルーン ▶ すもも
P.146	豊後いも ▶ やまといも
P.237	ベイリーフ ▶ ローリエ
P.114	ヘッドレタス ▶ レタス
P.127	紅あずま ▶ さつまいも
P.034	ぺんぺん草 ▶ なずな
P.133	ホウキギ ▶ とんぶり
P.133	ホウキグサ ▶ とんぶり
P.150	ポロねぎ ▶ リーキ
P.150	ポワロー ▶ リーキ
P.130	ほんしめじ ▶ しめじ
P.138	ほんしめじ ▶ ひらたけ

ま行

P.104	みつばぜり ▶ みつば
P.045	紫キャベツ ▶ レッドキャベツ
P.007	紫たまねぎ ▶ 赤たまねぎ
P.090	目箒(めぼうき) ▶ バジル
P.093	木瓜(もくか) ▶ パパイア
P.043	モチグサ ▶ よもぎ

や行

P.146	やまいも類 ▶ やまといも

ら・わ行

P.091	ラディッシュ ▶ はつかだいこん
P.007	レッドオニオン ▶ 赤たまねぎ
P.044	ロケットサラダ ▶ ルッコラ
P.062	ロメインレタス ▶ コスレタス
P.227	わさびだいこん ▶ ホースラディッシュ

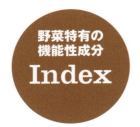

野菜特有の機能性成分 Index

あ行

P.159	アクチニジン
P.087	アジョエン
P.119	アストラガリン
P.009	アスパラギン酸
P.107	アデノシン
P.226	アネトール
P.168	アピイン
P.221	アピオール
P.170	アミラーゼ
P.082	アラニン
P.087	アリイン
P.008	アリシン
P.028	アリチアミン
P.044	アリルイソチオシアネート
P.171	アリルからし油
P.180	アルカロイド
P.099	アントシアニン
P.257	イソクリエチゲニン
P.214	イソフラボン
P.020	イヌリン
P.255	イノシトール
P.201	ウーロン茶ポリフェノール
P.218	エストラゴール
P.110	エラグ酸
P.103	エリオシトリン
P.129	エルゴステロール
P.090	オイゲノール
P.234	オイゲノールアセテート
P.214	オリゴ糖
P.195	オレイン酸

か行

P.036	カテキン
P.051	カテキン酸
P.208	カフェイン
P.043	カフェタンニン
P.080	カプサイシン
P.128	ガラクタン
P.154	カルコン
P.215	カルバクロール
P.256	カロテノイド
P.213	カンファー
P.229	カンフル
P.258	グアシニン
P.152	クエン酸
P.059	ククルビタシン
P.104	クリプトテーネン
P.141	グルカン
P.258	クルクミン
P.044	グルコシノレート
P.210	グルコマンナン
P.082	グルタミン酸
P.042	クロロゲン酸
P.221	クロロフィル
P.142	ケイ皮酸メチル
P.083	ケセルチン
P.019	ゲラニオール
P.258	ケルセチン
P.105	コハク酸
P.146	コリン

さ行

P.081	サポニン
P.212	サンショオール
P.170	ジアスターゼ
P.091	シアニジン
P.011	ジテルペン
P.234	シトラール
P.073	シトルリン
P.071	シトロネラール
P.013	シニグリン

P.043	シネオール
P.151	酒石酸
P.071	ショウガオール
P.071	ジンギベレン
P.071	ジンゲロール
P.178	スルフォラファン
P.258	ゼアキサンチン
P.209	セサミン
P.135	ソルビトール

た行

P.257	大豆サポニン
P.214	大豆レシチン
P.096	タンニン
P.172	チコリ酸
P.215	チモール
P.213	ツヨン
P.134	デオスコラン
P.184	テルペノイド
P.025	テルペン

な行

P.084	ナスニン
P.257	ナリンギン

は行

P.093	パパイン
P.228	パルミトオレイン酸
P.051	ピクリン酸
P.184	ビタミン P
P.014	ビタミン U
P.237	ピネン
P.059	ピラジン
P.010	フェノール酸
P.226	フェンコン
P.010	フラボノイド
P.135	プロテアーゼ
P.088	ブロメライン
P.032	ヘキサナール
P.056	ペクチン
P.085	ヘスペリジン
P.068	ペリルアルデヒド

P.117	ベンズアルデヒド
P.135	ペントザン
P.216	ポリゴディアール
P.020	ポリフェノール
P.213	ボルネオール

ま行

P.142	マツタケオール
P.109	マンナン
P.104	ミツバエン
P.056	ムチン
P.053	メチオニン
P.230	メントール
P.086	モモルディシン

ら行

P.110	ラズベリーケトン
P.020	リグニン
P.083	リコピン
P.016	リジン
P.090	リナロール
P.201	リパーゼ
P.257	リモネン
P.087	硫化アリル
P.257	リンゴ酸
P.110	ルテイン
P.053	レシチン
P.139	レスベラトロール
P.129	レンチナン
P.236	ロスマリン酸

欧文

P.152	DHA
P.152	EPA
P.207	L-テアニン
P.258	α-カロテン
P.106	α-ピネン
P.068	α-リノレン酸
P.258	β-クリプトキサンチン
P.129	β-グルカン

【ま - わ行】

※本書掲載野菜の平均値を超える数値　※本表のはじまりは271ページ

栄養成分 （成人女性の1日の推奨量 または目安量で 各年齢層別の最大値）	掲載ページ	旬の季節	B₁ビタミン	B₂ビタミン	B₆ビタミン	Cビタミン	Eビタミン(※1)	β-カロテン	Aビタミン(※2)	カリウム	カルシウム	鉄	亜鉛	水溶性食物繊維	総量食物繊維	糖質
			1.1 (mg)	1.2 (mg)	1.2 (mg)	100 (mg)	6 (mg)	(μg)	700 (μg)	2,000 (mg)	650 (mg)	10.5 (mg)	8 (mg)	(g)	18 (g)	(g)
本表に掲載した野菜の平均値（※3）			0.08	0.09	0.13	28	1.1	897.4	77.19	408.45	78.67	1	0.5	0.7	3.5	9.5
ま まつたけ	142	秋	0.1	0.1	0.15	-	(0)	0	(0)	410	6	1.3	0.8	0.3	4.7	3.5
マンゴー	103	夏	0.04	0.06	0.13	20	1.8	610	51	170	15	0.2	0.1	0.6	1.3	15.6
みかん（温州みかん）	184	冬	0.1	0.03	0.06	32	0.4	180	84	150	21	0.2	0.1	0.5	1	11
みずな	185	冬	0.08	0.15	0.18	55	1.8	1300	110	480	210	2.1	0.5	0.6	3	1.8
みつば（根みつば）	104	夏	0.05	0.13	0.06	22	1.1	1700	140	500	52	1.8	0.5	0.5	2.9	1.2
ミニキャロット	041	春	0.04	0.03	0.1	4	0.6	4900	500	340	30	0.3	0.2	0.5	2.7	4.8
ミニトマト	105	夏	0.07	0.05	0.11	32	0.9	960	80	290	12	0.4	0.2	0.4	1.4	5.8
みぶな	186	冬	0.04	0.07	0.11	38	0.9	1800	150	490	110	0.5	0.2	0.3	1.8	1.1
みょうが	106	夏	0.05	0.05	0.07	2	0.1	27	3	210	25	0.5	0.4	0.4	2.1	0.5
ミント	230	周年														
むかご	143	秋	0.11	0.02	0.07	9	0.4	24	2	570	5	0.6	0.4	0.8	4.2	16.4
むらさきいも	144	秋	0.12	0.02	0.18	29	1.3	4	Tr	370	24	0.6	0.3	0.8	2.5	29.2
めキャベツ	187	冬	0.19	0.23	0.27	160	0.6	710	59	610	37	1	0.6	1.4	5.5	4.4
メロン	107	夏	0.05	0.02	0.11	25	0.2	140	12	350	6	0.2	0.2	0.2	0.5	9.9
もち米	145	秋	0.12	0.02	(0.12)	(0)	(0.2)	(0)	(0)	97	5		1.5	(Tr)	(0.5)	76.7
もも	108	夏	0.01	0.01	0.02	8	0.7	0	Tr	180	4	0.1	0.1	0.6	1.3	8.9
もやし（りょくとうもやし）	231	周年	0.04	0.05	0.05	8	0.1	3	Tr	69	10	0.2	0.3	0.1	1.3	1.3
モロヘイヤ	109	夏	0.18	0.42	0.35	65	6.5	10000	840	530	260	1	0.6	1.3	5.9	0.4
や ヤーコン	188	冬	0.04	0.01	0.08	3	0.2	22	2	240	11	0.2	0.1	0.3	1.1	11.3
やまうど	042	春	0.03	0.04	0.05	5	0.2	2	Tr	270	11	0.3	0.2	0.3	1.8	2.5
やまごぼう	189	冬	0.04	0.10	0.03	0	0.6	-	(0)	200	23	1.3	0.3	3.1	7.0	8.6
やまといも	146	秋	0.13	0.02	0.14	5	0.2	6	1	590	16	0.5	0.6	0.7	2.5	24.6
ゆず	147	秋	0.05	0.02	0.02	40	0.2	0	1	210	20	0.1	0.1	0.3	0.4	6.6
ゆりね	190	冬	0.08	0.07	0.12	9	0.5	(0)	(0)	740	10	1	0.7	3.3	5.4	22.9
よもぎ	043	春	0.19	0.34	0.08	35	3.2	5300	440	890	180	4.3	0.6	0.9	7.8	0.9
ら ライム	148	秋	0.03	0.02	0.05	33	0.2	0	(0)	160	16	0.2	0.1	0.2	0.2	9.1
ラズベリー	110	夏	0.02	0.04	0.07	22	0.8	10	2	150	22	0.7	0.4	0.7	4.7	5.5
らっかせい	149	秋	0.85	0.1	0.46	(0)	10.1	-	1	740	50	1.6	2.3	0.4	7.4	11.4
らっきょう	111	夏	0.07	0.05	0.12	23	0.8	0	(0)	230	14	0.5	0.5	18.6	20.7	8.6
リーキ	150	秋	0.06	0.08	0.24	11	0.3	45	4	230	31	0.7	0.3	0.4	2.5	4.4
リーフレタス	112	夏	0.1	0.1	0.1	21	1.3	2300	200	490	58	1	0.5	0.5	1.9	1.4
緑茶（せん茶・浸出液）	232	周年	0	0.05	0.01	6	-	-	(0)	27	3	0.2	Tr	-	-	0.2
りんご	151	秋	0.02	Tr	0.04	4	0.1	12	1	120	3	0.1	Tr	0.4	1.4	14.1
ルッコラ	044	春	0.06	0.17	0.11	66	1.4	3600	300	480	170	1.6	0.8	0.3	2.6	0.5
ルバーブ	113	夏	0.04	0.05	0.02	5	0.2	40	3	400	74	0.2	0.1	0.5	2.5	3.5
レタス	114	夏	0.05	0.03	0.05	5	0.3	240	20	200	19	0.3	0.2	0.1	1.1	1.7
レッドキャベツ	045	春	0.07	0.03	0.19	68	0.1	36	3	310	40	0.5	0.2	0.4	2.8	3.9
レモン	152	秋	0.04	0.02	0.05	50	0.1	0	1	100	7	0.1	0.1	Tr	Tr	8.6
レモングラス	233	周年														
レモンバーム	234	周年														
れんこん	191	冬	0.1	0.01	0.09	48	0.6	3	Tr	440	20	0.5	0.3	0.2	2	13.5
レンズ豆	235	周年	0.52	0.17	0.55	1	0.8	29	3	1000	57	9	4.8	1	16.7	44
ローズマリー	236	周年														
ローリエ	237	周年														
わ わけぎ	192	冬	0.06	0.1	0.18	37	1.4	2700	220	230	59	0.4	0.2	0.3	2.8	4.6
わさび	238	周年	0.06	0.15	0.32	75	1.4	7	1	500	100	0.8	0.7	0.8	4.4	14
わらび	046	春	0.02	1.09	0.05	11	1.6	210	18	370	12	0.7	0.6	0.8	3.6	0.4

前ページに続く

【な−ま行】

本書掲載野菜の平均値を超える数値　前ページに続く

栄養成分 (成人女性の1日の推奨量 または目安量で 各年齢層別の最大値)	掲載ページ	旬の季節	水溶性ビタミン				脂溶性ビタミン			ミネラル				食物繊維		糖質
			B₁ビタミン	B₂ビタミン	B₆ビタミン	Cビタミン	Eビタミン(※1)	β-カロテン	Aビタミン(※2)	カリウム	カルシウム	鉄	亜鉛	水溶性食物繊維	総量食物繊維	
			1.1 (mg)	1.2 (mg)	1.2 (mg)	100 (mg)	6 (mg)	(μg)	700 (μg)	2,000 (mg)	650 (mg)	10.5 (mg)	8 (mg)	(g)	18 (g)	(g)
本表に掲載した野菜の平均値(※3)			0.08	0.09	0.13	28	1.1	897.4	77.19	408.45	78.67	1	0.5	0.7	3.5	9.5
な にら	176	冬	0.06	0.13	0.16	19	2.5	3500	290	510	48	0.7	0.3	0.5	2.7	1.3
にんじん	035	春	0.07	0.06	0.1	6	0.4	6900	720	300	28	0.2	0.2	0.7	28	6.5
にんにく	087	夏	0.19	0.07	1.53	12	0.5	2	Tr	510	14	0.8	0.8	4.1	6.2	21.3
ねぎ（長ねぎ）	177	冬	0.05	0.04	0.12	14	0.2	82	7	200	36	0.3	0.3	0.3	2.5	5.8
のざわな	036	春	0.06	0.1	0.11	41	0.5	1200	100	390	130	0.6	0.3	0.5	2	1.5
のびる	037	春	0.08	0.22	0.16	60	1.3	800	67	590	100	2.6	1	3.3	6.9	8.6
は パイナップル	088	夏	0.08	0.02	0.08	27	Tr	30	3	150	10	0.2	0.1	0.1	1.5	11.9
はくさい	178	冬	0.03	0.03	0.09	19	0.2	92	8	220	43	0.3	0.2	0.3	1.3	1.9
パクチョイ	089	夏	0.07	0.12	0.11	45	0.9	1800	150	450	100	0.8	0.3	0.4	1.8	0.9
バジル	090	夏	0.08	0.19	0.11	16	3.5	6300	520	420	240	1.5	0.6	0.9	4	0
パセリ	221	周年	0.12	0.24	0.27	120	3.3	7400	620	1000	290	7.5	1	0.6	6.8	1
葉たまねぎ	038	春	0.06	0.11	0.16	32	1.1	1500	120	290	67	0.6	0.3	0.7	3.0	4.6
発芽玄米	222	周年	0.35	0.02	0.34	(0)	1.2	(0)	(0)	160	13	1.0	1.9	0.5	3.1	71.2
はつかだいこん	091	夏	0.02	0.02	0.07	19	0.2	(0)	(0)	220	21	0.3	0.1	0.2	1.2	1.9
パッションフルーツ	092	夏	0.01	0.09	0.18	16	0.2	1100	89	280	4	0.6	0.4	0	0	16.2
バナナ	223	周年	0.05	0.04	0.38	16	0.5	42	5	360	6	0.3	0.2	0.1	1.1	21.4
パパイア	093	夏	0.02	0.04	0.01	50	0.3	67	40	210	20	0.2	0.1	0.7	2.2	7.3
パプリカ	094	夏														
ビート	137	秋	0.05	0.05	0.07	5	0.1	(0)	(0)	460	12	0.4	0.3	0.7	2.7	6.6
ピーマン（青ピーマン）	095	夏	0.03	0.03	0.19	76	0.8	400	33	190	11	0.4	0.2	0.6	2.3	2.8
ピーマン（赤ピーマン）	095	夏	0.06	0.14	0.37	170	4.3	940	88	210	7	0.4	0.2	0.5	1.6	5.6
ピスタチオ	224	周年	0.43	0.24	1.22	(0)	1.4	120	10	970	120	3.0	2.5	0.9	9.2	11.7
ひのな	179	冬	0.05	0.13	0.14	52	0.7	1200	98	480	130	0.8	0.2	0.5	3.0	1.7
ひよこ豆	225	周年	0.37	0.15	0.64	Tr	2.5	17	2	1200	100	2.6	3.2	1.2	16.3	45.2
ひらたけ	138	秋	0.4	0.4	0.1	0	(0)	0	(0)	340	1	0.7	1	0.2	2.6	3.6
びわ	096	夏	0.02	0.03	0.06	5	0.1	510	68	160	13	0.1	0.2	0.4	1.6	9
フェンネル	226	周年														
ふき	039	春	Tr	0.02	0.01	2	0.2	49	4	330	40	0.1	0.2	0.1	1.3	1.7
ふきのとう	180	冬	0.1	0.17	0.18	14	3.2	390	33	740	61	1.3	0.8	1	6.4	3.6
ふじまめ	097	夏	0.08	0.10	0.08	13	0.1	200	20	300	43	0.8	0.4	0.5	4.4	3.0
ふだんそう	098	夏	0.07	0.23	0.25	19	1.7	3700	310	1200	75	3.6	0.3	0.5	3.3	0.4
ぶどう	139	秋	0.04	0.01	0.04	2	0.1	21	2	130	6	0.1	0.1	0.2	0.5	15.2
ぶなしめじ	140	秋	0.16	0.16	0.08	0	0	0	(0)	380	1	0.4	0.5	0.3	3.7	1.3
ブルーベリー	099	夏	0.03	0.03	0.05	9	1.7	55	5	70	8	0.2	0.1	0.5	3.3	9.6
ブロッコリー	181	冬	0.14	0.2	0.27	120	2.4	800	67	360	38	1	0.7	0.7	4.4	0.8
ブロッコリースプラウト	182	冬	0.08	0.11	0.20	64	1.9	1400	120	100	57	0.7	0.4	0.3	1.8	2.1
べいなす	100	夏	0.04	0.04	0.06	6	0.3	45	4	220	10	0.4	0.2	0.5	2.4	2.9
へちま	101	夏	0.03	0.04	0.07	5	0.3	44	4	150	12	0.3	0.2	0.5	1	2.8
ほうれんそう	183	冬	0.11	0.2	0.14	35	2.1	4200	350	690	49	2	0.7	0.7	2.8	0.3
ホースラディッシュ	227	周年	0.1	0.1	0.23	73	0	-	1	510	110	1	2.3	0.8	8.2	9.5
ま まいたけ	141	秋	0.09	0.19	0.06	0	(0)	(0)	(0)	230	Tr	0.2	0.7	0.3	3.5	0.9
マカダミアナッツ	228	周年	0.21	0.09	0.21	(0)	Tr	-	(0)	300	47	1.3	0.7	Tr	6.2	6
まくわうり　黄肉種	102	夏	0.03	0.03	0.06	30	0.1	140	15	280	6	0.2	0.1	0.4	1.0	6.8
まくわうり　白肉種		夏	0.03	0.03	0.06	30	0.1	-	(0)	280	6	0.2	0.1	0.4	1.0	6.8
マジョラム	229	周年														
マッシュルーム	040	春	0.06	0.29	0.11	0	(0)	0	(0)	350	3	0.3	0.4	0.2	2	0.1

268

【さ-な行】

本書掲載野菜の平均値を超える数値　　※本表のはじまりは271ページ

栄養成分 (成人女性の1日の推奨量または目安量で各年齢層別の最大値)	掲載ページ	旬の季節	水溶性ビタミン				脂溶性ビタミン			ミネラル				食物繊維		糖質
			B₁ビタミン	B₂ビタミン	B₆ビタミン	Cビタミン	Eビタミン(※1)	β-カロテン	Aビタミン(※2)	カリウム	カルシウム	鉄	亜鉛	水溶性食物繊維	総量食物繊維	
			1.1 (mg)	1.2 (mg)	1.2 (mg)	100 (mg)	6 (mg)	(μg)	700 (μg)	2,000 (mg)	650 (mg)	10.5 (mg)	8 (mg)	(g)	18 (g)	(g)
本表に掲載した野菜の平均値(※3)			0.08	0.09	0.13	28	1.1	897.4	77.19	408.45	78.67	1	0.5	0.7	3.5	9.5
さ すだち	131	秋	0.03	0.02	0.08	40	0.3	-	0	140	16	0.2	0.2	0.1	0.1	6.5
ズッキーニ	075	夏	0.05	0.05	0.09	20	0.4	310	27	320	24	0.5	0.4	0.2	1.3	1.5
スナップえんどう	024	春	0.13	0.09	0.09	43	0.4	400	34	160	32	0.6	0.4	0.3	2.5	7.4
すもも(にほんすもも)	076	夏	0.02	0.02	0.04	4	0.6	76	7	150	5	0.1	0.1	0.4	1.6	7.8
セージ(粉)	213	周年	0.09	0.55	-	(0)	-	1400	120	1600	1500	50	3.3	-	-	66.9
せり	025	春	0.04	0.13	0.11	20	0.7	1900	160	410	34	1.6	0.3	0.4	2.5	0.8
セレベス	167	冬	0.10	0.03	0.21	6	0.6	14	1	660	18	0.6	0.7	0.7	2.3	17.5
セロリー	168	冬	0.03	0.03	0.08	7	0.2	44	4	410	39	0.2	0.3	0.3	1.5	2.1
ぜんまい	026	春	0.02	0.09	0.05	24	0.6	500	44	340	10	0.6	0.5	0.7	3.8	2.8
そら豆	077	夏	0.3	0.2	0.17	23	Tr	240	20	440	22	2.3	1.4	0.2	2.6	12.9
た タアサイ	169	冬	0.09	0.09	0.12	31	1.5	2200	180	430	120	0.7	0.5	0.3	1.9	0.3
ターメリック	217	周年														
だいこん	170	冬	0.02	0.01	0.04	12	0	0	(0)	230	24	0.2	0.2	0.5	1.4	2.7
大豆	214	周年	0.71	0.26	0.51	3	2.3	7	1	1900	180	6.8	3.1	1.5	17.9	11.6
タイム(粉)	215	周年	0.09	0.69	-	0	-	980	82	980	1700	110	2	-	-	69.8
たかな	171	冬	0.06	0.1	0.16	69	0.8	2300	190	300	87	1.7	0.3	0.8	2.5	1.7
たけのこ	027	春	0.05	0.11	0.13	10	0.7	11	1	520	16	0.4	1.3	0.3	2.8	1.5
たけのこいも	132	秋	0.05	0.03	0.21	6	0.8	12	1	520	39	0.5	1.5	0.6	2.8	20.7
たで	216	周年														
たまねぎ	028	春	0.03	0.01	0.16	8	0.1	1	Tr	150	21	0.2	0.2	0.6	1.6	7.2
タラゴン	218	周年														
たらのめ	029	春	0.15	0.2	0.22	7	2.4	570	48	460	16	0.9	0.8	1.1	4.2	0.1
チコリー	172	冬	0.06	0.02	0.03	2	0.2	11	1	170	24	0.2	0.2	0.4	1.1	2.8
チャービル	219	周年														
チンゲンサイ	173	冬	0.03	0.07	0.08	24	0.7	2000	170	260	100	1.1	0.3	0.2	1.2	0.8
つくし	030	春	0.07	0.14	0.35	33	4.9	1000	88	640	50	2.1	1.1	1.2	8.1	0
つまみな	031	春	0.06	0.14	0.1	47	1.4	1900	160	450	210	3.3	0.3	0.3	2.3	1.3
つるな	078	夏	0.08	0.30	0.13	22	1.3	2700	230	300	48	3.0	0.5	0.5	2.3	0.5
つるむらさき	079	夏	0.03	0.07	0.09	41	1.1	2900	250	210	150	0.5	0.4	0.6	2.2	0.4
つわぶき	032	春	0.01	0.04	0.02	4	0.4	60	5	410	38	0.2	0.1	0.4	2.5	3.1
ディル	220	周年														
とうがらし	080	夏	0.08	0.28	0.25	92	7.7	5100	430	650	490	2.2	0.4	0.5	5.7	1.5
とうがん	081	夏	0.01	0.01	0.03	39	0.1	(0)	(0)	200	19	0.2	0.1	0.4	1.3	2.5
トウミョウ	033	春	0.24	0.27	0.19	79	3.3	4100	340	350	34	1	0.4	0.3	3.3	0.7
とうもろこし	082	夏	0.15	0.1	0.14	8	0.3	22	4	290	3	0.8	1	0.3	3	13.8
トマト	083	夏	0.05	0.02	0.08	15	0.9	540	45	210	7	0.2	0.1	0.3	1	3.7
トレビス	174	冬	0.04	0.04	0.03	6	0.1	14	1	290	21	0.3	0.2	0.5	2	1.9
とんぶり(ゆで)	133	秋	0.11	0.17	0.16	1	4.6	800	67	190	15	2.8	1.4	0.5	7.1	5.8
な ながいも	134	秋	0.1	0.02	0.09	6	0.2	-	0	430	17	0.4	0.3	0.2	1	12.9
なし(日本なし)	135	秋	0.02	Tr	0.02	3	0.1	0	(0)	140	2	0	0.1	0.2	0.9	10.4
なす	084	夏	0.05	0.05	0.05	4	0.3	100	8	220	18	0.3	0.2	0.3	2.2	2.9
なずな	034	春	0.15	0.27	0.32	110	2.5	5200	430	440	290	2.4	0.7	0.5	5.4	1.6
夏みかん	085	夏	0.08	0.03	0.05	38	0.3	22	7	190	16	0.2	0.1	0.4	1.2	8.8
なばな(和種)	175	冬	0.16	0.28	0.26	130	2.9	2200	180	390	160	2.9	0.7	0.7	4.2	1.6
なめこ	136	秋	0.07	0.12	0.05	-	0	0	(0)	230	4	0.7	0.5	1	3.3	1.9
にがうり	086	夏	0.05	0.07	0.06	76	0.8	160	17	260	14	0.4	0.2	0.5	2.6	1.3

【か‐さ行】

本書掲載野菜の平均値を超える数値　前ページに続く

栄養成分 (成人女性の1日の推奨量 または目安量で 各年齢層別の最大値)	掲載ページ	旬の季節	水溶性ビタミン				脂溶性ビタミン			ミネラル				食物繊維		糖質
			B₁ビタミン	B₂ビタミン	B₆ビタミン	Cビタミン	Eビタミン(※1)	β-カロテン	Aビタミン(※2)	カリウム	カルシウム	鉄	亜鉛	水溶性食物繊維	総量食物繊維	
			1.1(mg)	1.2(mg)	1.2(mg)	100(mg)	6(mg)	(μg)	700(μg)	2,000(mg)	650(mg)	10.5(mg)	8(mg)	(g)	18(g)	(g)
本表に掲載した野菜の平均値(※3)			0.08	0.09	0.13	28	1.1	897.4	77.19	408.45	78.67	1	0.5	0.7	3.5	9.5
か　ぎょうじゃにんにく	015	春	0.1	0.16	0.15	59	0.4	2000	170	340	29	1.4	0.4	0.5	3.3	3.3
切干しだいこん	205	周年	0.35	0.20	0.29	28	0	2	Tr	3500	500	3.1	2.1	5.2	21.3	48.4
きんかん	161	冬	0.1	0.06	0.06	49	2.6	28	11	180	80	0.3	0.1	2.3	4.6	12.9
キンサイ	060	夏	0.05	0.11	0.08	15	1.2	1800	150	360	140	0.5	0.5	0.5	2.5	1
ぎんなん	123	秋	0.28	0.08	0.07	23	2.5	-	24	710	5	1	0.4	0.2	1.6	33.2
くうしんさい	061	夏	0.1	0.2	0.11	19	2.2	4300	360	380	74	1.5	0.5	0.4	3.1	0
くり（日本ぐり）	124	秋	0.21	0.07	0.27	33	0	24	3	420	23	0.8	0.5	0.3	4.2	32.7
グリンピース	016	春	0.39	0.16	0.15	19	0.1	410	35	340	23	1.7	1.2	0.6	7.7	7.6
くるみ	206	周年	0.26	0.15	0.49	2	1.2	-	2	540	85	2.6	2.6	0.6	7.5	4.2
クレソン	017	春	0.1	0.2	0.13	26	1.6	2700	230	330	110	1.1	0.2	0.2	2.5	0
くわい	125	秋	0.12	0.07	0.34	2	3	0	(0)	600	5	0.8	2.2	0.6	2.4	24.2
ケール	018	春	0.06	0.15	0.16	81	2.4	2900	240	420	220	0.8	0.3	0.5	3.7	1.9
香菜	019	春														
紅茶	207	周年	0	0.01	0.01	0	-	-	(0)	8	1	0	Tr	-	-	0.1
コーヒー	208	周年	0	0.01	0	0	0	0	0	65	2	Tr	Tr	-	-	0.7
コールラビ	162	冬	0.04	0.05	0.09	45	0	0	1	240	29	0.2	0.1	0.3	1.9	3.2
五穀	126	秋	0.34	0.07	0.24	Tr	0.6	11	1	430	30	2.0	2.0	1.0	5.1	65.1
コスレタス（ロメインレタス）	062	夏	0.06	0.06	0.05	8	0.7	510	43	250	29	0.7	0.3	0.4	1.9	1.5
ごぼう	020	春	0.05	0.04	0.1	3	0.6	1	Tr	320	46	0.7	0.8	2.3	5.7	9.7
ごま	209	周年	0.95	0.25	0.6	Tr	0.1	1	1	400	1200	9.6	5.5	1.6	10.8	7.6
こまつな	021	春	0.09	0.13	0.12	39	0.9	3100	260	500	170	2.8	0.2	0.4	1.9	0.5
こんにゃく（板・生いも）	210	周年	0	0	0.02	0	Tr	0	(0)	44	68	0.6	0.2	Tr	3	0.3
さ　ザーサイ	211	周年	0.04	0.07	0.09	0	0.2	-	1	680	140	2.9	0.4	0.9	4.6	0
さつまいも	127	秋	0.11	0.04	0.26	29	1.5	28	2	480	36	0.6	0.2	0.6	2.2	29.7
さといも	128	秋	0.07	0.02	0.15	6	0.6	5	Tr	640	10	0.5	0.3	0.8	2.3	10.9
サニーレタス	063	夏	0.1	0.1	0.08	17	1.2	2000	170	410	66	1.8	0.4	0.6	2	1.2
さやいんげん	064	夏	0.06	0.11	0.07	8	0.2	520	49	260	48	0.7	0.3	0.3	2.4	2.7
さやえんどう	022	春	0.15	0.11	0.08	60	0.7	560	47	200	35	0.9	0.6	0.3	3	4.5
サラダな	065	夏	0.06	0.13	0.06	14	1.4	2200	180	410	56	2.4	0.2	0.2	1.8	0.9
さんしょう（粉）	212	周年	0.1	0.45	-	0	-	-	17	1700	750	10.1	0.9	-	-	69.6
サンチュ	066	夏	0.06	0.1	0.08	13	0.7	3800	320	470	62	0.5	0.2	0.4	2.0	0.5
さんとうさい	163	冬	0.03	0.07	0.08	35	0.8	1200	96	360	140	0.7	0.3	0.4	2.2	0.5
しいたけ	129	秋	0.13	0.2	0.21	0	(0)	(0)	(0)	280	1	0.3	1	0.4	4.2	1.5
ししとうがらし	067	夏	0.07	0.07	0.39	57	1.3	530	44	340	11	0.5	0.3	0.3	3.6	2.1
しそ	068	夏	0.13	0.34	0.19	26	3.9	11000	880	500	230	1.7	1.3	0.8	7.3	0.2
じねんじょ	164	冬	0.11	0.04	0.18	15	4.1	-	Tr	550	10	0.8	0.7	0.6	2.0	24.7
しめじ（ほんしめじ）	130	秋	0.07	0.28	0.19	0	(0)	(0)	(0)	310	2	0.6	0.7	0.4	1.9	0.9
じゃがいも	069	夏	0.09	0.03	0.18	35	Tr	Tr	(0)	410	3	0.4	0.2	0.6	1.3	16.3
じゅうろくささげ	023	春	0.08	0.07	0.11	2.5	0.5	1100	96	250	28	0.5	0.7	0.3	4.2	0.6
しゅんぎく	165	冬	0.1	0.16	0.13	19	1.7	4500	380	460	120	1.7	0.2	0.8	3.2	0.7
じゅんさい	070	夏	0	0.02	0	0	0.1	29	2	2	4	0	0.2	0.4	1	0
しょうが	071	夏	0.03	0.02	0.13	2	0.1	4	Tr	270	12	0.5	0.1	0.2	2.1	4.5
しろうり	072	夏	0.03	0.03	0.04	8	0.2	65	6	220	35	0.2	0.2	0.2	1.2	2.1
すいか	073	夏	0.03	0.02	0.07	10	0.1	830	69	120	4	0.2	0.1	0.1	0.3	9.2
ずいき	074	夏	0.01	0.02	0.03	5	0.4	110	9	390	80	0.1	1	0.4	1.6	2.5
すぐきな（根）	166	冬	0.03	0.03	0.01	13	0	(0)	(0)	310	26	0.1	0.1	0.6	1.7	3.0
すぐきな（葉）		冬	0.08	0.13	0.05	73	3.8	2000	170	680	150	2.6	0.3	0.7	4.0	1.4

旬の野菜のスーパーインデックス

【あ–か行】

※1…α-トコフェロールの含有量　※2…レチノール活性当量※3…その栄養素を含有する食品における可食部100g当たりの平均値。Tr…微量。成分は含まれているが最小記載量に達していないもの　□（空欄）…「日本食品標準成分表」に記載のない食品　-…未測定

本書掲載野菜の平均値を超える数値

栄養成分 (成人女性の1日の推奨量 または目安量で 各年齢層別の最大値)	掲載ページ	旬の季節	水溶性ビタミン B1ビタミン 1.1 (mg)	B2ビタミン 1.2 (mg)	B6ビタミン 1.2 (mg)	Cビタミン 100 (mg)	脂溶性ビタミン Eビタミン※1 6 (mg)	β-カロテン (μg)	Aビタミン※2 700 (μg)	ミネラル カリウム 2,000 (mg)	カルシウム 650 (mg)	鉄 10.5 (mg)	亜鉛 8 (mg)	食物繊維 水溶性食物繊維 (g)	総量食物繊維 18 (g)	糖質 (g)
本表に掲載した野菜の平均値（※3）			0.08	0.09	0.13	28	1.1	897.4	77.19	408.45	78.67	1	0.5	0.7	3.5	9.5
あ アーティチョーク	006	春	0.08	0.1	0.08	15	0.4	6	1	430	52	0.8	0.2	6.1	8.7	2.6
アーモンド	196	周年	0.20	1.06	0.09	0	30.3	10	1	760	250	3.6	3.6	0.8	10.1	10.8
赤たまねぎ	007	春	0.03	0.02	0.13	7	0.1	0	(0)	150	19	0.3	0.2	0.6	1.7	7.3
あけび	116	秋	0.07	0.03	0.08	65	0.2	0	(0)	95	11	0.3	0.1	0.6	1.1	20.9
あさつき	008	春	0.15	0.16	0.36	26	0.9	740	62	330	20	0.7	0.8	0.7	3.3	2.3
あしたば	154	冬	0.1	0.24	0.16	41	2.6	5300	440	540	65	1	0.6	1.5	5.6	1.1
あずき	194	周年	0.45	0.16	0.39	Tr	0.1	-	1	1500	75	5.4	2.3	1.2	17.8	40.9
アスパラガス	009	春	0.14	0.15	0.12	15	1.5	370	31	270	19	0.7	0.5	0.4	1.8	2.1
アセロラ（甘味種）	048	夏	0.03	0.04	0	800	0.7	370	31	130	11	0.5	0.5	0.8	1.9	7.1
アボカド	195	周年	0.1	0.21	0.32	15	3.3	53	6	720	9	0.7	0.7	1.7	5.3	0.9
アルファ化米	197	周年	0.04	Tr	0.04	(0)	0.1	0	(0)	37	7	0.1	1.6	0.2	1.2	83.6
アルファルファ	198	周年	0.07	0.09	0.1	5	1.9	56	5	43	14	0.5	0.4	0.1	1.4	0.6
アロエ	049	夏	0	0	0.01	1	0	1	Tr	43	56	0	0	0.1	0.4	0.3
イタリアンパセリ	199	周年														
いちご	010	春	0.03	0.02	0.04	62	0.4	17	1	170	17	0.3	0.2	0.5	1.4	7.1
いちじく	117	秋	0.03	0.03	0.07	2	0.4	15	1	170	26	0.3	0.2	0.7	1.9	12.4
いんげん豆	050	夏	0.5	0.2	0.36	Tr	0.1	-	1	1500	130	6	2.5	3.3	19.3	38.5
インディカ米	200	周年	0.06	0.02	0.08	(0)	0.1	0	(0)	69	5	0.6	1.5	0	0.4	78.7
ウーロン茶	201	周年	0	0.03	Tr	0	-	-	(0)	13	2	Tr	Tr	-	-	0.1
うど	011	春	0.02	0.01	0.04	4	0.2	0	(0)	220	7	0.2	0.1	0.3	1.4	2.9
うめ	051	夏	0.03	0.05	0.06	6	3.3	220	20	240	12	0.6	0.1	0.9	2.5	5.4
エシャロット	052	夏	0.03	0.05	0.11	21	0.4	18	2	290	20	0.8	0.5	9.1	11.4	6.4
えだ豆	053	夏	0.31	0.15	0.15	27	0.8	240	22	590	58	2.7	1.4	0.4	5	3.8
えのきたけ	118	秋	0.24	0.17	0.12	0	0	0	(0)	340	Tr	1.1	0.6	0.4	3.9	3.7
エリンギ	054	夏	0.11	0.22	0.14	0	0	(0)	(0)	340	Tr	0.3	0.6	0.2	3.4	2.6
エンダイブ	155	冬	0.06	0.08	0.08	7	0.8	1700	140	270	51	0.6	0.4	0.6	2.2	0.7
えんどう（青えんどう）	055	夏	0.72	0.15	0.29	Tr	0.1	89	8	870	65	5	4.1	1.2	17.4	43
おかひじき	012	春	0.06	0.13	0.04	21	1	3300	280	680	150	1.3	0.6	0.5	2.5	0.9
オクラ	056	夏	0.09	0.09	0.1	11	1.2	670	56	260	92	0.5	0.6	1.4	5	1.6
オリーブ（グリーン）	202	周年	0.01	0.02	0.03	12	5.5	450	38	47	79	0.3	0.2	0.2	3.3	1.2
オリーブ（ブラック）		周年	0.05	0.06	0.02	Tr	4.6	-	(0)	10	68	0.3	0.2	0.4	2.5	0.9
オレガノ	203	周年														
か かいわれだいこん	057	夏	0.08	0.13	0.23	47	2.1	1900	160	99	54	0.5	0.3	0.3	1.9	1.4
かき	119	秋	0.03	0.02	0.06	70	0.1	160	35	170	9	0.2	0.1	0.2	1.6	14.3
かぶ	156	冬	0.03	0.03	0.08	19	0	0	(0)	280	24	0.3	0.1	0.3	1.5	3.1
かぼす	120	秋	0.02	0.02	0.03	42	0.1	0	1	140	7	0.1	Tr	0.1	0.1	8.4
かぼちゃ（西洋かぼちゃ）	058	夏	0.07	0.09	0.22	43	4.9	3900	330	450	15	0.5	0.3	0.9	3.5	17.1
からしな	013	春	0.12	0.27	0.25	64	3	2800	230	620	140	2.2	0.9	0.9	3.7	1
カリフラワー	157	冬	0.06	0.11	0.23	81	0.2	18	2	410	24	0.6	0.6	0.4	2.9	2.3
寒締めほうれんそう	158	冬														
かんぴょう	204	周年	0	0.04	0.04	0	0.4	0	(0)	1800	250	2.9	1.8	6.8	30.1	38
キウイフルーツ	159	冬	0.01	0.02	0.12	69	1.3	66	6	290	33	0.3	0.1	0.7	2.5	11
きく	121	秋	0.10	0.11	0.08	11	4.6	67	6	280	22	0.7	0.3	0.8	3.4	3.1
きくいも	160	冬	0.08	0.04	0.09	10	0.2	Tr	0	610	14	0.3	0.3	0.5	1.9	12.8
きくらげ	122	秋	0.19	0.87	0.1	0	0	(0)	(0)	1000	310	35.2	2.1	0	57.4	13.7
キャベツ	014	春	0.04	0.03	0.11	41	0.1	49	4	200	43	0.3	0.2	0.4	1.8	3.4
きゅうり	059	夏	0.03	0.03	0.05	14	0.3	330	28	200	26	0.3	0.2	0.2	1.1	1.9

監修者略歴

吉田企世子 [よしだきよこ]

日本女子大学大学院修了。農学博士（東京大学）。2005年、女子栄養大学定年退職。同大学名誉教授。専門は食品学、食品加工学。主な研究分野は、野菜・果実の品質に関するもの、野菜の栄養成分や、収穫後の品質変化など。主な著書・監修書は『おいしく健康をつくる　あたらしい栄養学』（松田早苗共著・高橋書店）、『野菜の成分とその変動―土壌環境からのアプローチ』（学文社）など多数。

主な参考文献

「栄養機能化学 第2版」栄養機能化学研究会編／朝倉書店、「栄養素の通になる」上西一弘著／女子栄養大学出版部、「基礎栄養学」五明紀春ほか編／「日本食品標準成分表2015年度版（七訂）」文部科学省 科学技術・学術審議会資源調査分科会編／全国官報販売協同組合、「食品成分のはたらき」山田耕路編著／朝倉書店、「食品薬学ハンドブック」北川勲・吉川雅之編／講談社、「ビタミンの事典」日本ビタミン学会編／朝倉書店、「ビタミン・ミネラルの安全性 第2版」ジョン・ハズコック著／第一出版、「ミネラルの事典」糸川嘉則編／朝倉書店、「野菜作型別 生育ステージ総覧」農林水産省統計情報部編／（財）農林統計協会、「野菜の科学」高宮和彦著／朝倉書店、「野菜のビタミンとミネラル」辻村卓編著／女子栄養大学出版部、「栄養レビュー第17巻第1号通巻第62号」木村修一編／女子栄養大学出版部、「食品図鑑」芹澤正和ほか監／女子栄養大学出版部

春夏秋冬 おいしいクスリ 旬の野菜の栄養事典 【最新版】

2016年5月23日　初版第1刷発行
2022年9月1日　初版第6刷発行

監修：吉田企世子
発行者：澤井聖一
発行所：株式会社エクスナレッジ
　　　〒106-0032　東京都港区六本木7-2-26
　　　https://www.xknowledge.co.jp

問合せ先
編集：Tel 03-3403-1381／Fax 03-3403-1345
　　　info@xknowledge.co.jp
販売：Tel 03-3403-1321／Fax 03-3403-1829

無断転載の禁止
本誌掲載記事（本文、図表、イラスト等）を当社および著作権者の承諾なしに無断で転載（翻訳、複写、データベースへの入力、インターネットでの掲載等）することを禁じます。

食品成分値は文部科学省科学技術・学術審議会資源調査分科会報告「日本食品標準成分表2015年版（七訂）」によるものです。
食品成分値を複製又は転載する場合の相談窓口は、文部科学省科学技術・学術政策局政策課資源室（kagseis@mext.go.jp）です。